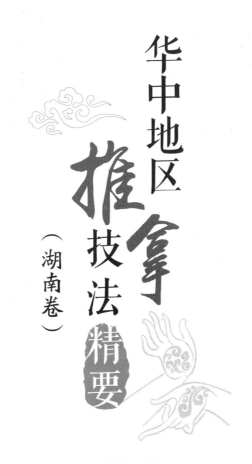

华中地区推拿技法精要（湖南卷）

主审◎房 敏 邵湘宁 常小荣

主编◎蒋学余 严 森 刘芝俐

U0285942

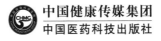

中国健康传媒集团

中国医药科技出版社

内 容 简 介

本书系统归纳了湖湘地区有特色、有代表性、有疗效的推拿技法。全书分为基础篇与临床技法篇，基础篇主要介绍了湖南推拿渊源与流派、中医及西医对推拿作用原理的认识，临床技法篇则详尽讲解了多种成人及小儿推拿技法的临床操作技术及相关理论，并配有操作视频，以二维码的形式附于正文相应位置，方便实用，重点突出，操作性强。适合广大中医临床工作者、中医药院校师生和中医爱好者阅读参考。

图书在版编目（CIP）数据

华中地区推拿技法精要. 湖南卷/蒋学余，严森，刘芝俐主编. —北京：中国医药科技出版社，2024.4

ISBN 978-7-5214-4583-1

Ⅰ.①华…　Ⅱ.①蒋…②严…③刘…　Ⅲ.①推拿　Ⅳ.①R244.1

中国国家版本馆CIP数据核字（2024）第083967号

美术编辑　陈君杞
版式设计　友全图文

出版　**中国健康传媒集团** | 中国医药科技出版社
地址　北京市海淀区文慧园北路甲22号
邮编　100082
电话　发行：010-62227427　邮购：010-62236938
网址　www.cmstp.com
规格　710×1000 mm $\frac{1}{16}$
印张　15
字数　291千字
版次　2024年4月第1版
印次　2024年4月第1次印刷
印刷　天津市银博印刷集团有限公司
经销　全国各地新华书店
书号　ISBN 978-7-5214-4583-1
定价　**65.00元**

获取新书信息、投稿、为图书纠错，请扫码联系我们。

《华中地区推拿技法精要·湖南卷》
编 委 会

章跃庸（张家界市中医医院）

唐　森（湖南省直中医医院）

罗高俊（湘潭市中医医院）

冯德勇（永州市中医医院）

李丹丹（湖南中医药大学第二附属医院）

谭　政（益阳市第一中医医院）

吴积良（郴州市中医医院）

王　鹏（湘西土家族苗族自治州民族中医院）

杜革术（长沙市中医医院）

梁权兵（娄底市中医医院）

龙安国（常德市第一中医医院）

袁　欣（湖南中医药大学第一附属医院）

杨　松（岳阳市中医医院）

孟　灵（岳阳市中医医院）

钟青华（岳阳市中医医院）

林伟弟（岳阳市中医医院）

王瑞安（岳阳市中医医院）

谢玲瑶（岳阳市中医医院）

段霞霞（岳阳市中医医院）

谭佳旋（岳阳市中医医院）

前言

推拿学是阐述和研究运用手法和功法防治疾病的方法、规律和原理的一门医学学科。它是中医学的重要组成部分，是中华民族几千年智慧和经验的结晶。作为中医外治法之一，推拿疗法以中医基础理论为指导，具有调整脏腑、疏通经络、行气活血、理筋整复的作用。

《华中地区推拿技法精要》的编写是加快建设华中地区中医推拿诊疗中心的关键一步，反映了华中地区中医推拿诊疗中心侧重于临床能力建设的特点。本书为《华中地区推拿技法精要》之湖南卷，汲取了湖湘推拿大家多年的临床经验，收集总结了湖湘地区有特色、有代表性、有疗效的推拿技法。本书以提高临床疗效为目标，结合地域特点，有针对性地补短板、强弱项，具有实用性和可操作性。本书的编写旨在提升中医药传承创新的能力，同时为患者流失较多、医疗资源相对欠缺的地区提供学习和借鉴的思路，促进优质医疗资源的扩容下沉和区域均衡布局。本书的编写也是我们坚定文化自信，继承与创新传统文化的体现。

本书共收纳湖湘代表性推拿手法三十余种，编写排版顺序以收稿时间先后为参考。在此真诚地感谢在编写、整理过程中，所有提供技法操作的专家、教授。书中不足之处，恳请各位专家、学者、广大读者不吝赐教，以便日后修订提高。

编　者

2023 年 3 月

目录

基础篇

临床技法篇

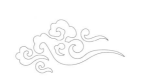

基础篇

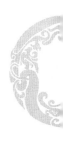

第一章 湖南推拿渊源与流派

八百里洞庭，育三湘四水。湖南，东、南、西三面为崇山峻岭围阻，北临洞庭湖，纳湘、资、沅、澧四水，吞吐长江。虽谓"四塞之地"，实则"隔山不隔水"。隔于山，闭塞不通，交流不便，故湖湘文化有其相对独立性；连于水，动辄不腐，又给湖湘文化带来活力和发展空间。所谓"一方水土养一方人"，湖湘的这种区域特色，千百年来促成了极具内涵的湖湘文化，也为湖湘中医文化的形成、发展与繁荣奠定了坚实的基础。

湖湘中医，源远流长，以其名医辈出、医著宏富、世医众多与学术流派林立等特色，在我国中医学历史长河中留下了辉煌一页。1973年，湖南长沙马王堆汉墓出土了一批珍稀医书，其中包括帛书《足臂十一脉灸经》《阴阳十一脉灸经》等，这是我国历史上最早的关于经脉和灸法的文献记载。湖湘针灸医学，经历了漫长的发展历史，通过众多医家反复从实践与理论的研究，使湖湘针灸医学在研究深度及广度上都有长足进步。而湖湘针灸自清末民初以来，名家辈出，或考据古今、汇通中西，或兴教讲学、著书立说，如清代廖润鸿的《考正周身穴法歌》《针灸集成》、清代陈惠畴的《经脉图考》、清代刘钟衡的《中西汇参铜人图说》、民国孙鼎宜的《明堂孔穴针灸治要》、民国谭志光的《针灸问答》等，诸多著作及学术思想在针灸界有着深远的影响，延续至今，代代相传。

在近现代的湖湘针灸、推拿名家中有以刘开运、严洁、邵湘宁、符明进、钟飞、石维坤、刘景元、常小荣、张泓、阳仁达、章薇、林亚平、李江山等为代表的湖湘针灸推拿学术流派。医家们在针灸学独特的"经络理论"思想指导下，运用针刺、艾灸、推拿方法及技术，从多种角度提出了不同的观点和理论，形成了众多的针灸学术流派，对湖湘针灸医学的丰富和发展，起到了巨大的推动作用。

第一节 湖湘中医历史传承

湖湘中医是中医学的重要组成部分，为中医学的发展做出了巨大贡献。据统计，湖湘医著约480部，其中，宋代17部、元代3部、明代22部、清代363部、民国时期75部，其涉猎之广泛，议论之精辟，见解之独到，令人瞩目。论名医，早在黄帝时期，有浮邱子苦读于浮邱岗，洗药于道水的记载；汉文帝时，桂阳苏耽，以庭中井水、橘叶，治疗天下疾疫，橘井佳话，传遍医林；晋代许旌阳，弃官炼丹方顶山，其铺毡处，草色皆赤。从古至今，更是名医辈出，数不胜数，他们治学严谨、理论渊博、医术精湛、医德高尚，堪为今人学习的楷模。论名著，长沙马王堆古医书，形成了经络、疾病诊治、药物方剂、养生保健、性学、胎产、祝由等中医学理论基础，为临床治疗之雏形而发其端；汉代张仲景著《伤寒杂病论》，确立了辨证论治原则，奠定了理法方药的理论基础，形成了完整的医学理论、临床治疗体系，可谓中医学发展之渊源。随着地域中医药文化如新安医学、孟河医学、吴门医学、岭南医学、津沽医学等研究的兴起，为"湖湘中医文化"概念的提出提供了浓厚的中医文化氛围。以湖湘文化和中医药文化为背景，湖湘历代医家在医疗实践中形成的医学道德、治学方法、学术思想、临证经验等孕育了湖湘中医文化。在地域中医药文化研究领域，更是硕果累累，如孟河医学传承规律与模式的研究正式被列为"十一五"国家科技支撑计划中医药领域项目；《安徽省"十一五"卫生事业发展规划》中明确纳入新安医学的挖掘、整理和开发研究，打造出新安医学非物质文化遗产品牌；广东省将开展岭南中医药传统文化保护列入《广东省中医药发展"十一五"规划》等。如今湖湘地域中医文化正在全速发展中，如湘西苗医、苗药成功入选国家级非物质文化遗产代表性项目名录，"湖湘五经配伍针推学术流派传承工作室"成功获批全国首批中医药学术流派传承工作室建设单位。

一、马王堆汉墓古医书

1973年，长沙马王堆挖掘了三座西汉古墓，墓中出土了大批帛书及部分竹木简。其中医药学方面的著作有14种，都是失传的古医籍，《汉书·艺文志》也未能著录，这填补了我国医学史上的许多空白。马王堆汉墓陈列馆中所展示的与医药相关的文物主要有以下几种。

（一）导引图

导引在古代是呼吸运动和躯体运动相结合的一种医疗养生体育运动。彩色帛画导引图出土于三号墓，图上描绘了呼吸运动、肢体运动、器械操等44种练功术式，并标注了名称及功用。据中医医史文献学家、中国中医科学院资深研究员马继兴先生的考证，这44幅导引图可分为四大类：第一类是题有病名的导引图，此类导引术式是用于治疗相应疾病的；第二类是题有动物形象的导引图，为模仿动物运动所创；第三类为器械运动的导引图，图中人物以器械为导引的辅助手段；还有一类被归为其他类，意义待考证。

（二）中草药及彩绘陶熏炉

马王堆汉墓中发现的中草药实物有十余种，是现存较早的中草药实物，分别为：茅香，别名香草，系禾本科植物香茅的根茎，香料；佩兰，系菊科植物佩兰的花及果实，性平，味辛，解暑祛湿；辛夷，木兰科植物玉兰的花蕾及花梗，散风寒、通鼻窍；高良姜，姜科植物高良姜的根茎，性热，辛温，温胃止呕、散寒止痛；桂皮，樟科植物浙樟树的树皮；花椒，芸香科植物竹叶椒的果实，性热，味辛，温中止痛、杀虫；藁本，伞形科植物藁本的根茎，性温，味辛，祛风散寒、止痛；杜衡，马兜铃科植物莲花细辛的根，散寒止咳、祛风止痛；姜，姜科姜属植物姜的根茎，味辛性温，发散风寒、化痰止咳，此外还有朱砂。

以上药物均为中医常用的药物。除朱砂外，其他药物多气味芳香，具有芳香祛湿、通气健脾、防腐杀菌等功效。这些药物在出土时被存放在香囊、枕头和熏炉中，用于预防疾病，调节精神。三号墓中出土的彩绘陶熏炉，通高13.3cm，口径11.2cm，盖上镂孔，炉内装高良姜、茅香、藁本和辛夷等，熏烧时可清新空气，祛除邪气，预防感冒等。

（三）《足臂十一脉灸经》

《足臂十一脉灸经》与其他四部医书《阴阳十一脉灸经》（甲本）、《脉法》《阴阳脉死候》《五十二病方》同抄在一幅长帛上。《足臂十一脉灸经》和《阴阳十一脉灸经》全面讲述了人体十一条经脉的循行走向、所主疾病和灸法，是我国现存最早的论述经脉学说的文献。其与《黄帝内经》相关内容有很多相同之处，这两本书均论述了十一条经脉，据考证可能是《灵枢·经脉》的相本。

（四）《五十二病方》

《五十二病方》是我国现存最早的医方书。该帛书原并无书名，根据书中原有目录共52个以病名为中心的标题，学者们将其定名为《五十二病方》。52种疾病下，每一种疾病的治疗少则一方、二方，多则20余方，现共存医方总数283个，原书应有约300方。书中所涉及的病名，共计103个，涉及内科、外科、妇产科、儿科、五官科等。收录药物约247种，其中有将近半数是《神农本草经》中没有记载的。它真实地反映了西汉前临床医学和方药学的发展水平。

（五）《养生方》

《养生方》单独抄在一卷帛上，以养生方药为主要内容，故学者们将其定名为《养生方》。原书目录中有32个标题，经整理，尚可辨析27个，内容可归纳为7个方面，即治疗阳痿方、一般壮阳方、一般补益方、增强筋力方、治疗阴肿方、女子用药方、房中补益方。据考证，帛书《养生方》的抄写年代应在秦汉之际。该书对于养生学、方药研究具有一定参考意义。

（六）《十问》

《十问》出土时与《合阴阳》竹简合成一卷。全书假托古代帝王、诸侯、官吏、名医、术士互相问答的方式，以 10 个有关养生保健的问题进行讨论。就人应如何顺应天地阴阳、四时变化，注意饮食起居，坚持气功导引操练，重视房中养生等问题做了认真探讨，以求得健康长寿。

（七）《天下至道谈》

《天下至道谈》论述了高深的养生之道，主要叙述了性保健的相关问题。其书中内容十分丰富，其中对于"七损八益"的问题更是做了具体详细的描述。

除以上所展出的帛书外，其余未展出的与医药相关的帛书还有《阴阳十一脉灸经》（甲、乙本）、《脉法》《阴阳脉死候》《却谷食气》《杂疗方》《胎产书》等，竹木简还有《杂禁方》。长沙马王堆汉墓出土的医药文物，是汉代之前中医学发展实际情况的真实反映。从文物及其内容来看，汉代之前的医学领域已经覆盖了中药、方剂、诊断、养生、导引气功、经络等多学科内容，其涵盖内容十分丰富。尤其难得的是《五十二病方》的出土，填补了我国汉代以前方剂学专著的空白。这些帛书、竹木简的出土也进一步证实了《黄帝内经》《神农本草经》之所以有如此高的学术水平，绝非无源之水，无本之木，马王堆医书以及其他尚可能存在却还未被发掘出土的古医书为这两部医书的编著提供了原始素材。

这些医书的出土也彰显了长沙作为历史文化名城的地位，更丰富了湖湘中医文化的内容，让世人看到了湖湘中医辉煌的历史，再次为湖湘深厚的中医文化底蕴叹为观止。尤其是《足臂十一脉灸经》《阴阳十一脉灸经》是我国最早论述经脉学说的文献；《却谷食气》是目前所能见到的最早专门论述气功导引的文献之一；《导引图》是我国现存最早的导引图谱，为研究我国特有气功疗法的渊源和发展，提供了很有价值的线索。这些涉及针灸、推拿领域的旷世之作，无疑为湖湘五经配伍针推学术流派的发展及形成埋下了千年之火种。

二、仲景祠张仲景

历史在前进，医学在发展，奇迹继续上演在湖湘大地，张仲景来到了长沙，更是丰富了湖湘中医的内涵。张仲景，名机，东汉南阳郡涅阳人，著名医学家，宋代以后被医界尊为"医圣"，他少年时勤奋好学，博览群书，尤对医学兴趣极浓。他读了《史记·扁鹊仓公列传》后，对扁鹊走南闯北，随俗行医，治病救人的事迹深为感动。随后他拜同乡著名医家张伯祖为师，张伯祖见他聪明好学，又有刻苦钻研的精神，就把自己的医术，毫无保留地传授给他。汉献帝初，张仲景被举为孝廉，建安年间（公元196年至公元220年）升任长沙太守，后人称他为"张长沙"。他上任后，积极推行仁政，安抚民众，鼓励耕种，不到两年时间，便把长沙治理得井井有条，百姓安居乐业。其在任长沙太守期间，正值疫病流行，许多贫苦百姓慕名前来求医，他对前来求医者细心诊治，从不拒绝。有一年夏天，城里不少老百姓患了肠道病，为数不多的医生被从这家请到那家，难以应对诸多患者。一向关爱老百姓的张仲景看在眼里，急在心里，他虽愿深入民间为百姓看病，却有违朝廷戒律。因在封建时代，做官的不能入民宅，也不能随便接见普通老百姓，为了拯救百姓，他煞费苦心，终于想出了一个办法，就是千古美谈的"坐堂门诊"。张太守在自己的名字前冠以"坐堂医生"四个字，择定每月的初一和十五这两天，大开衙门，不问政事，让有病的老百姓进来，他堂堂正正地坐在大堂之上，挨个仔细地替患者诊脉开处方，并分文不取，首创了名医坐大堂的先例，"坐堂医生"之名由此而来。张仲景高明的医术拯救了无以计数的百姓，受到人们的尊敬。后来，人们为了怀念张仲景，便把坐在药店内治病的医生通称为"坐堂医"。这些医生也把自己开设的药店取名为"某某堂药店"。

仲景祠始建于清乾隆八年（公元1743年），是为东汉医圣张仲景设立的专祠，又名张公祠，位于现长沙市开福区蔡锷北路与巡道街之间。该祠因风雨侵蚀而倒塌，于嘉庆二年（公元1797年）重修。民国时期这里办过育英小学，抗战时被毁，1947年，长沙中医界人士曾捐款重建新祠，改名仲景堂，后因修马路，堂又被废。现湖南中医药大学校园内建有张仲景塑像。长沙蔡锷中路湖南省中医院内尚有张仲景祠，只可惜因年代久远失修，原有"张仲景祠"和"保节堂"，现均已不复存在。湖南省中医院就是在原仲景祠的废墟上兴建的，该院在面向营盘路的外墙上，书写了"承仲景之志，精耕博采；行医圣之风，仁济于人"的院训。

第二节　清末民国湖湘针推著名医家

素有"山水湖南，人文湘楚"之美誉的湖南，以深厚的人文基础，承载着医祖、道医、医圣、药王等诸中医大家，又有堪称医学稀世珍宝之马王堆古医书，使得湖湘中医文化更加深厚，在中医学发展史上，形成了颇具特色的中医药地域文化。湖湘针灸推拿医学，在湖湘中医文化的孕育中经历了漫长的发展历史，通过众多医家反复地将理论与实践相结合使湖湘针灸推拿医学在研究的深度及广度上取得了长足的进步。

1973年，湖南长沙马王堆汉墓出土了一批珍稀医书，其中包括帛书《足臂十一脉灸经》《阴阳十一脉灸经》等，这是我国历史上最早的关于经脉和灸疗法的文献记载，源自湖湘大地。而湖湘针灸推拿自清末民初以来，名家辈出，如廖润鸿、陈惠畴、刘钟衡、熊应相、孙鼎宜、谭志光等。

一、清代廖润鸿

廖润鸿，字逵宾，湖南渌江（今醴陵）人，著书《考正周身穴法歌》。廖润鸿在不惑之年，致令《黄帝内经·素问》心法湮没，穴道难明，于是在《针灸集成》的基础上，参考《医宗金鉴》诸书，结合本人见解，考正穴法，正其讹舛，采用五言歌诀，辅以小字注释，编撰《考正周身穴法歌》一卷，于同治十三年（公元1874年）刊行，内容包括十二经脉与奇经八脉腧穴、经外奇穴、人身尺寸等。廖润鸿在书中对周身腧穴位置与取法进行了辨析、正误与厘定。

二、清代陈惠畴

陈惠畴，字寿田，湖南湘潭人，著书《经脉图考》。陈惠畴医术精湛，擅长针灸推拿，每视人病，百无一失。其晚年，针对当时医界逐末弃本的事态，对《黄帝内经》的经络、腧穴理论进行了深入研究，并参考《类经图翼》《医宗金鉴》诸书，考正营行次序、经脉起止、穴属尺寸、厘正舛错、分图立说，编著《经脉图考》，刊行于清光绪四年（公元1878年）。全书分四卷，卷一为总论，包括内景赋、骨度尺寸、经络歌诀、经脉腧穴图谱等；卷二、卷三为十二经脉的循行、主病、所属脏腑、腧穴，以及经别、经筋、标本等内容；卷四为奇经八脉循行、主病、腧穴等。全书绘图着文，引经据典，对经络、腧穴的诸多问题进行考证，完善了经络腧穴学理论，受到后世医家的赞誉。

三、清代刘钟衡

刘钟衡，字时育，湖南湘乡人，著书《中西汇参铜人图说》。刘钟衡幼习医书，治愈其母中风，继延师就学，累任医官。清光绪二十五年（公元1899年），著《中西汇参铜人图说》行刊于世。该书根据《医林改错》《铜人真像秘册》及《全体新论》诸书所论脏腑、经络，验证实体形状，历览西医模型，并与官医互相讨论。中西汇参，著文绘图编成。全书列王清任先生脏腑辨证、五脏六腑图说、脉论、十二经穴法分寸备考、十二经、任督二脉诸穴歌等内容，绘图47幅。其试图用西医解剖、生理学等知识，阐述人体脏腑、脉学、骨度等理论。

四、民国孙鼎宜

孙鼎宜，湖南湘潭人，著书《明堂孔穴针灸治要》，1905年曾赴日本深造，晚年任教于湖南国医专科学校（今湖南中医药大学）。孙鼎宜治学严谨，学识渊博，一生著述甚多，现可查有《难经章句》《明堂孔穴针灸治要》等医书6种，统称《孙氏医学丛书》。古之《明堂孔穴针灸治要》早佚，其内容散见于《针灸甲乙经》。孙鼎直根据《针灸甲乙经》所载《明堂孔穴针灸治要》的内容，汇为二卷。卷一为"明堂孔穴"，据《备急千金要方》《外台秘要》以校之，皆"以部为次"，共载腧穴354穴，在原《针灸甲乙经》349穴基础上，据《铜人腧穴针灸图经》增补了5穴，并附经穴图8幅。卷二为"针灸推拿治要"，首列禁刺14穴，禁灸24穴，次述54种内科病，以及妇人杂病、小儿杂病的主治用穴。

五、民国谭志光

谭志光，字容园，湖南长沙人，著书《针灸问答》，除著《针灸问答》外，另有《长沙秘法》等5种医书嗣出未刊。20世纪20年代，谭志光有感于针灸推拿学濒于失传，在当时医界张季恒先生的支持下，请省政府备案，以《针灸问答》为讲义，先后举办多期针灸讲习班，培养学生3000余人。《针灸问答》初版于民国十二年（公元1923年），再版于民国十八年（公元1929年），系湖南针灸推拿讲习所版权。该书以问答形式，歌注体裁，并附图14幅，阐述了针灸推拿学的基础知识。全书分上、下卷，内容包括脏腑经络解说、十二经穴、十五络穴、奇经八脉及其腧穴、经外奇穴、制备针灸法、行针法、用灸法、补泻法、针灸歌赋等。

第三节　湖湘五经配伍针推学术流派

一、流派的发展源流

湖湘五经配伍针推学术流派溯源于清代咸丰年间，起始于清代刘杰勋。流派第四代传人刘开运将刘氏小儿推拿发扬光大，重点推出"推经治脏"理论，独创"刘氏小儿推拿十法"，逐步成为我国小儿推拿的主要流派之一；国家级针灸名老中医严洁教授、湖南针推名师常小荣教授等专家将刘老的学术理念推广应用至针灸、推拿的临床及科研中，倡导"五经配伍、五行制化"，进一步推广形成"湖湘五经配伍针推学术流派"，将流派传承和社会影响辐射到全国各地。

湖湘五经配伍针推学术流派经四代传承得以发扬光大，第一代为刘杰勋，擅长小儿推拿；第二代刘宝三承继父业，并创建了独具苗医特色的"湘西刘氏小儿推拿"；第三代刘家成，擅长用推拿治疗疾病；第四代刘开运，精通中医、草医、推拿，汲取汉医、苗医精华合二为一，结合小儿五脏的生理特性和病理特点，创立了小儿推拿疗法的核心"推五经"，将流派发扬光大。

湖湘五经配伍针推流派学术思想为"经脉–脏腑相关"，是中医针灸经络理论研究的核心，体现了在中医整体观指导下医学模式的联系途径，已经得到了中医学界的公认。指导针灸临床实践的"经穴脏腑相关"理论，是中医经络学说的核心内容。"经脉–脏腑相关"效应规律表现为经穴功能与脏腑效应的特异性，指经穴与非经穴之间，其作用存在差异，不同经穴在功能作用上也存在差异，即某些经（穴）对某脏病或某系统疾病具有明显疗效；其具体体现在单穴对单一脏器的影响、一经（穴）调控多脏（一穴多脏）、多经（穴）司控一脏（多穴一脏）以及多经对多脏的交叉调控。目前，该学术流派主要集中在"一穴多脏"和"多穴一脏"层次进行研究。

严洁教授为该流派第五代传人，使流派得到进一步推广，她将刘老的学术理念推广应用至针灸、推拿临床及科研中，提出了针刺经络穴位可以调治五脏，艾灸穴位可以治疗脏病等说法。该流派在"经脉–脏腑相关"学术思想的指导下，形成了五大传承脉络体系：①"足阳明经与胃相关"，②"手厥阴经与心相关"，③"心脑相关"，④"心胃相关"，⑤"推五经治脏病"。该流派根据传承人学术侧重点的不同，因主张不同而出现了不同的传承人，如"灸经调脏"代表性传承人为常小荣教授、张泓教授、阳仁达教授；"针经治脏"代表性传承人有章薇教授、林亚平教授；"推经治脏"的代表性传承人有邵湘宁教授、钟飞教授、李江山教授、符明进副教授、刘景元教授等。

二、流派的学术特点

中医经络理论认为"经脉所过，主治所及"，湖湘五经配伍针推学术流派的主要研究方向是探讨"经脉–脏腑之间的相关性"，重点研究的主要内容是"足阳明胃经与胃相关""手厥阴心包经与心相关""心脑相关""心胃相关"；形成了"一经司控多脏，多经司控一脏"的学术观点，即：以"经"统率的"纵向"研究（"一经多脏"研究）；以"脏"统率的横向研究（"一脏多经"研究）。"经脉–脏腑"相关及其机制的研究，为临床针灸有效治疗内脏疾病提供了科学依据，其研究意义在于针刺体表穴位这种物理刺激可激发机体内在的抗病潜能，激活、调节从外周到中枢各个环节，包括神经、内分泌、免疫系统，从器官、系统到细胞、受体、细胞核、基因、蛋白质分子等不同层次上，纠正病理紊乱从而缓解或治愈疾病，进而揭示了人体生命活动自身调节的本质、规律和巨大的潜在能力。这对于揭示西医学躯体内脏反射、内脏躯体反射理论的机制，提供了科学依据。该学派在尊经尚古的同时，继承并善于创新，利用西医学的研究成果指导科研和临床，形成了强调辨证立法、重视经络、用穴精少、针灸并重、针推互补、推药同用的学派特点。"经脉–脏腑相关"的湖湘针推学术流派经过三代人几十年的研究，形成了独特的学术思想，并且在业内影响颇广。

湖湘五经配伍针推学术流派是一个具有湖湘传统针灸推拿医学特色的学术群体，其主要学术观点为"推经治脏""针经治脏""灸经调脏""五经配伍""五经助制"等。五经配伍法源于湘西刘氏小儿推拿术，刘氏小儿推拿倡导"推经治脏""推五经、治五脏"，"推五经"中的"五经"为"小五经"，指的是人体5个手指末节螺纹面（穴位），从拇指到小指分别代表脾经、肝经、心经、肺经、肾经。五经配伍法被运用到针灸临床，形成了"针经治脏""针五经、调五脏"特有的"五经"内涵。"针五经"中的"五经"为"大五经"，指的是五脏对应的经脉在五行中的5种特定关系，即我经、子经、母经、我克经、克我经。

（一）灸经调脏

灸经调脏是在湖湘五经配伍针推学术流派"五经配伍"思想指导下的一个分支，其理、法、术、效是根据经脉与脏腑相关；脏腑之间的生克制化理论；补泻兼施、通补并用；注重灸术、强调灸感；达到灸经补脏、灸经通脏。

1. 理——一经调控多脏、多经司控一脏　灸经调脏的理论依据主要来源于经脉-脏腑，它在中医理论中属"藏象"学说。《灵枢·海论》篇中论述了体表与内脏的联系："夫十二经脉者，内属于脏腑，外络于肢节。"而在《灵枢·经别》篇中又说："十二经脉者，此五脏六腑之所以应天道也。"流派第五代传承人严洁教授明确提出："经脉与脏腑相关规律的主要体现为，一经调控多脏与多经司控一脏。"

（1）一经调控多脏　是指一条经脉在循行路线上与多个脏腑、器官密切联系，在功能上相互影响，可以调控多个脏腑、器官的生理功能，治疗多个脏腑的各种病证。例如：足阳明胃经在头面部穴位以局部主治为主，胸部穴位以呼吸循环疾病为主，腹部及下肢穴位以消化系统疾病、泌尿生殖系统疾病、局部神经肌肉病变为主。胃经腧穴的功效，第一类功效为治疗胃经循行部位的疾患，即治疗头面、口眼、胸肺、腹部、脾胃、阴部附近及下肢部病证。此类还包括安神、镇痉、苏厥、消肿、调气之功效，因为心神与头脑相关，而胃经上达头面，故可安神、镇痉、苏厥；胃经穴的第二大类功效为补虚、散寒、清热、祛风、化痰利湿，临床上也多灸法施治。

（2）多经司控一脏　是指由于多条经脉在循行路线上与同一脏（腑）密切联系，功能上相互影响，可以调控同一脏（腑）的生理功能，治疗同一脏（腑）的各种病证，但各条经脉对同一脏腑的作用效应有差异。例如：与心有关的经络有五条，即心经、脾经、小肠经、肾经和督脉，与心包有关的经络有心包经和三焦经，这七条经脉均与心脏活动有联系。与脏腑相联系除了互为表里经脉之间以外，还与其他经脉有一定联系，从而构成较为广泛的"经脉-脏腑相关"系统，也为临床辨证取穴奠定了理论上的依据。

2. 法——五经配伍、五行助制

（1）五经配伍　湖湘五经配伍针推学术流派立足于"五经配伍"，初期是以五脏对应于五个小儿特定穴，即对应于手指螺纹面，从拇指至小指分别称脾经、肝经、心经、肺经、肾经，认为五行生克、小儿五脏生理特性、病理特点及五脏病候虚实密切相关，根据五脏病候进行五经腧穴组合，施以特色补泻手法、适度治疗次数与疗程，可对五脏系统进行调控，即推五经而愈疾病。经过不断创新发展，流派理念从小儿推拿推及针、灸、成人推拿。"五经"是指人体经络系统中的肝经、心经、脾经、肺经、肾经五条经脉。五经配伍理论结合了五行学说中的相生相克、藏象学说及经脉脏腑相关学说等理论，强调经脉经穴及脏腑间的五行配伍、生克制化关系，主张以五经腧穴为核心，运用针刺、艾灸和推拿等方法，对人体经络系统进行合理调节。五经配伍是归经施治的体现，通过调五经、控五脏、和五行，从而达到调控人体功能的目的。

（2）五行助制　从立法特点上，湖湘五经配伍针推学术流派主要是运用五行生克制化之理，确定补母、泻子、抑强、扶弱的治疗原则，作为临床施治时取穴、主补、主泻的依据，从而以治标或治本；从取穴特点上，流派第六代传承人邵湘宁教授认为："五经为本，取穴五经，意在调脏，达到治病求本的目的"。如何运用相生或相克关系，总的原则是：病证以虚证为主时以相生关系为主，病证以实证为主时以相克关系为主。如子母补泻法是在《黄帝内经》补虚泻实的治疗原则上，结合五行生克规律，提出"虚则补其母，实则泻其子"的补泻法。

子母补泻法在针灸治疗上主要用于临证取穴，即子母补泻取穴法；在刺法灸法上用于手法补泻。本经子母补泻，即在病变脏腑所属的经脉上选取其子穴或母穴进行针灸补泻的方法。他经子母补泻，即按十二经脉之间的五行生克关系，根据"实则泻其子，虚则补其母"的治疗原则，分别在病变经脉的母经或子经选取其本穴施术的方法。

3. 术——注重灸术、强调灸感；补泻兼施、通补并用

（1）注重灸术、强调灸感　灸经治脏的技术特点，其一是注重灸术、强调灸感。灸术体现在灸材、灸法、灸量、灸感的组合，流派第六代传承人常小荣教授提出："最佳灸材——取自艾叶的艾绒；适宜灸法——针对不同病症选择适宜灸法；有效灸量——有效灸量的产生取决于合理灸时与灸程；强烈灸感——灸感的产生能显著提高艾灸疗效"。

①最佳灸材　不同灸材之间的艾灸效应迥异，具有一定特殊性。灸材通常以艾叶为最佳，如《本草纲目》言："艾叶苦辛，生温，熟热，纯阳之性，能回垂

绝之阳，通十二经，走三阴，理气血，逐寒湿，暖子宫……以之灸火，能透诸经而除百病"。艾叶能宣理气血、温中逐冷、除湿开郁、生肌安胎、利阴气、暖子宫、杀蛔虫；外用能灸治百病、强壮元阳、温通经脉、祛风散寒、舒筋活络、回阳救逆。

②适宜灸法　不同灸法的临床适应证不同，其疗效也存在着差异性。如隔姜灸多用于因寒而致的呕吐、腹痛、泄泻、风寒湿痹和外感表证等，治疗这一类病证的疗效优于艾条温和灸。临床研究证实，隔姜灸治疗脾胃虚寒型胃脘痛，不但总体的疗效优于温和灸，而且对于缓解患者的上腹胀满、纳呆、肢体倦怠等症状也具有明显的优势，因此，应根据不同病情选择适宜灸法。

③有效灸量　不同灸量的产生取决于施灸时间与灸程，《太平圣惠方》中提出以7天为1个疗程，每次灸7壮，然后休息4~5天，再行下一疗程的模式。倘若不停地施灸而无疗程间隔，则会灸得"脉断，令风不差"，但"停息后灸，令血脉通宣，其风应时立愈"。一般对施灸壮数掌握在日灸3~7壮便可。相关研究发现20分钟可能是艾灸治疗脾胃虚寒型胃脘痛的有效灸量，进一步研究显示在不同灸法方面，隔姜灸优于温和灸（总体疗效）；在不同灸时方面，艾灸40分钟对于缓解患者的上腹胀满、纳呆、肢体倦怠等症状要优于20分钟。所以，有效灸量的产生取决于合理灸时与灸程。

④强烈灸感　灸感是指施灸时患者的自我感觉。但由于穴位的不同，穴位与非穴位的不同，穴位功能状态（静息态与敏化态）的不同，艾灸的热感类型也不同。健康个体由于穴位处于静息态，艾灸通常产生皮肤局部的热感。但当个体在疾病状态下，当穴位处于敏化态时，穴位对艾灸刺激异常敏感，呈现特异性的"小刺激大反应"，从而显著提高艾灸的临床疗效。

（2）补泻兼施、通补并用　灸经治脏的技术特点，其二是补泻兼施、通补并用。一方面，艾灸时产生的温热刺激可以扩张局部毛细血管，加速局部血流速度，影响局部淋巴液的流通和分布，从而影响全身组织液的流通和代谢，即"以温促通"；另一方面，艾灸的温热刺激作用于穴位，增强胃肠消化吸收功能，促进营养物质生成、转运、分布与利用，改善机体细胞的物质及能量代谢，增强机体抗损伤、抗氧化等能力，即"以温达补"。

艾灸的温通效应还能促进胃肠血液循环，从而培补元气，提高机体的免疫功能，即"以通促补"。同时，艾灸的温补效应既可以扶助人体正气，增强经脉运行的原动力，使经血循常道而行，又可温补阳气，使血气得温则运，避免寒凝经脉，即"以补促通"。

另外，只有在经脉畅通的前提下，艾灸温补效应所补益的精气才可沿经脉系统运行至人体所需要的部位以发挥作用，即"通中有补"；而经络气血只有在人体正气充足，卫阳的充分温煦作用下才能在脉管中正常运行，即"补中有通"。

因此，艾灸温通与温补效应之间的关系可归纳为：以温促通、以温达补、以通促补、以补促通、通中有补、补中有通、通补互用；其效应特点体现为：在生理上相互联系、病理上相互影响、治疗上相互为用。

4. 效——灸经补脏、灸经通脏

（1）灸经补脏——温补之要，益气以生血；温补之用，轻重与徐疾　"温补"即是"以温达补"，"补"具有补助、补益、补充等含义。艾灸温补效应即艾灸的温热刺激作用于人体特定部位，可以产生补益人体气血和提高其功能效应的作用。《黄帝内经》指出"阴阳皆虚，火自当之""陷下则灸之"，无论阴阳还是气血的亏虚，艾灸都可以通过扶阳补气、阳生阴长的作用，达到温补的效应。朱丹溪的《丹溪心法》中有"大病虚脱，本是阴虚，用艾灸丹田者，所以补阳，阳生阴长故也"的总结，李梴的《医学入门》亦有"虚者灸之，使火气以助元阳也"的论述，提示灸法的温热之火，具有强大的益气生血作用。

对于阴阳离绝等危急病症，艾灸治疗需要量大火足，重灸疾补；对于气血两虚等慢性病症，艾灸治疗可以量小火微，轻灸徐补。前者即是重补、急补，后者即是轻补、徐补。

（2）灸经通脏——温通之要，调气以和血；温通之用，强弱与缓急　"温通"，即是"以温促通"，"通"具有通畅、通达、通调等含义。艾灸温通效应，即艾灸的温热刺激作用于人体特定部位，可以产生使人体气血运行通畅的效应和作用。《黄帝内经》中关于温通的认识，如"火气已通，血脉乃行"。从疾病产生的病因病机来说，寒主收引，朱丹溪认为血有"见寒则凝"的病理机制。清代吴亦鼎亦有"灸者，温暖经络，宣通气血，使逆者得顺，滞者得行"的规律总结，指出灸法以温促通的主要特征是促进和保持气血运行通畅。

对于经络阻滞、气血不通的急重症，艾灸治疗需要量大火足，产生明显的即刻效应；对于痰浊瘀滞、气血不畅的慢性疾病，艾灸治疗可以量小火缓、徐徐温煦，注重积累效应。前者即是强通、急通，后者即是弱通、缓通。

（二）针经治脏

针经治脏是湖湘五经配伍针推学术流派的一个分支，该分支在五经配伍思想指导下形成了自己独特的"理、法、术、效"学术思想："理"是依据"一经调控多脏、多经司控一脏"的经脉脏腑相关理论；"法"是遵循"五经配伍、五行助制"的治法来选经、配穴；"术"是注重针术、强调针感、补泻兼施、通补并用的有机结合;"效"是通过针刺"补泻、疏通"达到"针经调脏、针经补脏、针经养脏"的临床效用。

"针经治脏"是指在五行生克理论指导下,针刺我经及与我经相关的其他四经（子、母、克、侮经),即针五经的穴位来调节相应脏腑的阴阳偏衰,治疗脏腑相关疾病（调五脏)。理论上讲,我经取穴及其他四经取穴皆涵括本经取穴、同名经取穴和表里经取穴,这从"大五经"的角度上亦体现了"循经取穴""归经施治"的取穴治病特点。

三、流派的特色技术

（一）推五经治脏病

推五经治脏病由湖湘五经配伍针推流派已故名老中医刘开运先生研发、邵湘宁教授及其团队发扬光大。刘老在小儿推拿临床实践中,其立法主要是根据五行生克制化之理,确定其补母、泻子、抑强、扶弱的治疗原则,以作为指导临床推治时取穴、主补的依据,对疾病进行治标或治本,从而达到良好的推治效果,因而临床具体运用中尤以推五经多用。在手法上以推、揉为主,拿、按为次,兼以摩、运、搓、摇、掐、捏,称为"刘氏小儿推拿十法"。推拿五经时,刘开运老先生十分重视五行生克的关系和小儿五脏的生理特性、病理特点和五脏病候的虚实,确立补母、泻子之法,确定适度的手法次数与疗程,对五脏进行系统调控,使疾病向愈。其学术思想的主要特点为:第一,"理、法、方"与中医临床内科、外科、妇科、儿科等完全一致;第二,强调整体观念;第三,注重辨证论治;第四,尊重推拿传统,尤重推五经治脏腑;第五,尤重推拿手法,如注重"开窍、闭窍"手法,始终以"好用、好受"为标准;第六,提倡中西结合;第七,倡导推、药并用。

（二）胃经三段组穴法治疗脾胃病

胃经三段组穴法由流派学术带头人严洁教授研发,该方法治疗脾胃病为科研指导临床、科研成果转化为临床应用的范例。研究发现四白穴对胃肠疾病的疗效显著,应用于临床并已得到验证,取足阳明胃经上、中、下不同节段的穴位:即上取四白、中取梁门、下取足三里穴,或针,或灸,推按,治疗胃肠疾病,加强经络的上下沟通与联系,能更好地起到疏通经络,缓急止痛的作用,用穴精简,事半功倍。

（三）隔药饼灸治疗心胃系统疾病

隔药饼灸法由流派代表性传承人常小荣教授、严洁教授及其技术团队研发,隔药饼灸是采用灸、药、穴三结合,自制中药消脂方,将其调膏制成饼状,上置艾炷温灸膈俞（血会）、心俞、脾俞、肝俞、血海等穴，用于治疗高脂血症、动脉粥样硬化等疾病，疗效显著。

（四）张力平衡针法治疗痉挛性瘫痪

张力平衡针法由流派代表性传承人章薇教授及其技术团队研发。该方法针对目前临床治疗痉挛性瘫痪普遍存在的因过度治疗而导致的"误用综合征"。其根据中风偏瘫恢复的普遍性规律，结合神经生理学、康复学和中医经络理论，对中医传统的针刺疗法进行改进，建立了张力平衡针刺法。该方法选用伸肌、屈肌侧有效穴位，根据两侧痉挛、弛缓的不同，施以不同手法，平衡阴阳，改善肌张力，缓解偏瘫痉挛状态，使偏瘫肢体的相关功能得到较大限度的改善和代偿，能明显提高肢体运动功能和日常生活能力，促进形成新的正常运动模式。该法适用于脑卒中恢复期或后遗症期痉挛瘫痪患者，或小儿脑瘫、截瘫、脑外伤等中枢神经系统疾病表现为肌张力增高、痉挛拘急状态者，有较好的实用性和经济价值，适宜向基层医疗单位推广应用。

（五）聪脑通络法治疗脑病脑瘫、脑萎缩、老年痴呆

聪脑通络法由流派陈俊军教授研发，对脑性瘫痪具有较好的效果。该法选用头穴线为主配合颈、腰、背部及肢体腧穴（大椎、筋缩、命门、腰阳关、合谷、内关、三阴交等穴），头部穴位多用透刺法，行快速捻转手法，留针30分钟；腰背及四肢部腧穴行小角度捻转平补平泻手法，不留针。该法立意补肾填精聪脑，益气活血通络，主要治疗中风偏瘫、小儿脑瘫、脑外伤、脑萎缩、阿尔茨海默病等。经过长期临床观察，该法可以显著改善患者的综合功能，能有效改善患者脑功能、语言功能及肢体的运动功能，疗效显著。

（六）督脉-神经干二联疗法治疗外伤性脊髓损伤

督脉-神经干二联疗法由流派团队研发。该法针刺相应督脉腧穴以及相应神经干，主要治疗外伤性截瘫、中风偏瘫、周围神经损伤等疾病。该法得到了国家中医药管理局中医适宜技术整理项目的资助，通过了国家中医药管理局鉴定纳入国家标准化。

（七）针推牵引三步整脊法

针推牵引三步整脊法由邵湘宁教授、李江山教授、章薇教授及其团队研发。先针刺局部松解肌肉，然后用牵引治疗仪牵引拉宽椎间隙，再用相应脊柱微调手法调理，用于治疗颈椎病、腰椎间盘突出症、腰椎椎管狭窄症、骶髂关节紊乱等。

四、流派传承代表人物

（一）严洁

严洁，师从刘开运老先生，为第五批全国老中医药专家学术经验继承工作指导导师、湖南省名中医，享受国务院政府特殊津贴；原国家中医药管理局重点学科《针灸学》首席学术带头人、湖南省针灸学会会长。严洁教授是流派承上启下的代表性传承人。

严洁教授跟随刘开运老先生研习中医，深得刘老学术精髓，成为流派第五代传人。她继承创新，在经脉-脏腑相关理论的指导下，以中医五行学说和藏象学说为基础，结合五脏生理特性和病理特点，将刘老"推经治脏"学术理念推广应用至针灸、推拿临床及科研，倡导"经脏相关、归经施治、五经配伍、五行制化、针经治脏、灸经治脏、推经治脏"，运用针术、灸术、推拿术，实行五经配伍治脏腑病，逐渐形成"针经治脏""灸经治脏""推经治脏"三大传承脉络体系。尤其在冠心病、心绞痛、高脂血症、高血压、脑血管病、功能性消化不良、慢性胃炎、慢性肠炎等疾病的中医针灸治疗上独具特色，且取得显著疗效，在国内学术领域中具有较高的学术地位、水平及威望。

（二）邵湘宁

邵湘宁，曾先后师从严洁教授和刘开运老先生，为湖湘五经配伍针推学术流派"推经治脏"支脉中小儿推拿的代表性传人。他善于运用中医传统推拿手法治疗颈肩腰腿痛，尤其在运用刘氏小儿推拿手法治疗小儿疾病方面卓有建树。

（三）钟飞

钟飞，师从刘开运老先生，为湖湘五经配伍针推学术流派"推经治脏"支脉中小儿推拿的代表性传人。

（四）符明进

符明进，师从刘开运老先生，为湖湘五经配伍针推学术流派"推经治脏"支脉中小儿推拿的代表性传人。

（五）石维坤

石维坤，师从刘开运老先生，是刘开运名老中医学术继承人，为湖湘五经配伍针推学术流派"推经治脏"支脉中小儿推拿的代表性传人。

（六）刘景元

刘景元，开运老先生之子，为湖湘五经配伍针推学术流派"推经治脏"支脉中小儿推拿的代表性传人。师从其父，全面继承了家传的医术，尤其是刘氏小儿推拿疗法，且能博采众长。在从医的三十余年中，其以独到、娴熟的推拿手法和卓越的临床疗效深受广大患者的信赖和赞扬。

（七）黎祖琼

黎祖琼，师从刘开运老先生，为湖湘五经配伍针推学术流派"推经治脏"支脉中小儿推拿的代表性传人。在小儿推拿方面，是刘老亲传弟子，是刘氏小儿推拿忠实的实践者和理论研究者；在针灸推拿学术研究方面，有较深造诣。

（八）彭进

彭进，师从刘开运老先生，为湖湘五经配伍针推学术流派"推经治脏"支脉中小儿推拿的代表性传人。擅长以针推为主，结合中西医，广泛开展各种常见病和疑难病以及亚健康的医疗保健康复工作。

（九）李铁浪

李铁浪，先后师从于常小荣教授、严洁教授，为湖湘五经配伍针推学术流派"推经治脏"支脉中成人推拿的代表性传人。主要研究方向为针刺治疗缺血性脑病的机制研究及推拿治病机制研究，对针刺干预内源性神经再生及血管新生和推拿干预泄泻及慢性疲劳综合征的相关研究均取得了一定的成绩。

（十）李江山

李江山，师从于严洁教授，为湖湘五经配伍针推学术流派"推经治脏"支脉中成人推拿的代表性传人。主要研究方向为针灸推拿治疗躯体疼痛性亚健康临床及机制研究。

第四节　岳阳张氏正骨流派

张瑞林老先生创立的岳阳张氏正骨学术流派是在湖南岳阳土生土长、逐步繁衍形成的传统中医流派。这一形成于清代末年的治骨医术在湘北大地生生不息，枝繁叶茂。张氏正骨流派，不仅在湖南北部和湖北南部一带颇有影响，而且也已逐步辐射到湘南一带永州、常德等地。历经五代人的传承创新，张氏正骨流派以其独特的中医传统技术特色，被国家中医药管理局列为全国十三大中医骨伤流派之一，并推广全国。

一、流派传承源流

关于岳阳张氏正骨术的起源，比较可信的说法是由唐代医僧蔺道人所传，据《仙授理伤续断秘方》的序言所载，蔺道人是一位很有学识的头陀（僧人），于唐会昌年间游方到了豫章之袁州府（今江西宜春），隐名埋术，过着隐居的生活。因以其高明的整骨技术治愈邻人的骨伤，而闻名遐迩，求医者甚众，道者不胜其烦，遂以其秘方《仙授理伤续断秘方》授予其邻居彭翁，其术乃大行于世，在江西袁州（今宜春）、瑞州（今瑞安、高安）一带有许多人传承，得以受益。而岳阳张氏金鉴堂的先祖张百世，于明洪武初年由江西瑞州迁至巴陵（今岳阳）定居。据族谱载："公也，少习道法，济世称良，身骑白马，医游四方，迨明开基，迁徙岳阳，修德累仁，积厚流光"，从其学术、技术特点和传承地区来看，传自蔺道人一派的可能性极大。可以认定的是，自晚清以后，张氏正骨的传承脉络逐渐清晰可见。根据岳阳县志及墓道碑等文字记载，岳阳张氏正骨的起源可追溯到岳阳张氏家族第十八代人张元初。他自幼聪慧好学，跟随父亲张汉卿学医，悉心阅读家传医书，汇集民间诊治跌打损伤之法则药方，张元初深得其要领，结合自己经验，反复实践，方方得法，疗效神奇。自此，张元初自成一派，并将其术传于其子张瑞林。岳阳张氏正骨流派历经五十余年的发展实践，经张瑞林、罗新群、方东方、蒋学余、黄会保、陈辉明五代人的传承创新，现已形成了一支高素质、高水平的正骨学术队伍。2012年，"岳阳张氏正骨术"被国家中医药管理局确定为第一批全国十三大骨伤学术流派传承工作室建设项目。

二、以"和"为核心的张氏正骨学术思想

张氏正骨的主要学术思想源于《黄帝内经》《难经》，又宗蔺道人、薛己等骨伤名家，以气血学说为主要立论依据，强调以气血为先的损伤病机，治疗以内外相合，治内伤着重调气以活血，外治以手法整复、药物外敷、夹板固定、练功活动相结合。张氏正骨的学术思想以"和"为核心。

"和"字的内涵是中国哲学中重要的一部分，在很大程度上是中国传统文化的价值体现之一。从西周史伯提到的"和实生物"开始，到《周易》称"乾道变化……保合太和"，在先秦时期中国传统哲学突破性发展的数百年间，"和"的概念，赫然成为诸子百家的共同追求之一，这一共识也逐步渗透体现在传统中医学的发展中。在"和"文化及哲学基调下产生的中医学，围绕健康的"和"与病态的"不和"，树立了其认识疾病、诊断疾病、治疗疾病及养生各方面的医学观念。在中医两千多年的发展过程中，从始至终，一以贯之地重视"和"的理念，将中国哲学观念中"和为贵"的思想体现于医学实践，其具体体现为：精、气、神为一体的和谐生命观，以及人与自然的和谐观。失去"和"为导致疾病的原因，调治的目的则是要达到"和"的正常状态。故可以认为中医的健康观为"和"；疾病观则为"不和"；诊断是为了"察不和"；调治是为了"调不和"；而养生则是"顺应自然，维持和谐"。在《黄帝内经》中，"和"多次出现，从而将"和"的思想

奠定为中医学的基本原则。在医圣张仲景的《伤寒杂病论》中，也出现了大量与"和"字有关的论述。张仲景对人体认识和他所提倡的辨证论治思想集中体现在一个"和"字上。《金匮要略》亦有"若五脏元真通畅，人即安和"的论断，是中医所追求的"和"如何能得以实现的精辟描述。因而，从某种角度上来说，"和"是张仲景医学思想的核心。

张氏正骨将"和"的思想融入到正骨医疗的理、法、方、术中，提倡"和"字的概念主要是追求人与自然的和谐。正如《黄帝内经·素问》认为调治需要"养之和之，静以待时"认为世间万物，各应顺应自然，调治骨科伤病更需顺应人体的自然规律，适时调养病患机体的正气，把握骨科伤病恢复的恰当时机，调节生理功能，并参考时令节气变化等因素。同时，张氏正骨理念中的"和"也注重人作为一个有机体内在关系的"合和"。根据经脉系统的理论，如《灵枢·本脏》云："肺合大肠""心合小肠"。张氏正骨强调人体经络脏腑表里各部分的密切联系，将其"和合"，加强对人体整体的理解，并应用于临床实践。岳阳张氏正骨理念中的"和"主要意指"和谐"，是"和"与"不和"的统一协调。中医学界往往把健康简单地理解为"平衡"，如"阴阳平衡、气血平衡"等，认为疾病是"不平衡"的表现，调治的目的就是找回"平衡"。实际上这种理解在某种程度上是片面的，并没有全面理解人体之"和"。其实在正常状况下，人体不是完全平衡的，也不会完全平衡。能和谐、协调地能完成正常功能，就可以认为其正常。所以，正如张氏正骨所理解的，人体在"和谐"的大前提下，不平衡也是常态，以此常态认识人体的疾病损伤，才能促使病患早日康复，最终达到"和"。

三、"和"思想指导下的张氏正骨学术特点

（一）祛瘀生新，气血相和

早在《黄帝内经》中就明确地叙述了气血的概念，《黄帝内经·素问》："人之所有者，血与气耳"，认为气血是人体构成和生命活动得以维持的物质和功能基础。《黄帝内经》在不同篇章中还描述了气、血与运动系统的功能联系，指出筋、脉、肉、皮、骨的形态和功能依靠气、血的推动和充养，骨科伤病恢复不良往往是由于气血逆乱所引起的。所谓"血气不和，百病乃变化而生"。说明"和气血"是中医治疗重要的思路方法。《黄帝内经》中的这些论述即是中医骨伤气血理论的鼻祖，后世医家基于实践，对此有许多深入的探讨，如唐代蔺道人认为，"凡伤重……先服气药"，其用意在于对伤者补气是关键，气行则血行，和气血之常，是调治骨伤疾患的主导思路和方法。时间推移至清代，《杂病源流犀烛》等中医专著也对气血理论在骨伤科的应用有不同程度的阐发。张氏正骨流派通过长期的临

证实践，认为骨伤疾患的病机是气血逆乱失"和"，气滞而血瘀，各种症状由此而生，伤科疾病在各个环节都离不开调和气血，所以在调治上以"和气血"思路指导下的理气活血为治疗大法。气血相和则血得以流通，气行则血行。血不行则瘀不能去，瘀不去则新血不生，瘀不去则骨不能接，以此为依据，其创制的张氏接骨丹以枳实、川芎、陈皮、木香、厚朴等为主要组成，意在调和气血，理气治血，从而化滞散瘀，达到促进骨折愈合的作用，应用于临床疗效显著。

（二）筋骨并重，内外调和

张瑞林认为在病因方面，伤科病证的主要病因是被外力所伤，引发人体气血在经络中的运行逆乱，产生疼痛和功能障碍，同时引发脏腑功能失和，此即"肢体损于外，则气血伤于内……脏腑由之不和"。伤势轻者，可损及经络；伤势重者，必失和于脏腑，损伤过程均离不开气血。在调治方面，医者必须了解肢体是通过经络系统与脏腑联系的。通过对脏腑的调理，对经络的疏通，以调和气血，可以较快而有效的消除伤痛。所以，张氏正骨在治疗上不但重视局部治疗，更强调对全身脏腑经络的治疗，真正做到内外施治结合。张氏正骨在内治方面强调从调和气血入手，以辨证论治为思路，不忽视对损伤兼证的治疗，积累了丰富的临床经验。例如，对于损伤急性期如有二便不通的兼证，张氏正骨主张予大承气汤加木通以攻下祛瘀；对骨折并感染，中医所谓火毒内攻，热邪蕴结者，主张以五味消毒饮合黄连解毒汤调治；损伤进入恢复期，患者常有气血虚弱、神疲乏力的表现，则主张以健脾养胃汤以健脾胃补益正气。张氏正骨法宗蔺道人、薛己等骨伤名家，认为"筋束骨、骨张筋"，筋骨相连，关系密切。所谓"伤筋必动骨，动骨定伤筋"，因此必须筋骨并重来施治。张氏正骨在对骨折，特别是脱位的治疗上，一贯强调治骨和治筋需同时考虑。在复位骨折的同时，采用中医传统推拿手法，顺骨捋筋，使肌肉筋脉也复位，疗效显著。同时较早地介入主动和被动的导引运动，也是治骨与治筋，筋骨并重的具体体现，这对伤病功能的恢复有重要而积极的作用。在外用方药中，张氏正骨根据因病因人而异，常用的疗法包括药膏敷贴、熏蒸热熨等。例如，对各种急性挫伤、扭伤，常采用张氏正骨膏外敷；对创伤恢复期关节功能障碍者则配合中药熏蒸和功能训练治疗；对踝部筋伤及其他足部疼痛，采用张氏健步散，可用于热熨。

（三）正骨理筋，君臣相和

手法在张氏正骨治法中占有重要地位，正如《医宗金鉴》所提到的"手法者，诚正骨之首务哉"。张氏正骨学术流派的各位传人在临床实践中对骨折、脱位、伤筋等伤科疾病特别注重采用传统的中医手法进行治疗，并指出每次施行手法之前，对该伤病所涉及的人体的十二经脉排列和人体解剖结构必须了如指掌，才能在施术时做到手随心转、法从手出，达到"正其斜，完其阙"的目的。张氏传统正骨手法主要体现了"和"的正骨理念："君臣佐使，和而为一"。君臣佐使手法的提出，主要是基于临床上骨折常见的移位状态，这种移位状态往往多是几种移位并存，在手法复位中须采取多种类的手法组合运用，分清主次和先后配合，这个过程就是手法的"君臣佐使"。例如骨科临床常见的肩关节前脱位，单用外展位牵引，或端提，或上臂旋前旋后复位均难以取得最佳疗效，但如果将这些手法按肩关节解剖结构等因素合理安排，分步应用，在患肢外展牵引的前提下，稍作旋前旋后被动活动，再将肱骨头向外端提，即可复位。在此过程中，可以把拔伸牵引视为"君"，端提为"臣"，旋前旋后动作则是起辅助的"佐使"。手法复位成功的关键因素是"君臣佐使"配合运用得当，"君"须用得力大，"臣"要用得稳，"佐使"要用得巧，动作相互协同配合，即可完成复位。若主次不分，君臣倒置，或不知配合，不仅达不到"和"的效果，难以成功复位，还难免造成并发症，增加患者痛苦。

四、张氏正骨治筋技术体系

"筋骨并重"一直是中医骨伤科较为重要的治疗理念。岳阳张氏正骨流派作为湖南著名的中医正骨流派之一，在不断传承和发展中形成了"筋骨并重、内外调和"的治疗观，距今已有百余年的历史。在骨伤疾病的治疗中，将"筋骨并重"的理念贯穿于医疗的各个环节，包括辨证、手法、用药、手术、康复及护理等。在实践中对"筋伤"的重视，使得岳阳张氏正骨逐渐深化了对"筋"的独到认识，形成了中医筋伤理论及一系列"治筋"方法，并逐步形成"手法+微创+中药"三位一体的治筋体系，即"张氏正骨治筋技术体系"。

（一）张氏治筋手法

1. 张氏治筋推拿手法　张氏治筋手法类似于"旋转手法"，结合了中医传统推拿手法特点和现代整脊技术，强调轻巧自然，借势发力，点到即止。以张氏治筋手法治疗椎动脉型颈椎病为例。治筋推拿主要包括：放松手法，按揉法放松颈部软组织，对颈夹脊穴、风府、风池、大椎、肩井按揉为主；理筋手法，受者取仰卧位，使用弹拨手法放松斜方肌、胸锁乳突肌、斜角肌及枕下肌群等。施术者一手扶下颌，一手托枕部，将受术者头部水平旋转至弹性阻力角度，助手立于一侧扶按双肩。施术者抱握受术者下颌，做对抗拔伸牵引，时间1~2分钟。力量适中，然后缓慢摇动，边旋边牵拉，操作成功，常可听到弹响，每次30~60分钟。可以纠正椎间失稳引起的小关节紊乱，改变骨刺和被压椎动脉的相对位置，从而减轻或解除骨刺对椎动脉的压迫。

2. 张氏点穴推拿 岳阳张氏点穴疗法是张氏正骨第一代创始人张瑞林将我国传统武术中的气功点穴等击打动作,应用到正骨临床,而逐步演化而来。该疗法具有刚柔相济、针对性强、刺激量大的特点。张氏点穴疗法点击力量较大,可很快激发经气,患者常感经气可沿经络直达病所,产生以通经止痛为主的独特疗效。张氏点穴手法内外兼修,手法多样,主要有两种复合手法:一是弹点法,又分为中指弹点点穴法及四指弹点点穴法,分别用于四肢、胸腹部的穴位或腰背部及臀部等肌肉丰厚的穴位;二是点揉法,即拇指着力在穴点上,力贯指尖,以疏经通络,适用于人体大部分穴位。张氏后人将张氏点穴手法和肌筋膜疼痛触发点(激痛点)理论结合应用,进一步提升了手法治疗效果。临床操作中往往可见筋伤后,软组织出现明显的筋结,与肌筋膜链理论中的激痛点类似,点穴手法不但可以作用于腧穴,也可作用于通过触诊发现的激痛点,疗效更佳。

3. 张氏踩跷法 踩跷是中医特色疗法之一。古时之按跷是手足并重的,且按、跷是分别用手、足作为手段治疗疾病的一种外治疗法。张氏踩跷推拿结合推拿手法和人工牵引,形成了张氏特色踩跷疗法。临床研究证实,该法对腰椎间盘突出症等腰部筋伤较常规治疗有更好的疗效。一般患者取俯卧位,助手牵引患者患侧或双侧脚踝,嘱患者抓紧治疗床前端,行人工牵引;医者在其病变脊椎间隙平行线上的腧穴行一指禅、揉法、按法,放松患部,用旋转扳法,整复受损脊椎间隙下一椎体,纠正脊椎小关节错位,促使椎间盘复位或部分复位。然后医者立于治疗床上,一脚站于患者一侧,一脚在患者胸腰背上用单脚足尖点踩病变脊椎双侧背俞穴及阿是穴;接着通过搓踩、单足踩结束踩跷;最后采用一指禅、揉法、按法放松腰部,并拍打督脉结束。

4. 筋膜松解锤 筋膜松解锤是张氏治筋手法中特有的筋膜松解用具组合。通过对筋膜层以适度力度的锤击,可以使疼痛、挛缩粘连的软组织快速松解开,有效改善局部微循环,解除局部神经卡压,使受损的肌肉张力平衡,使长期处于缺血缺氧的肌肉肌腱得到修复,快速矫正颈、胸、腰椎小关节的错缝,可以起到类似于现代整脊技术中整脊枪的功效,能有效缓解小关节错缝和筋膜粘连引起的疼痛及麻木。

(二)张氏治筋微创技术

1. 筋膜松解针 筋膜松解针是在古代九针中的"长针""大针"基础上发展而来。筋膜松解针治疗方法与毫针不同。该法是在严格消毒后,将针刺入皮下,不刺入肌肉,仅在筋膜层沿经络运针,采取平刺的方法。因沿经脉方向进针,故刺为通穴,即一针多穴。可以有效促进皮下气血运行,松解筋膜粘连,从而缓解疼痛症状。"筋膜松解锤""筋膜松解针"是张氏正骨流派的两种"独特技艺",对颈、肩、腰、腿痛等诸症具有很好的疗效。2016年张氏正骨流派"筋膜松解针""筋膜松解锤"从湖南省近百个申报项目中脱颖而出，成为第一批被授予湖南省"中医专长绝技"殊荣的项目。

2. 张氏锋针疗法　张氏锋针是在古代中医九针中的锋针基础上，结合西医学发展形成的，是一种介于手术方法和非手术方法之间的闭合性松解术，对于各种狭窄性腱鞘炎，如屈指肌腱狭窄性腱鞘炎和桡骨茎突狭窄性腱鞘炎等有独特疗效。狭窄性腱鞘炎属中医"筋痹"范畴，是由于肌腱、腱鞘及韧带长期劳损变厚，致经气运行受阻，气滞血瘀，以致局部出现肿痛，活动受限。张氏锋针疗法通过在治疗部位刺入深部到病变处进行切割、剥离有害组织，达到活血化瘀、通经止痛的作用；并通过直接切开因慢性炎症刺激而增生肥厚、狭窄、嵌顿的腱鞘滑车，从而解除对肌腱的粘连束缚，调节腱鞘炎部位的动态平衡，以达到恢复人体四肢关节部位力学平衡的目的，发挥其治疗效果。张氏锋针技术操作简单，创伤性小，无需缝合，对人体组织损伤较小，且恢复较快，不易引起感染，无不良反应，治疗时间短，患者易接受。

（三）张氏治筋中药

张氏正骨百余年来积累了多种有效的祖传方剂，以及大量经方使用经验和特色方法。除了部分方剂主要应用于正骨术后康复外，还有一部分应用于筋伤治疗。以肌筋膜疼痛为例，该证属于中医学"痹证"范畴，因外邪入侵导致经络气血痹阻所致。《金匮要略》云："外证……如风痹状，黄芪桂枝五物汤主之。"张氏正骨传人为加强祛邪通络功能，加入葛根、鸡血藤、海风藤、延胡索等。葛根具风药之性，发散而升，祛邪除痹；鸡血藤活血疏经，与黄芪相伍，能加强通络之功；海风藤祛风湿、通经络，可改善肢节疼痛、屈伸不利的症状；延胡索温通辛散，既入血分、又入气分，为行气止痛之良药。诸药合用，配伍成方，既可温经扶正和血，又可祛邪通络止痛，切中肌筋膜疼痛本虚标实症状。穴位敷贴属外治法之一，具有药物刺激和穴位刺激的双重功效。而对于腰痛筋伤的患者，常采用中药汤剂独活寄生汤加减口服合用外敷的治疗方法。同时使用穴位敷贴治疗：选取大肠俞、关元俞、肾俞、心俞、关元等穴，在穴位上放置自制贴敷药膏，外敷医用胶布，嘱患者4小时后自行撕脱。药膏组成同口服中药，将药物打磨成细粉，用生姜汁调成糊状。根据足太阳膀胱经循行"其支者，从腰中，下挟脊，贯臀，入腘中"，根据经络学说"经脉所通，主治所及"的治疗规律，选取膀胱经上的穴位，予以穴位敷贴，通过渗透作用，药物进入血液循环到达脏腑经气失调的病所，发挥药物"归经"和功能效应。中药与穴位贴敷合用，共奏补肾强筋、通络止痛之功。

（四）其他治筋疗法

除了以上代表性治筋技术以外，张氏正骨形成的"手法＋微创＋中药"治筋技术体系中还有许多其他方法的应用，例如：温灸疗法、电针、药熨、刺络拔罐等方法用于筋伤的治疗。并且，相关联的疗法联合应用的三通四联法治疗膝关节骨性关节炎也是张氏正骨特色治筋方法之一。

五、张氏正骨传承代表人物

（一）第一代创始人张瑞林

张瑞林先生（1899～1961年）是张氏正骨学术流派的创始人，祖籍岳阳县西塘村，自幼家境贫寒。张瑞林先生青少年时期一边在私塾读书，一边随父学医，以祖传秘方专治跌打损伤；后拜师北少林智仁和尚练少林拳棒，习强身气功，精穴位点打，通武林药功，在治疗骨折、脱臼、疮疡等骨伤疾患上具有极为独特的见解。张瑞林先生博采民间秘方，用膏、丹、丸、散、酒等中医制剂，在治疗骨折、脱臼、疮疡等骨伤疾患上具有极为独特和深厚的造诣。张瑞林先生善兼收并蓄，弘扬家传，广大祖术，深入地钻研祖传正骨的理论、手法、方药，自成一派，形成张氏正骨术，饮誉杏林，终成一代骨伤名医。1959年，张瑞林先生于岳阳市中医院创建骨伤科，设骨伤病床52张，亲自担任主任，并传道授业，带徒孙之镐、罗新群等。在多年行医和授徒过程中，形成了医武结合、推拿手法与点穴结合、内服和外敷药物相结合的张氏正骨术风格。其主要学术思想源于《黄帝内经》《仙授理伤续断秘方》，基于中医伤科理论，重视气血调养，提倡内外用药，强调手法治疗和术后的功能锻炼，逐渐形成了较为完整的张氏正骨理论体系。

（二）第二代传人罗新群

罗新群先生（1930～2015年），祖籍江西，张氏正骨学术流派第二代传人。罗新群先生出生于医药世家，祖辈几代均在江西樟树开中医药店。罗新群先生是张瑞林老先生的义侄儿，受家庭影响，热爱中医药，由父亲推荐拜张瑞林先生为师，随张老先生采药从医，习文练武。罗新群先生天资聪慧，勤奋好学，深得张瑞林先生器重，尽得真传。1944～1961年的17年间叔侄情同父子，张老先生晚年因无后认罗新群为义子。张老先生去世后，罗新群先生接任岳阳中医院骨伤科主任。罗新群先生从医67年，其中专攻正骨52年，年过八旬后，仍然坚持每周接诊患者。地不分南北东西，人不分富贵贫贱，时不分昼夜寒暑，赤诚忠心，有求必应。学术上，罗新群先生在秉承张氏正骨术医武结合的传统基础上，推陈出新，主张形神并重，整体调治，正骨理筋，辨证论治，十分注重融秘方与经验方于一体，用药简洁，疗效显著。其内服之用药特点是重视气血并治，调气行血。罗先生指出，古人所云"气为血之帅、血为气之母"之说，不独在内科调理中应用，在骨伤科疾病中同样重要。调气可使血行有力，活血可使气机流通，二者相得益彰，气血通畅，则筋骨可得气血之濡养而易于复原。罗新群先生之人品、医术与张瑞林老先生一脉相承，终使张氏正骨术成为湖南省骨伤科主流学派之一，享誉湘北大地。

（三）第三代传人方东方

方东方先生于1940年出生，祖籍岳阳县。方东方先生14岁即开始随伯父在乡村学医，由于天资聪颖，勤奋好学，很快学有所成；曾师从詹氏正骨名老专家詹镇川先生学习骨伤诊治。其到岳阳中医院工作后师从罗新群先生，大力弘扬中华医学，精心钻研张氏正骨术，使中医院骨伤科得到更大的发展，成为张氏正骨学术流派第三代传人，同时也是大学科班出身继承张氏正骨术的第一人。在学术上，方东方先生在充分继承张氏正骨术的基础上，努力钻研，扩大了张氏正骨术的收治病种，在骨关节损伤、关节肿痛、痛风及颅脑外伤后综合征等骨伤科疾患的中医中药治疗上，经验极为丰富，所发表的多篇论文见解独到，影响广泛。特别是将张氏正骨术中的医武一体、气血并治、膏丹丸散并用的学术思想用于除骨折外的多种外伤性疾病，疗效非凡。方先生所撰《方东方验方集》充分凝结了先生一生爱岗敬业、刻苦钻研的心血，使张氏正骨术得到了传承和发展。

（四）第四代传人蒋学余、黄会保

蒋学余先生于1971年出生，祖籍岳阳湘阴县。蒋学余先生是国家区域（华中地区）中医推拿诊疗中心负责人，"十二五"国家重点推拿专科负责人，国家中医药管理局"十二五"重点推拿学科带头人，岳阳市中医医院针灸推拿二科主任，湖南省重点专科颈肩腰腿痛科主任，中国民族医药学会推拿分会副会长，岳阳市针灸学会会长，岳阳市中医药学会颈肩腰腿痛专业委员会主任委员，岳阳市首席针灸专家，岳阳市名中医，岳阳市名医，国医大师熊继柏教授学术继承人。蒋学余先生师从方东方先生，继承张氏正骨术精髓，成为张氏正骨流派第四代传人。在学术上，蒋学余先生提出"筋柔骨正"及"颈椎病穴"理论，总结了"三维正骨颈椎推拿技术""电针十六穴颈椎病技术"治疗临床各型颈椎病；提出"腰突十六穴"理论，结合"三维正骨推拿技术"治疗腰椎间盘突出症；提出"面瘫十八穴"理论，总结了"揉按听会、翳风二穴面瘫推拿技术"和"电针十八穴面瘫技术"；提出"脑病二十二穴"理论用来治疗因为脑血管问题导致的偏瘫及失语，脑功能异常。提出"膝痹八穴"理论，总结了"膝痹八穴推拿术"和"针推结合身痛逐淤汤治疗膝骨性关节炎技术"；提出"稚阴稚阳易患脾虚"致病理论，总结了小儿疳积五字推拿技术。这些理论与技术均在临床上取得良好疗效，并申请多项课题，为岳阳张氏正骨流派的传承与发展做出了重大贡献。

黄会保先生于1963年出生，祖籍岳阳县。黄会保先生毕业后师从方东方先生，继承张氏正骨术精髓，成为第四代学术传人。在医疗实践中，黄会保善于兼收并蓄，深层次发掘张氏正骨术资源，将张氏正骨术与现代骨科学紧密融合。理论上，黄会保强调张氏正骨气血并治，以气为先。实践中，黄会保先生除擅长现代骨科各种疑难手术以外，尤其擅长运用张氏正骨术气血并治、内治与外治并用的技术经验和学术思想，对各种骨折、软组织损伤、颈肩腰腿痛、骨关节病、骨关节结核等疑难杂症辨证论治，医疗经验极为丰富。黄会保先生非常重视外治方药的挖掘和推广。他精心研制出张氏消肿定痛膏、张氏熏蒸剂、张氏健足散、张氏生肌膏以及张氏接骨止痛胶囊等系列张氏正骨制剂，广泛应用于临床，疗效显著，极大地发扬了张氏正骨术在中医骨科中的特殊疗效优势，对一些骨折术后不愈合或延迟愈合的疗效显著。

（五）第五代传人陈辉明

陈辉明先生于1975年出生，1999年毕业于湖南中医学院（今湖南中医药大学）骨伤专业，师从黄会保先生，潜心学习张氏正骨术，多年来，协助黄会保先生完成张氏正骨术的整理、传承和多种张氏正骨院内制剂的研发，成为了张氏正骨术第五代传人。陈辉明在继承张氏正骨术医武结合、气血并治、内治与外治结合的学术思想和经验的基础上，又师从著名西医骨科专家陶志余教授，坚持手法与手术并举，中西医结合。理论上，陈辉明提出从君臣佐使的思路出发治疗肩关节脱位等。实践中，陈辉明擅长采用中西结合的方法，对骨科常见病、多发病进行有效诊断治疗，特别是对退行性骨关节病的综合治疗有深入研究。此外，陈辉明还充分学习和借鉴西医的手术和术后功能训练，与传统的练功相结合，并发表多篇学术文章。体现了张氏正骨术传承与发展过程中开放、包容、开拓、进取的精神。

参考文献

［1］谢仁明，黄会保，陈辉明，等.岳阳张氏正骨术的流派传承与发展［J］.中国中医骨伤科杂志，2016，24（9）：72-73，77.

［2］彭亮，黄会保，张伟，等.湖湘岳阳张氏正骨流派源流及学术思想简析［J］.湖南中医药大学学报，2017，37（5）：566-569.

第五节　刘氏小儿推拿流派

一、流派的发展源流

（一）起源

湘西刘氏小儿推拿起源于清代咸丰同治年间，创建于19世纪70年代，具体沿革如下：据《刘氏族谱》记载，刘氏小儿推拿始源于清代御医刘杰勋（具体生卒年月不详），其因精通儿科，擅长运用推拿治疗小儿疾病极负盛名，使民间流传的小儿推拿登上宫廷大雅之堂，后因躲避战乱（太平天国运动）而落户湘西永绥（现湖南省湘西土家族苗族自治州花垣县）。其子刘宝三（1830～1891年），承继父业，研习小儿推拿术，并将小儿推拿术与湘西当地的苗医推掐术充分融合，于19世纪70年代创建了独具苗医特色的"湘西刘氏小儿推拿"，应诊临床，屡获奇效，但憾于没有留下任何著作。刘宝三的侄子刘家成（1874～1943年）自幼跟随叔父学习中医，得其真传，继承了刘氏小儿推拿术，成为当地擅长用推拿治疗小儿疾病的名医，但其仍未将刘氏小儿推拿理论及手法系统整理，著书立论。

（二）发展

将刘氏小儿推拿流派发扬光大的是刘家成之子——刘氏小儿推拿流派第四代继承人、吉首大学医学院针灸推拿系（原湘西自治州卫生学校中医联组）副教授刘开运先生。刘开运，又名德清（1918～2003年），苗族，男，湖南湘西花垣县太平乡人。其幼时家境尚可，在家乡沙科寨读私塾、初小、高小，15岁开始随父亲在家学习中医、苗药等知识，在父亲的悉心指导下，较好地掌握了刘氏小儿推拿术的精髓。1938年，他开始独立应诊乡里，同时任太平乡中心完小学校的教师，开始了一边行医一边教书的生活。因其医术精湛，颇有声望，推拿疗疾，独具特色，1958年9月，刘开运被推荐到花垣县人民医院中医科工作，以推拿治疗小儿疾病独负盛名。1960年刘开运经湖南省卫生厅推举，作为湖南省"民间非药物疗法特殊医疗人才"，参加了同年3～9月卫生部在上海举办的"全国推拿按摩医师进修班"，在进修期间，他以"小儿腹泻"为例，向全国各地同仁演示了刘氏小儿推拿独特的治疗手法，倍受同行赞许。上海中医学院（今上海中医药大学）将该演示手法拍摄成教学片，以此作为小儿推拿教学蓝本。此次进修扩大了刘氏小儿推拿的影响，是刘氏小儿推拿流派发展的重要里程碑。1960～1968年，刘开运调入湖南中医学院（今湖南中医药大学）函授部任教，承担《中医学》《小儿推拿学》等课程的讲授，同时在湖南中医学院第一附属医院（今湖南中医药大学第一附属医院）推拿科出诊，用推拿治疗小儿疾病，临床效果显著。1969年1月，刘开运至湘西古丈县坪坝公社卫生所工作。1971年，刘老调入吉首大学医学院（原湘西吉首卫生学校）中医教研室任教，讲授《中医学》《小儿推拿学》等课程，编写了《小儿推拿讲义》，使学生能系统掌握刘氏小儿推拿术。从此，开启了刘氏小儿推拿课堂教学的新篇章，刘氏小儿推拿流派得以广泛传播。同时设立了吉首卫校小儿推拿门诊，应诊者络绎不绝。1983年，刘老参加了"美国按摩访华团技术表演大会"，刘氏小儿推拿术深受外宾赞扬。此外，刘老在校任教期间，培养指导了石维坤、符明进、邵湘宁、黎祖琼、刘景元（刘开运之子）等多名青年教师，继承和发扬刘氏小儿推拿流派。在刘老及众弟子的努力下，刘氏小儿推拿日益发展，在我国小儿推拿流派中占有一席之地，刘老更是成为全国中医推拿泰斗，并担任中华推拿学会第一届副主任委员、湖南省推拿学会第一届主任委员，参编《中华医学百科全书·小儿推拿学》，主编《小儿推拿疗法》《分经诊脉》等著作。1993年他携众弟子拍摄了刘氏小儿推拿教学纪录片《推拿奇葩》，公开向海内外发行，使刘氏小儿推拿流派的影响进一步扩大。

（三）传承

刘氏小儿推拿流派第五代代表性传承弟子邵湘宁、符明进、钟飞、石维坤、刘景元等，继承和发展了流派学说，充实了流派的理论基础，逐步规范了小儿常见病、多发病的规范推拿治疗。特别是邵湘宁总结了刘氏小儿推拿学术经验，并进一步传播了刘氏学术思想，培养多名刘氏小儿推拿弟子。符明进著有《小儿推拿》，进一步扩展了刘氏小儿推拿临床病证，丰富了小儿推拿学术内容。钟飞将刘氏小儿推拿研究带入了新的领域。2012年吉首大学和湖南中医药大学第一附属医院联合申报的"湖湘五经配伍针推学术流派"传承工作室建设单位已成功入围国家中医药管理局首批中医流派传承建设项目，刘氏小儿推拿流派的发展得到了充分的肯定和支持。

在刘氏小儿推拿学术理论日趋完善的同时，流派的人才队伍不断发展、壮大。刘氏小儿推拿流派不遗余力地培养后备传承人，以师承制和学院导师制相结合、家传式与学院导师制结合等多种方式交错培养，一批中青年骨干人才在医疗、科研、教学领域涌现，如彭进、汤伟、贾元斌、刘盈盈、王小军等，其作为流派第六代主要传承人，将继续传承和发扬流派特色，更好地运用小儿推拿技术服务于广大儿童。

湘西刘氏小儿推拿流派历经六代传承发展至今，其学术思想经刘开运及刘氏弟子邵湘宁、符明进等几代人，从理论挖掘、临床实践及科学研究中不断探索而逐渐形成，已成为国内主要小儿推拿流派之一，其被业内专家评价为"较好地保存了我国明清时期小儿推拿原貌"。

二、流派的主要学术特点

（一）手法特色鲜明，独树一帜

1. 刘氏小儿推拿十法　刘氏小儿推拿在"古八法"基础上，形成以推、揉为主，拿、按为次，兼以摩、运、搓、摇、掐、捏的手法运用特点。其嫡传弟子邵湘宁教授，将其总结为"刘氏小儿推拿十法"，并将湘西刘开运儿科推拿首次简称为"刘氏小儿推拿"，是刘氏小儿推拿手法理论体系研究的新开端。

2. 刘氏复式操作法　复式操作法既不是一种单纯的手法，也不是简单的手法叠加；复式操作法多数有特定的名称，其操作方法有规定的程序，也就是几种操作方法按规定组合而成，具有特殊治疗功效。刘氏小儿推拿在前人经验的基础上，以临床实用、有效为原则，创立了刘氏风格的复式手法，即推胸法、推腹法、推背法、退烧手法一（水底捞明月）、退烧手法二（打马过天河）、退烧手法三（大推天河水）。推胸法和推背法主要用于肺系疾病，推腹法主要用于脾系疾病，退烧手法一、二、三主要针对发热症状，尤其是小儿高热。

（二）取穴首选五经，善用反佐

刘老认为小儿推拿以手代针药，取功效于指端，五经推治虽施之体表，意在调整患儿体内阴阳及脏腑功能。

1. 治疗上首选五经　（脾经、肝经、心经、肺经、肾经）其以五行学说的相克制化理论和藏象学说为指导，结合小儿五脏的生理特性和病理特点，以八纲辨证和脏腑辨证为依据，五经通五脏，取穴五经，通过推五经，调节五脏，以达到治疗疾病的目的，即推经治脏。

2. 取穴上善用反佐　反佐，是药物配伍组方原则之一，具有相反相成的作用；佐，相反而相助者也。刘老在推拿取穴中，借用方剂组方原则，引用"反佐"思维，使推治处方更适用于临床。

常用的反佐配穴如下：①三关配六腑：推三关与推六腑为大热、大寒之法，一表一里，一寒一热，各持一端，而为避免大寒大热，伤其正气，临床常两穴相伍为用，以平衡阴阳。如表证：以推三关为主，推六腑为辅；里证：以推六腑为主，推三关为辅；辅穴的操作次数为主穴的1/3。②清脾补脾同用：脾为后天之本，小儿脏腑娇嫩，形气未充，脾常不足，故一般以补脾经为主。若脾实证需用清法，需清后加补，补法操作次数为清法的1/2。③补心清心同取：清心经常用于心火炽盛而引起的高热神昏、面赤、口疮、小便短赤等病症。刘老认为补心经，易动心火，故本穴宜清不宜补；若气血不足致面色无华、心烦不安、睡卧露睛等症需用补法时，可补后加清，清法操作次数为补法的1/2或以补脾经代之。

（三）操作强调起止，注重有序

1. 操作时强调起止，体现操作的完整性 开门穴：开天门、推坎宫、推太阳、揉总筋、分阴阳，有打开推拿治疗疾病的大门、疏通经络之意，即为起始穴。关门穴：拿按肩井，有关闭治疗疾病的大门、防止真气外泄之意，即为结束穴。"一开一关"体现了推拿操作的整体性和完整性。开门、关门穴为刘氏小儿推拿的常例穴，无论什么疾病，每个患儿都必推常例穴。

2. 操作时讲究各部顺序，注重操作的规范性 考虑小儿推拿操作实际，形成固定操作程序：头面部→上肢部→下肢部→胸腹部→颈肩腰背部。操作时，中规中矩，有条不紊，上下承接，前后有序。操作时有起有落的完整性、上下前后的规范性，体现了其与中国传统文化一脉相承，展现了中国古代哲学思想的"中庸之道"。

（四）治疗倡导配伍，重视平衡

1. 治疗上倡导五经配伍 五脏在生理上相互协调、相互促进，在病理上也相互影响。刘老认为运用"五经推治"来调整脏腑功能，不能只考虑一个脏腑，而应注意调整脏腑之间的关系。他根据五行相生和相克的关系，初步确立了推拿五经穴的取穴依据，将中医五行学说灵活运用于小儿推拿。五经制助，是指导五经具体推治中主补、主泻，兼补、兼泻，稍补、稍泻，略补、略泻的依据。五经制助法在五脏病的运用大致如下：实证，清四补一法，虚证补三抑一法。如脾病虚证：主补脾，兼补心、补肺、清肝。脾病实证：主清脾，兼清肺、清肝、稍清心，补肾。

2. 治疗上注重平衡 "阴平阳秘，精神乃至。"阴阳平衡是中医首要的治疗法则，刘老非常重视中医理论基础，外治之法，即内治之理；故在刘氏小儿推拿治疗中，平衡阴阳的法则贯穿小儿全身各部位的具体治疗，如头面部——分推坎宫为头部分阴阳；上肢部——分推阴阳为手部分阴阳；胸腹部——分推膻中为胸部分阴阳；腰背部——八字分推肺俞穴为背部分阴阳，可调节患儿体内各部阴阳平衡，对疾病的治愈具有重要意义。此外，注重平衡，同时也包括治疗上注重表里、寒热、清补、主次等关系。

（五）运脾推治

"运脾推治"是湘西刘氏小儿推拿"五经配伍"学术思想的一个分支，是源于经典八法中的"和法"，融合脾升胃降理论，通过协调阴阳表里以达到调脏强体的临床诊治方法。该法以调理脏腑为效，是改善患儿健康状态和体质的基础推拿手法之一。

1. 源出经典，融"运脾"于学术精要 刘老生平最注重研究中医经典名著和历代医学论著，融多家精华，如叶天士"脾升胃降、运化有常""治未病，务先安未受邪之地"的理论；吴瑭"反对小儿用药过于呆补"的思想。注重小儿以脾胃为后天之本，将运脾理论运用到"五经配伍"为主导思想的刘氏推拿疗法中，以达未病先防、既病治病、病后防复的目的。

"运脾推治"源于北宋钱乙的《小儿药证直诀》，其论及五脏辨证中提出"脾主困"的重要思想，运用八法中的"和法"，且注重补中寓消、消中有补，补不碍滞、消不伤正的临床诊治思维。所以"运脾推治"是灵活运用于脾胃系统疾病及其他肺、肝、心、肾系统病诊治的方法，并以整体改善患儿健康状态和体质为最终目的，临床应用广泛。

2. 五经助制，融"运脾"于辨证施术 刘老的"五经配伍"思想中，尤其注重脾经的清补手法在常见儿科疾病诊治中的运用。五经助制，即五行相助，脾助肺、肺助肾、肾助肝、肝助心、心助脾；五行相制为脾制肾、肾制心、心制肺、肺制肝、肝制脾。五经循环相助，隔一相制，在相制过程中，心为阳中之阳脏，肝为阴中之阳脏，心易动火，肝易动风。在病理情况下，心肝两经对肺脾两经的制约乃损伤性制约。故在疾病治疗时，清脾补脾必清肝，清肺补肺必清心，对其他各经的制约关系属约束性。衍生以治脾经为主的"补三抑一法"和"清四补一法"，在临床中应用非常广泛。补三抑一法：主补脾经，兼补心、肺经，再清肝经，临床多用于脾虚证；清四补一法：主清脾经，兼清肝、肺经，稍清心经，补肾，临床多用于脾实证。此两种运脾手法，是在整体观念的指导下，灵活运用五行相生相克原理，生克相生而子母补泻。

临床许多常见儿科疾病多由于脾胃积滞或脾胃不和引起，因此刘老的手法常结合相关运脾手法，以调理脾脏为要而整体施治。如肺病，肺热必清脾经，阴虚必补脾经，实证配以推三关六腑清热解表，虚证配以按揉足三里穴等补中健脾法健脾和胃；肝病、心病的治疗，治标为按压对症穴位，治本则以脾经为主，辅以内劳宫、外劳宫、天枢、神阙、足三里等穴，再配合摩腹等补中健脾、消食导滞之运脾手法以温中补虚、健脾助运。

3. 表里兼顾，和"运脾"于阴阳平衡 《素问·阴阳应象大论篇》论述："阴阳者，天地之道也，万物之纲纪……治病必求于本。"刘氏运脾推治手法中，还善于运用阴阳来调节脏腑、气血、经络，推坎宫、分推大横纹、推三关六腑、分推膻中、分推腹阴阳、捏脊、推背法、开窍、关窍都属分阴阳治病之法，也是运脾推治过程中常用的协调阴阳法，尤以分推腹阴阳、捏脊、推三关六腑等手法临床运脾疗效突出。

分推腹阴阳是沿肋弓边缘或自中脘至神阙向两旁推，临床对小儿腹泻、恶心、呕吐、腹胀、便秘、厌食等消化功能紊乱的疗效较好，有时在保健手法中配伍捏脊、摩腹等合用。捏脊法是从肾俞往肺俞方向依次捏皮，根据不同的病情，在相应的肝俞、胆俞、脾俞、胃俞等穴位停留重提或按揉，刘老注重捏脊配合背俞穴的思想，广为后世学者沿用；捏脊法能理气血、调阴阳、和脏腑、通经络、培元气，具有强身健体和防治多种疾病的作用，临床上多配合补脾经、补肾经、推三关、摩腹、按揉足三里穴等手法治疗先天不足或后天缺乏导致的一些慢性病，也应用于成人胃肠病、失眠等。三关又分大三关和小三关，小三关即大肠穴（位于示指外侧，络联于虎口，直达示指侧巅），为止呕止泻要穴；"大三关和六腑"早在《小儿推拿广意》中就有记载："三关：男左三关推发汗，退下六腑谓之凉；女右六腑推上凉，退下三关谓之热"。刘老运用三关六腑时，遵循古人经验规律，在男女性别上和推治方向上详尽其法，男孩三关推上、六腑推下，女孩反之，并强调推三关、退六腑应相互为用，临床上常因表里虚实各异，灵活分配三关六腑的解表和里，使患儿病症得到表里兼顾。

4. 调脏强体，合"运脾"于临床应用 运脾推治法在脾胃病中的临床运用广泛。脾胃病大多可归因于脾胃气机升降失常，脾宜升则健，胃宜降则和，故治脾必知其升，治胃必知其降。刘老在调脾胃法中顺应脾胃升降之性，对于脾气不升、胃气不降而气逆者，常运用遵"郁者达之""高者抑之"的顺逆手法。在这些手法中，他常强调一穴多用，如中脘穴，由不同揉转方向而顺逆的手法分3种：①若由脾胃气机升降失宜引起的食欲不振、呕吐、泄泻等，方用中指螺纹面顺时针方向揉转数十下，为调中安中法；②若因饮食不节、喂养不当导致脾胃健运受纳失常，积食难消，而见胀满腹痛、泄泻、便秘等，方先用中指螺纹面顺时针方向揉转数十下，接着由上往下直推，次数为揉转数的1/2，为消食导滞法；③若因脾胃虚寒，中气不足，或气血生化无源导致脾胃运化失常的厌食、消瘦、疳积等，方用中指螺纹面逆时针方向揉转数十下，为补中健脾法。如板门穴（刘老强调定位是从虎口经鱼际直至总筋之间的一条线），揉板门是指从大鱼际肌中点用示指端揉，而推板门是用拇指推法自虎口推向腕横纹，或板门推向腕横纹，临床运用板门穴讲究推治方向：若胃气上逆引起的呕吐，须从横纹推向板门；若湿邪下注引起的泄泻，须从板门推向横纹；若吐泻兼作，则先由板门向横纹推运或掐运加按揉数下，再由横纹向板门推运或掐运。再如七节骨，推上七节能温阳止泄，推下七节能泄热通便。还有大肠穴、天柱骨、涌泉等穴，刘老也由脾胃气机升降不同而定不同的施治方向。这些顺逆调脾胃法分别运用于各种虚寒病证和实热病证中。

在其他脏腑病证的应用中，运脾手法也起到了不可代替的作用。常见肺系疾病的发热、咳嗽、哮喘、肺炎喘嗽等，若肺胃积热引起的实热证，临床必用清脾经、清大肠、清后溪、捏脊、摩腹以导热下行，辅退六腑清热除烦；若内伤引起的气虚、阴虚证等，应补脾、肺经健脾养肺，以调中安中法按揉板门、足三里健脾胃助运化。常见心肝系疾病如小儿惊风等亦不离运脾推治法的治本调治；脾寒型、乳食积滞型夜啼，更是主要以运脾手法来温中健脾、疏调肠胃。小儿常见肾系疾患的诊治，刘老强调肾脾肺三经并调，能有效培元固本。

刘老在小儿"欲病"防护中也强调运脾的重要性。唐代孙思邈的《备急千金要方》中言："小儿虽无病，早起常以膏摩囟上及手足心，甚避风寒"，此是推拿防治小儿病证的最早记载。小儿后天一切营养都由脾化生，调护脾胃防治"欲病"，扶助正气、调理气血是提高小儿身体素质和增强抵御疾病能力的重要措施。运脾推治中，揉百会可醒脑开窍，调五脏、运内八卦、摩腹健脾可理气和胃，按揉足三里、背部脾俞、胃俞等穴能健脾助运、强身健体等。

综上所述，"运脾推治"从治脾的角度，使用推、拿、按、揉、摩、运等法衍生出运脾和脾法，是融合脾升胃降的理论，通过协调阴阳以达到调脏强体的临床诊治方法。集众家所长，从中医历代经典名著中引申运脾思想结合五经相助相制的"五经配伍"独特思维，阴阳协调而表里兼顾，强调防与治相结合，不仅运用于脾胃系统疾病，更广泛地应用于其他各系统疾病的诊治。刘老运脾推治思想是从点、线、面各个层面诠释推拿在儿科中的规范运用，其操作简易精练，疗效显著，在常见疾病诊治及预防保健中起着不可替代的作用，为后世推拿工作者留下了宝贵的财富。

三、流派特色复式手法解析

（一）胸、腹、背复式手法

近部取穴是针灸处方中的主要选穴原则，刘氏小儿推拿流派独创的胸、背、腹三大复式手法具有近部取穴之寓意。其特色的复式推治方法具有病所取位、点面结合，手法配伍、以推代针的特点，从而能最大限度地激发特定经穴的作用，提高疗效。

刘氏复式操作手法，包括刘氏独创的推胸法、推背法及推腹法。刘氏三大复式手法从局部治疗的角度，选取病变部位的特定穴，突出病变脏腑所在体表位置的手法操作；与针灸处方中"近部选穴"具有异曲同工之妙，体现了"病位所在，主治所在"的局部取穴治疗规律。

近部选穴是针灸处方中主要选穴原则之一，是指选取病痛所在部位或邻近部位的腧穴，该原则是根据腧穴普遍具有近治作用的特点而来。小儿推拿复式手法是具有特定手势、步骤、名称和主治功用的一类手法。针灸处方的近部选穴局限于病变范围，而刘氏三大复式手法的运用与病变脏腑所在位置亦密切相关，手法操作范围与病变脏腑所在体表的解剖投影位置相近，即具有病所取位，点面结合的特点。下面将从近部取穴角度，论述刘氏小儿推拿流派独创的三大复式手法。

1. 推胸法　推胸法适应证为咳嗽、气喘、气胀、气逆；具有宽胸理气，止咳化痰，降逆止呕的功效；其主要涉及病变脏腑是肺脏。近部选穴为膻中穴；膻中居胸中，胸背属肺，故能治疗肺系相关疾病。同时，膻中乃八会穴之气会，亦能治疗与气相关的疾病。

推胸法操作及解析：推胸法分4步，按揉膻中、分推膻中、直推膻中、按压肋间，其主要涉及手法有按法、揉法、推法、压法。具体操作如下：第1步按揉膻中，医者用拇指或中指指腹按在膻中穴上揉转50～100次。按揉是刘氏小儿推拿中常用的复合手法，按揉结合，揉五按二，刚柔相济，使手法操作时更具有柔和、渗透的功效。按揉膻中，重点在揉法，揉以散之，揉以和之，可和气血、活经络，使脏腑无闭塞之虞。第2步分推膻中，医者用两手中指指腹，从膻中穴同时向左右分推至两侧乳头30～50次。分推法即分阴阳，重在调和阴阳，故分推膻中又叫胸部分阴阳，阴阳平衡，疾病乃愈。第3步直推膻中，医者将示指、中指、环指三指并拢，以指腹从胸骨上窝向下直推，经膻中至胸骨下角推30～50次。推以通之，即开通关窍，祛除邪气；直推膻中方向向下，具有降气、降逆的作用，有助于肺肃降功能的实现。第4步按压肋间，双手示、中指分开，以两指腹按压1～5肋间的前正中线与锁骨中线之间的部位3～5遍。按压肋间，重点在按，按以止之，具有止咳、止呕等功效。《素问·调经论篇》："按之则气足以治之，故快然而不通。"按压之法，有停留之意，中指按法又称点法，取以指代针之意。推胸法以膻中为载体，用不同的手法，最大限度地发挥"膻中"居胸中的近治作用，尤其是治疗"肺主气"生理功能失常所出现的症状和疾病。

2. 推背法　推背法主要适应证为发热、咳嗽、气喘、痰迷；具有宣肺止咳，化痰退热的功效；其主要涉及的病变脏腑亦是肺脏。近部选穴为肺俞穴，肺俞居背上，胸背属肺，故能治疗肺系相关疾病。同时，肺俞属背俞穴，乃肺脏之气输注于背部的腧穴，可治疗肺脏病变。背俞穴分布于背腰部的膀胱经第一侧线上，大体依脏腑所处位置高低而排列。《素问·阴阳应象大论篇》认为："脏病以阴病多，常用背俞穴（阳部）治疗"。而肺系疾病主要病理产物为痰饮，有"肺为贮痰之器"之说；痰饮为阴邪，故肺俞穴治疗肺脏疾病的同时，还擅长温化痰饮、止咳化痰。

推背法操作步骤及解析：推背法分3步，揉肺俞、推"介"字、盐擦"八"字，其主要涉及手法有揉法、推法、擦法。具体操作如下：第1步揉肺俞，术者用拇指或中指指腹分别置于两侧肺俞穴上揉转50～100次。揉以和之，可和气血、活经络，调节脏腑经气；揉肺俞可调节和调动肺脏之气。第2步推"介"字，术者用两拇指或中指从风门穴沿肩胛骨下缘，经肺俞向外下方斜推至两肩胛骨下角

50～100次，推呈"八"字形；继从肺俞直向下推至膈俞50～100次，推呈"‖"形，为"介"字。首先，推呈"八"字形，属分推法，故称"背部分阴阳"，可调节背之局部阴阳平衡；其次推呈"‖"形，推以通之，疏通经络，直推方向向下且能较大面积地刺激肺脏体表位置，有利于辅助肺主肃降的功能，具有止咳、平喘的功效。推"介"字，最能体现近部选穴的重要性，直接大范围作用于病变脏腑体表，调节脏腑气机。第3步盐擦"八"字，医者用中指指腹蘸盐粉或姜汁，沿肩胛骨内缘从上向下斜擦过肺俞，以皮肤发红为度。擦以温之，温经通络，以盐为推拿介质，增加了手法与体表皮肤的摩擦，温热效果更为明显。盐擦"八"字，意为温通气血，温化痰饮。肺俞属背俞穴，亦肺系病症在体表阳性反应点，临床患儿病情较重或病程较长时可在此处触摸到结节点，手法操作时可视为操作重点。

背部肺俞穴与胸部膻中穴均属肺脏解剖位置，都符合针灸处方近部选穴原则，可治疗肺系疾病，但主治功效各有侧重；故推胸法与推背法的临床运用亦有区别，前者注重肺主气生理功能失常，主治气促、气逆、气喘；后者重点在于祛除肺的病理产物痰饮，主治痰迷、痰涎壅盛、痰郁发热等。

3. 推腹法　推腹法主要适应证为胃痛、胀满、积滞、消化不良；具有健脾和胃、消食导滞、补脾益气、降气通便等功效；其主要涉及的病变脏腑是脾胃。近部选穴为中脘穴；中脘在心窝下，胃腑也，故能治疗脾胃疾病。同时，中脘为胃之募穴，八会穴之腑会；募穴乃脏腑之气结聚于胸腹部的腧穴，腑会可疗六腑之疾。

推腹法操作及解析：推腹法由安中调中、补中和消导3种方法组成，其主要涉及手法为揉法和推法。根据揉转方向不一，则补泻有别，顺时针为泻，逆时针为补。因此分为安中调中法和补中法。具体操作如下：安中调中法是用中指指腹在中脘穴做顺时针方向揉转，100～200次；补中法是用中指指腹在中脘穴做逆时针方向揉转，100～200次。安中调中法具有调和脾胃的功能，用于脾胃不和所致的食欲不振等症；补中法具有补脾益气，健胃助运的功能，常用于治疗脾胃虚弱，气血不足等病症。消导法是在安中调中法的基础上，再运用直推法，推以通之，直推方向向下，具有降气、降逆、导滞、通便的功效。消导法具体操作：医者先用安中调中法，继用示、中两指从小儿剑突下，轻轻直推至脐，次数为揉转次数的1/2。消导法具有消积导滞，降气通便的功能，用于治疗食滞不化、脘腹胀满、大便不通等胃肠里实症。此外，腹乃六腑聚结之地，其闭塞，其不通，易用手法探知；运用推腹法不仅可以治疗腑部疾病，也可辅助诊断。

（二）胸、腹、背复式手法的特点

1. 病所取位，主治所在　刘氏独创的三大复式手法主旨是局部疾病局部治，体现了"病所取位，主治所在"的特点；其与刘氏单式手法推五经形成鲜明对照，充分发挥了远端调治与局部近治的作用，远近配合取穴操作，共奏治疗之功。据文献证实刘氏小儿推拿治疗小儿常见病以肺脾系疾病疗效最为显著；而刘氏独创的胸、腹、背复式手法，其操作部位主要涉及脏腑以肺脾为主，无疑验证了刘氏小儿推拿复式手法病所取位，局部治疗的重要性。

2. 点面结合，扩区增效 刘氏独创的三大复式手法的操作重点均选取十四经穴的特定穴（气会膻中、肺之背俞穴肺俞、腑会中脘），均为病变脏腑所在部位的点状穴位；而小儿推拿特点穴具有"点、线、面"的特点。刘氏复式手法通过在点状穴位周围，进行以点成线，以点带面的手法操作，如推"介"字，分推膻中等，较大限度地刺激病变脏腑的体表范围，具有"点面结合，扩区增效"的特点。

3. 手法配伍，以推代针 刘氏独创的三大复式手法的操作中，主要涉及推法、揉法、按法、压法、擦法等，每类手法都具有不同的功效，如推法具有疏通经络、开关通窍、平衡阴阳的作用，揉法具有和气血、活经络、调经气的作用，等。不同手法的有序组合可激发特定经穴的作用，提高疗效，充分发挥复式操作"手法配伍、以推代针"的优势。

刘氏独创的三大复式手法已成为该流派除"推五经"外另一特色，针灸处方中近部选穴对刘氏小儿推拿独创的三大复式手法具有潜移默化的影响。流派前辈们借鉴针灸处方配伍指导小儿推拿处方，其"病所取位""引针入推"的创新思维对推动流派的发展具有重大意义。刘氏小儿推拿流派，不仅是小儿推拿手法操作具有特别之处，关键在于它具备完整、系统的理论体系，考究的推拿处方，对湖南乃至南方地区的针灸推拿学发展具有一定的影响。

第二章 中医学对推拿的认识

推拿的临床疗效是通过推拿手法来实现的。推拿防治疾病、强身健体的道理，就是其作用原理。

推拿是在人体的特定部位上，运用各种手法（包括特定的肢体被动运动）来防治疾病的一种中医外治疗法。手法产生疗效的影响因素，一是手法的"质量"；二是受术部位的经络与腧穴的特异作用；三与受术时人体的生理病理状态有关。

一、推拿手法对伤筋的作用原理

中医所说的"筋"，泛指肌肉、肌腱、筋膜、腱鞘、韧带、关节囊、滑膜、椎间盘、关节软骨盘、脂肪垫等软组织，"伤筋"是指以上组织的损害，大致相当于软组织损害。经筋是经络系统的组成部分，共有12条，它们各起自四肢末端，结聚于关节和骨骼部，有的进入胸腹，但并不与脏腑直接络属。筋附于骨，《素问·五脏生成篇》有"诸筋者皆属于节"之说。筋的功能，正如《素问·痿论篇》所言，是"主束骨而利机关"。筋主要有支持、维系、联络、运动和保护等作用。

（一）疏通经络

经络内属脏腑，外络肢节，遍布全身，是人体气、血、津液运行的主要通道，也是人体各个组织之间互相联结的重要途径。经络将人体所有脏腑、器官、孔窍及皮、肉、筋、骨、脉等组织联络成一个统一的整体。推拿手法作用于经络、腧穴，可调节经气的运行，起到疏通经络的作用。《素问·血气形志篇》曰："形数惊恐，经络不通，病生于不仁，治之以按摩醪药。"推拿疏通经络的作用是根据"经络所过，主治所及"理论，通过"走经络，推穴道"发挥作用。《黄帝内经》强调人体经络必须通畅："经脉者，所以能决死生，处百病，调虚实，不可不通。"如经络失去正常的生理功能，外则皮、肉、筋、脉、骨失养不用，内则五脏不荣，六腑不运，气血失调，百病由此而生。推拿有显著的疏通经络的作用，推拿手法作用于体表的经络穴位上，手法刺激可以激发经气，经气充盈则经络畅通。《素问·调经论篇》中载："神不足者，视其虚络，按而致之……以通其经络，神气乃来"，说明按摩能激发经气，疏通经络，扶助正气。《医宗金鉴·正骨心法要旨》所指出的"按其经络，以通郁闭之气"及《厘正按摩要术·揉法》所记载"揉法以手，宛转回环，宜轻宜缓，绕于其上也……可以活筋络，而脏腑无闭塞之虞矣"

等，都说明了推拿疏通经的作用是通过操作而实现的。

（二）行气活血

气血是构成人体生命、维持人体生命活动的基本物质，《难经》曰："气主煦之，血主濡之"。气血是人体脏腑、器官、经络及皮、肉、筋、骨、脉、孔窍等组织生理活动的物质基础。人体气血调和，运行正常则能使阳气温煦，阴精滋养，一切生命活动正常；如气血失和，气血运行不畅，则皮肉筋骨、五脏六腑均失去濡养，人体正常的功能活动就会出现异常，从而产生病症。《素问·调经论篇》曰："血气不和，百病乃生。"推拿手法作用于体表经络、腧穴，可推动气血的运行。推拿具有散寒、行气、活血的作用，通过畅通气血运行来达到止痛的效果。《小儿推拿秘诀》曰："揉法……可以和气血，可以活经络，而脏腑无闭塞之虞矣。"推拿通过按、揉、摩、擦等温和的刺激手法，来达到行气活血、温煦脏腑、濡养组织的作用。《遵生八笺》载："仙家按摩导引之术，所以行血气，利关节，辟邪外干，使恶气不得入吾身中耳"，提出按摩能够提高人体抗病能力的主要原因，就是在于它能行气活血。在小儿按摩方面，《厘正按摩要术·运法》记载："外八卦在掌背，运之能通一身之气血，开脏腑之秘结，穴络平和而荡荡也"，提示小儿推拿中运外八卦这一常用的操作方法具有行气活血的治疗作用。

1. 血得热则行 《素问·举痛论篇》有按压背俞穴以活血通脉的记载："寒气客于背俞之脉则脉泣，脉泣则血虚，血虚则痛，其俞注于心，故相引而痛，按之则热气至，热气至则痛止矣。"手法在体表操作，使局部温度上升，产生热效应，热能逐渐深透，温煦皮毛、筋脉、肌肉，从而加速气血运行而化瘀。

2. 通经络，利血脉 经络是人体运行气血的通道。机体损伤之后，经络因肿胀压迫，或痉挛拘急而不通，"不通则痛"。推拿通过推穴道、走经络而使经络通畅，通过消除肿胀而解除其对经络的压迫，通过缓急解痉而使经脉得以舒展，故能有效地消除瘀血。

3. 调脏腑，畅气机 五脏与皮毛、肌肉、筋、脉、骨等五体相连属。通过推拿，作用于五体，感之于五脏，五脏调和，瘀血当去。或直接作用于相应脏腑，补虚泻实，由内达外，气血旺盛，运行畅通，瘀血自无留滞之患，诚如《杂病源流犀烛·跌仆闪挫源流》所云："虽受跌仆闪挫者，为一身之皮肉筋骨，而气既滞，血既瘀，其损伤之患，必由外侵内，而经络脏腑并与俱伤……其治之法，亦必于经络脏腑间求之"。说明调理脏腑在行气活血中的重要性。

（三）滑利骨节

骨节是承接人体上下，协调和活络人体运动的枢纽。《灵枢·本脏》曰："是故血和则经脉流利，营复阴阳，筋复劲强，关节滑利也。"大凡骨节有病，必有

"骨错缝，筋出槽"之虞也，故《医宗金鉴·正骨心法要旨》云："因跌扑闪失，以致骨缝开错，气血郁滞，为肿为痛，宜用按摩法。按其经络，以通郁闭之气，摩其壅聚，以散瘀结之肿，其患可愈"。其"摸、接、端、提、按、摩、推、拿"列为正骨八法。而《千金要方》更是强调："小有不好，即须按摩捼捺，令百节通利，泄其邪气。"对于骨错缝的治疗，《圣济总录》则提出以"复还枢纽"为要务。推拿滑利关节的作用，是在与骨节有关联的筋肌放松的前提下，通过扳法、旋转法、屈伸法、拔伸法、摇法、抖法等能使骨节松动类手法操作来实现的。

（四）理筋整复

中医学中所说的筋，又称经筋，是指与骨相连的筋组织，类似于解剖学中四肢和躯干部位的软组织，如肌肉、肌腱、筋膜、韧带、关节囊、腱鞘、滑膜囊、椎间盘、关节软骨盘等。各种原因造成的软组织损伤，统称为筋伤或伤筋。筋伤后，由筋而连接的骨所构成的关节，亦必然受到不同程度的影响，产生"筋出槽、骨错缝"等有关组织解剖位置异常的一系列病理变化，出现诸如小关节紊乱，肌腱滑脱、半脱位，关节错缝，椎间盘突出，肌肉或韧带、筋膜等部分纤维撕裂等病症，目前对这些病症的治疗，有赖于推拿手法。筋伤后，通过施术者认真检查，从压痛点、形态位置变化等，可以了解损伤的部位、性质。《医宗金鉴·正骨心法要旨》中说："以手扣之，自悉其情。"同时记载了筋歪、筋断、筋翻、筋转、筋走等各种病理变化。

肌肉、肌腱、韧带完全断裂者，须用手术缝合才能重建，但部分断裂者则可使用适当的按、揉、推、擦等理筋手法，将断裂的组织抚顺理直，然后适当加以固定，这样可使疼痛减轻并有利于断端的生长吻合。肌腱滑脱者，在疼痛部位能触摸到条索样隆起，关节活动严重障碍，若治疗不当，可转化为肌腱炎，产生粘连。为此，须及时使用弹拨或推扳手法使其恢复正常。

关节内软骨板损伤者，往往表现为软骨板的破裂或移位，以致出现关节交锁不能活动或肢体活动困难。通过适当的推拿手法可使移位嵌顿的软骨板回纳，解除关节的交锁，使疼痛明显减轻。

腰椎间盘突出症患者，由于突出物对神经根的压迫，继发无菌性炎症，每见下腰痛与下肢坐骨神经放射痛，致腰部活动受限，行走不便，运用适当的推拿手法，例如牵引拔伸、一指禅推法、擦法、按法、扳法、摇法等，可消除无菌性炎症，改善突出物与神经根的位置关系，从而解除或减轻突出物对神经根的压迫，使疼痛减轻或消除。脊柱后关节紊乱患者，棘突常偏向一侧，关节突关节间隙常有宽窄改变，致关节囊及邻近的韧带因受牵拉而损伤，运用推扳、斜扳、脊柱旋转复位及旋转拔伸复位法等，可整复其紊乱。骶髂关节错位者，因关节排列紊乱，关节滑膜受到嵌顿挤压及局部软组织受到牵拉，继发无菌性炎症而出现骶髂部剧烈疼痛并可伴有坐骨神经痛，通过各种扳法及髋膝关节的屈伸等被动活动手法，将错位整复，疼痛便随之减轻或消失。总之，对筋伤和骨缝错位、关节紊乱等，推拿可以通过手法的作用进行理筋整复，纠正解剖位置的异常，使各组织各守其位，故而有利于软组织痉挛的缓解和关节功能的恢复。由此可见，理筋整复可使经络关节通顺，从而达到治疗目的。

二、推拿手法调整脏腑功能的作用原理

（一）平衡阴阳

阴阳是中国古代哲学概念，是对自然界相互关联的事物或现象对立双方属性的高度概括。阴阳学说是中医学的核心内容之一，是中医理论精髓，八纲辨证之总纲，贯穿于中医学的生理、病理、诊断和治疗全过程。生理上阴阳用于划分人体部位、命名经络、阐释人体各种生理现象及脏腑之间的关系等；病理上，疾病的产生、发展与传变无不与阴阳有关。以上都对推拿临证有着重要的指导意义。

就人体部位而言，体表为阳，体内为阴；上部为阳，下部为阴；背部为阳，腹部为阴。就人体脏腑而言，六腑为阳，五脏为阴。就人体气血而言，气为阳，血为阴。就功能与物质而言，功能为阳，物质为阴。就功能活动的状态而言，兴奋为阳，抑制为阴；活动为阳，静止为阴；增长为阳，减退为阴。就气机运行而言，上升为阳，下降为阴；向外为阳，向内为阴。

此外，阴阳还直接用来规范与归类手法及推拿的治法，用于解释推拿的作用机制，如中医传统推拿将手法分为"阳刚之法"与"阴柔之法"；推拿手法的基本要求中，持久、有力属于阳；均匀、柔和属于阴。

《素问·阴阳应象大论篇》曰："善诊者，察色按脉，先别阴阳。"推拿平衡阴阳的作用，一是推拿平衡筋肌之缓急。关于筋肌损伤，《医宗金鉴·正骨心法要旨》记载有"筋强、筋柔、筋歪、筋正、筋断、筋走、筋粗、筋翻、筋寒、筋热，以及表里虚实，并所患之新旧"的不同，通过滚、按、点、揉等手法解痉镇痛来缓解肌紧张，再通过拔伸法、扳法、旋转法、屈伸法、摇法等平衡筋肌缓急。二是通过推拿"损其有余，补其不足"来平衡阴阳。《千金要方》云："炙手以摩儿百过，寒者更热，热者更寒。"《幼幼集成·神奇外治法》记载："通脉法：小儿忽手足厥冷，总有表邪闭其经络，或风痰阻其营卫，又或大病后阳气不达于四肢，速用生姜煨热，捣汁拌小杯，略入麻油调匀，以指蘸取摩两足心，兼用搓揉以通经络，俟其热回……此法不论阴阳虚实，用之皆效。"《推拿捷径》指出："推上三关，温能发表，退下六腑，凉可除烦"，把穴位功效与手法操作阐述至极。推拿如

用药，用药如用兵。故《幼科铁镜》云："寒热温平，药之四性，推拿揉掐，性与药同。用推即是用药，不明何可乱推。"

推拿调整阴阳的机制主要是通过手法、经络、穴道、动静状态、操作方向等来实现的。如应用轻柔缓和的一指禅推法、揉法与摩法，刺激特定的募穴、俞穴及其他配穴，能补益相应脏腑的阴虚、阳虚或阴阳两虚；而使用力量较强的摩擦或挤压类手法，则能祛邪泻实；对阴寒虚冷的病证，要用较慢且柔和的节律性手法在治疗部位上做较长时间的操作，使患者产生深层的温热感，则有温阳益气的作用。此外，轻擦腰部，能养阴泻火以清血中虚热；自大椎至尾椎轻推督脉，可清气分实热，在同一路线上重推督脉，则能清热凉血以泻血分实热。手法操作时，方向向上，顺其阳升之势，能助阳以升；而方向向下，顺其阴降之势，则有降逆安神之效。

（二）调理脏腑

1. 补益肾气 肾为先天之本，藏精气，司生长、发育和生殖，主骨生髓，腰为肾之府。推拿的补肾作用以腰腹部任、督二脉及膀胱经之补肾要穴为主，配合本经远道取穴来实现。《太平圣惠方》云："肾脏久冷，宜用摩腰丸方……每用两丸，热炙手，于腰间摩，令热彻为度，偏壮益肾气。"腰为肾之府。推拿补肾，常在腰部施术，特别是在腰部的命门、腰阳关、肾俞、气海俞、大肠俞、关元俞等腧穴局部取穴，小腹部的气海、关元、丹田也是补肾要穴。循经远道取穴，则以涌泉、太溪等肾经腧穴为主。手法多取摩法、擦法等。还可运用膏摩法，通过手法结合药物，而发挥补肾作用，典型者如宋代以后流行的摩腰膏。《丹溪心法》记载"摩腰膏"主治"老人虚人腰痛，并妇人白带"。《圣济总录》用"大补益摩膏"摩腰，"治五劳七伤，腰膝疼痛，鬓发早白，面色黄，水脏久冷，疝气下坠，耳聋眼暗，痔漏肠风。凡百疾病，悉能疗除。兼治女人子脏久冷，头鬓疏薄，面生奸黯，风劳血气，产后诸疾，赤白带下"。《兰台轨范》也记载："有人专用丹溪摩腰方治形体之病，老人虚人极验，其术甚行。"《韩氏医通》推荐用"外鹿髓丸"配合摩腰膏等，"以擦摩肾俞，大补元阳。凡骨节痛，属虚寒者，其效如神"。

自我按摩也是中医推拿补肾的一个重要方面，有擦涌泉、摩丹田、擦肾俞等操作法。《圣济总录》云："每摩须至三千余遍，兼理肾虚。"《韩氏医通》用"外鹿髓丸"配合摩腰膏"以擦摩肾俞，大补元阳，凡骨节痛，属虚寒者，其效如神"。《居家宜忌》则提倡自我推拿，指出"每夜以手握擦涌泉穴，左右各三百，甚益下元"。壮益肾气的推拿手法则以柔和温热的摩法、擦法等为主。

2. 调理肠胃 胃主受纳，腐熟水谷；肠主分清泌浊，传化糟粕。腑"以通为顺"，凡饮食积滞责之脾胃，传导失司责之于肠。《素问·六节藏象论篇》认为

"脾、胃、大肠、小肠"为"仓廪之本，营之居也，名曰器，能化糟粕，转味而入出者也"。推拿调理胃肠主要在胃之受纳消化和肠之糟粕传导两个方面，发挥双向调节作用。对受纳消化失司，《圣济总录》云："食毕……使人摩腹上数百遍，则食易消，大益人，令人能欲食，无百病"。《厘正按摩要术》记载治痰滞食积时云："胸腹上下，或摩或揉，或搓或推等法，往来轻重，缓急得宜，自然消化，切勿偏用，庶脏腑不致有反复不宁之患。即有痰滞食积，在回肠曲折之间，药方所不能到者，此则妙在运动，因之消化而解矣。"取穴以背俞穴及循经取穴为主，脘腹部操作则以顺时针方向推、摩、揉为宜。糟粕传导失司，表现为过快或过缓，过快则腹泻，宜逆肠蠕动方向操作；过缓则便秘，宜顺肠蠕动方向操作。有肠梗阻时，《肘后备急方》则用"抄腹法"治之。

3. 调理肺部　调肺推拿对肺系病症的治疗有其独特之处，具有良好的化痰，排痰作用。主要是通过拍法、振法对上背部的物理刺激而达到治疗目的，也可刺激肺俞、定喘等穴以通过经络系统而对肺系病症起治疗作用。

肺系病症的病机之一就是"膈有胶固之"。推拿治疗在上背部施以掌振法、掌拍法，可振荡气道内的痰涎，加速其由内向外运动，而起化痰排痰之功。如能配合适当的肺部引流体位则效果更好。此法对咳嗽、哮喘等多种肺系病证有治疗或辅助治疗作用。

推拿用于化痰排痰的操作法还有很多。如治疗"哮吼喘急"的"掐天突穴法"，《医学衷中参西录》治疗"痰"的"点天突穴法"和"捏结喉法"，《幼科铁镜》治喉内痰壅的"指抵气海穴法"，《幼幼集成》的药物推熨胸背"暖痰法"，《卫生二要》的"转辘轳法"，以及内功推拿流派的"擦前胸后背法"等。另外，在小儿推拿特定穴上操作也可起到平肺之功。如按揉掌小横纹、按揉膻中、推膻中、按揉肺俞、分推肩胛骨、运内八卦等。

4. 调理肝脏　肝的主要功能是主疏泄，主筋，主藏血，通过推拿手法在一定部位上的操作即可起到疏肝理气、宽胸解郁、行气活血的作用。

临床上应用较多的是用一指禅推法或按揉法在期门等穴位按揉可起到疏肝理气的效果。临床上用于治疗因肝气不舒而引起的疾病，如痛经、月经不调、乳腺增生、积聚、抑郁等。强刺激点按太冲穴、推桥弓穴可起到平肝潜阳的作用，治疗由于肝阳上亢而引起的眩晕、头痛等病证。

按揉胆俞、胆囊穴，可抑制胆囊收缩，减少胆汁排出，使胆绞痛缓解，用于治疗胆绞痛、胆囊炎等。

推拿治疗的疾病很大一部分属于筋伤的范畴。肝主筋，所以肝脏和筋的关系很密切。临床上常以按揉肝俞、太冲、行间、足五里等配合治疗筋伤类疾病。

5. 调理心脏　推拿可以调节心脏的功能，按揉心俞、厥阴俞可以行气活血、疏通经脉，用于治疗由于心血瘀阻、血脉不通而引起的胸痹等疾病。《宋文宪公全集》记载朱丹溪派弟子贾思诚治疗一眩晕耳鸣的患者，"其厥逆也，则药其涌泉以塞之；其怔忡也，则按其心俞而定之"。用较强的按法、拿法刺激内关，可使心率加快，用于治疗心动过缓；用较弱的按法、揉法刺激内关，又可使心率减慢，用于治疗心动过速。

推拿还具有强心通脉的作用。《金匮要略》记载了以按摩为主抢救自缢死，有用于急救的胸外心脏按压法："一人以手按据胸上，数动之"。《医学衷中参西录》有更详细的操作记载。又如《肘后备急方》治卒心痛："以手大指按心下宛宛中，取愈。"

（三）补虚泻实

补虚泻实是传统中医的基本治疗原则。推拿补泻更多的是对操作术式的某种规定，其补泻对象则是针对人体或脏腑的功能状态。一般而言，能降低脏腑的兴奋性，起抑制作用的手法是泻法；反之，能提高脏腑的兴奋性，起激活或增强作用的手法是补法。

属于补的推拿手法具有升阳、兴奋或营养机体、促进脏腑生理功能等作用；属于泻的推拿手法有降温、抑制脏腑生理功能、祛除外邪、调畅气机等作用。推拿手法之所以能起到补泻作用，一方面取决于手法的性质和量，另一方面取决于被刺激部位或腧穴的特异性。与之有关的因素很多，主要有以下几个方面。

1. 轻重 补泻轻重指手法用力的大小。用力轻为补法，用力重则为泻法。用力轻患者感觉舒适，脏腑逐渐感应，达到兴奋后，多能持续一定时间，故能增强脏腑功能，因而为补；重手法，很快达到阈上刺激，使腧穴疲劳，因而能抑制脏腑功能，故称为泻。清代脏腑点穴的鼻祖王文先生明确提出了推拿轻重补泻的概念。《幼科推拿秘书》卷二也有"初生轻指点穴，二三用力方凭，五七十岁推渐深，医家次第神明"的记载。

在临床治疗时，对于脾胃虚弱的患者，在脾俞、胃俞、中脘、气海等穴用轻柔的一指禅推法作较长时间的节律性刺激，可取得较好的效果；对于胃肠痉挛引起的剧烈腹痛，在背部相应的腧穴用点、按等手法作较短时间的重刺激，痉挛即可缓解；对于胆绞痛患者，在背部肝俞、胆俞作较短时间的重刺激，即可使胆绞痛缓解。高血压的治疗也是如此，针对肝阳上亢而致的高血压，可在颈项部（桥穴）用推、按、拿等手法，作由轻而重的刺激，以起到平肝潜阳的作用而降低血压；对于痰湿内阻而致的高血压，则可在腹部及背部脾俞、肾俞，用推、摩等手法，作较长时间的轻刺激，以健脾化湿，从而使血压降低。

2. 方向 补泻推拿讲究方向。方向有别，补泻各异。一般认为，操作时方向向上、向内、向左、向心、顺经络走行方向、逆时针多为补法；反之，向下、向外、向右、离心、逆经络走行方向、顺时针多为泻法。

对于手法方向与补泻的关系，历代文献多有记载。临床推拿主要是遵循经络迎随补泻与推拿特定穴方向补泻的原则来施术。如《小儿按摩经》云："掐脾土，曲指左转为补，直推之为泻。"《幼科推拿秘书》："补泻分明寒与热，左转补兮右转泻""自龟尾擦上七节骨为补""自上七节骨擦下龟尾为泻""肾水一纹是后溪，推下为补上为清"。虽然方向补泻大多记载于历代小儿推拿文献，但在临床中也常用于成人。推拿实践证明，对于小儿泄泻配合推上七节骨有明显的止泻作用，大便秘结配合推下七节骨则有明显的通便作用，即推上为补、推下为泻。在摩腹时，手法操作的方向和在治疗部位移动的方向均为顺时针方向，有明显的泻下通便作用；若手法操作的方向和在治疗部位的移动方向均为逆时针，则可使胃肠的消化功能明显加强，起到健脾和胃、固肠止泻的作用，即逆摩为补、顺摩为泻。在推拿治疗小儿脱肛时，从指尖推向虎口对气虚而致的脱肛有明显的补气升提作用，而从虎口推向指尖则对实热导致的脱肛有明显的清理肠腑积热之效，即向心为补、离心为泻，由外向里为补、由里向外为泻。

3. 频率　补泻频率是指在一定时间内，术者操作手法的次数。一般认为，手法频率快为泻法，手法频率慢为补法。《厘正按摩要术》引周于语："急摩为泻，缓摩为补。"在推拿补泻中，一定的手法速度是施术部位得气、产生热量、发生传递并维持其效果的基本条件，也是手法作用于机体，产生机体反应，以达到调整阴阳、补虚泻实作用的基本条件。手法徐缓、频率低、幅度小，则刺激量小，适合于病程长、病情缓、体质差的患者，有疏通气血、扶正补虚的作用；手法疾快、频率高、幅度大，适合于病势急迫、病情重、体质强壮的患者，有开窍醒脑、活血化瘀、消肿止痛等作用。如频率高的指禅推法（缠法）可用于治疗痈肿、疮疖等外科疾病，有活血消肿、托脓排毒的作用，即为泻的作用；而一般频率的一指禅推法，常用于治疗脏腑虚损类疾病，有补的作用。

4. 时间　补泻手法持续操作时间的长短，也是调控手法补泻效应的重要因素。一般认为，推拿时间长为补法，推拿时间短为泻法。由于长时间的刺激，特别是轻手法的长时间刺激，患者感觉愉悦舒适，能得到身心的极大放松，从而精神振奋、气血蓄积而被认为补；反之，作用时间太短，达不到阈上刺激，根本谈不上治疗作用。而重手法客观上也要求中病即止，不宜持续太久，故因其时间短就与泻法联系起来了。但具体时间长短是很难度量的，临床推拿多根据不同的证候而确定。

影响推拿手法补泻的因素很多，因此，在临床治疗时，并不是单凭以上某一个因素就可以达到补泻的目的，而是需要综合运用。在一般情况下，凡用力轻浅、操作柔和、频率舒缓、顺着经络行走方向加力（在腹部为逆时针方向施术），持续时间较长的操作手法为补法，对人体有兴奋、激发与强壮作用；反之，凡用力深重、操作刚韧、频率稍快、逆着经络行走方向加力（在腹部为顺时针方向施术），持续时间较短的操作手法为泻法，对人体有抑制、镇静和祛邪作用。此外，强度、频率与操作时间适中，在经线上来回往复操作（在腹部先顺后逆方向等量施术）的手法为平补平泻法，又称和法，有平衡阴阳，调和气血、脏腑的功效。但是，必须明确有关手法补泻作用的调控方法，还要遵循辨证施治的原则，在临床上灵活应用。

需要说明的是，以上因素如力度的大小、时间的长短、频率的快慢等都是相对的，同样力度的手法在不同的病人身上操作所起到的补泻作用也是不同的，应根据病人年龄、性别、体质、疾病的不同而酌情调整手法及操作部位。

以上，我们总结概括了推拿手法补泻的一般规律，但对于某些腧穴，上面所说的原则和规律并不一定完全适用，这是由腧穴的特性所决定的，应区别对待。

三、推拿手法的其他作用原理

（一）急救醒神

推拿用于急救，最早的文字记载见于《周礼注疏》中，扁鹊成功治疗虢太子尸厥病的案例。《黄帝内经》中记载的推拿治疗"真心痛""热厥"等病证相当于现代的心绞痛和中暑。推拿急救主要是通过醒脑开窍、强心通脉来实现的。《金匮要略·杂疗方第二十三》记载有多人推拿抢救自缢死的方法："徐徐抱解，不得截绳，上下安被卧之。一人以脚踏其两肩，手少挽其发，常弦勿纵之；一人以手按据胸上，数动之；一人摩捋臂胫屈伸之……此法最善，无不活也。"这是医学史上救治自缢死亡的早期文献，创立了胸外心脏按摩、按腹人工呼吸的抢救方法。《肘后备急方》记载有治疗卒心痛的方法，"以手大指按心下宛宛中，取愈"。该书还记载抢救"卒中恶死""令爪其病患人中，取醒""使病人伏卧，一人跨上，两手抄举其腹，令病人自纵重轻抄之，令去床三尺许便放之，如此二七度止，拈取其脊骨皮，深取痛引之，从龟尾至顶乃止，未愈更为之"，该法被认为是治疗肠梗阻急腹症的方法。诸如掐人中急救、掐十宣治小儿昏厥、按压止血、拨转胎位治难产等方法一直沿用至今。

（二）美容养颜

推拿用于美容养颜的记载始见汉简《引书》的摩面法。自汉代以后，利用推拿手法操作进行美容养颜十分盛行，各家均有自己的经验和方法。《太素丹景经》有"人面之上，常欲得两手摩擦之，使热，高下随形，皆使极匝，令人面有光泽，皱斑不生，行之五年，色如少女"的记载。《寿世传真》有"擦面美颜诀""能光泽容颜，不致黑皱"。《诸病源候论》记载："摩手掌令热以摩面，从上下二七止。去汗气，令面有光。"《养性延命录》云："摩手令热，以摩面，从上至下，去邪气，令人面上有光彩。"可见爱美之心，自古有之。推拿手法美容更因简便易行而成为首选，其操作则多以摩、擦、抹等作用于浅表部位的手法为主。

（三）养生保健

养生保健是中医"治未病"理念的重要组成部分，古人十分推崇推拿用于养生保健，预防疾病。《太清道林摄生论》云："小有不好，即须按摩挼捺，令百节通利，泄其邪气也。凡人无问有事无事，恒须日别一度遣人踏脊背，及四肢头项，若令熟踏，即风气时行不能着人。"《一切经音义》提倡："自摩自捏，伸缩手脚，除劳去烦。"《千金要方》用"五物甘草生摩膏"膏摩法预防小儿外感风寒，"小儿虽无病，早起常以膏摩囟上及手足心，甚辟风寒"。《诸病源候论》有干浴法，"清旦初起，摩手令热，令热体上下，名曰干浴，令人胜风寒时气，寒热，头痛，百病皆愈"。《千金翼方·养性》指出："非但老人须知服食、将息、节度，极须知调节按摩，摇动肢节，导引行气。行气之道，礼拜一日勿往，不得安于其处以致壅滞，故流水不腐，户枢不蠹，义在斯矣。"《寿世传真》更是明确提出："延年去病，以按摩导引为先。"

四、推拿治疗的原则与治法

推拿是中医学的重要组成部分，推拿的治疗原则是在中西医理论的指导下，针对临床病证制订的具有普遍指导意义的治疗原则，与中医其他各科的治疗原则相似，但又具有其自身特点。

治疗原则和具体的治疗方法不同，任何具体的治疗方法总是由治疗原则所规定，并从属于治疗原则。如各种病证以邪正关系来讲，离不开邪正斗争、消长盛衰的变化。因此，扶正祛邪即为治疗原则，而在此原则指导下，采取的补肾、健脾、壮阳等法，就是扶正的具体方法；发汗、涌吐、通下等法，就属于祛邪的具体方法。可见，治疗原则和治疗方法不同。治疗原则是用以指导治疗方法的总则，治疗方法则是治疗原则的具体化。由于疾病的证候表现多种多样，病理变化极为复杂，且病情又有轻重缓急的差别。不同的时间、地点，不同的个体差异，体质、年龄等因素不同，其病理变化和病情转化不尽相同，故推拿手法亦随之千变万化。有成人推拿手法、小儿推拿手法；有单式手法、复式手法；有兴奋性手法、抑制性手法；有温煦法、寒凉法，各具特色和特性。因此，在复杂多变的疾病现象中，必须抓住疾病的本质，并根据正邪虚实、阴阳盛衰、病情的轻重缓急、个体发病时间和地域的不同，因人、因时、因地制宜，并且选择正确的手法操作，辨证论治，才能获得满意的效果。

（一）推拿治疗原则

一般来说，推拿的治疗原则包括治未病、治病求本、扶正祛邪、调整阴阳和三因制宜等几个方面。

1. 治未病 在疾病发生之前即采取一定的措施进行预防，或者当疾病已经发生，则根据其可能的演变规律而采取相应的方法阻断其发展变化，《黄帝内经》称之为"治未病"，数千年来，这种以预防为主的原则一直贯穿于医学实践中，并成为医学追求的最高境界。正所谓"圣人不治已病治未病，不治已乱治未乱……夫病已成而后药之。乱已成而后治之，譬犹渴而穿井，斗而铸锥，不亦晚乎！"推拿治未病主要包括"未病先防""既病防变"和"愈后锻炼"三个方面。

（1）未病先防 未病先防是指在疾病未发生之前，即采取一定的方法，做好预防工作，以防止疾病的发生。导引锻炼、保健推拿和协调体位是常用的推拿防病方法。

导引锻炼可使人体气血调畅，血脉流通，关节活利，筋骨肌肉壮实，体魄强健。例如，五禽戏锻炼法，模仿五种禽兽动作，既有形体动作，又要求排除杂念，意守丹田及呼吸配合，能调理阴阳、流通气血、扶正祛邪，有较好的疾病预防作用。洗髓易筋经是我国古代流传下来的一种动功，共有十二式，具有强筋壮骨，协调脏腑等功效，经常练习可促进气血流通，增强机体营养物质的吸收与排泄，提高肌肉与肌筋组织的弹性与韧性，防止肌肉萎缩和损伤性疾病的发生。八段锦也是我国流传下来的一种动功功法，最早见于宋代洪迈的《夷坚志》，共有八个动作，即"两手托天理三焦，左右开弓似射雕，调理脾胃须单举，五劳七伤往后瞧，摇头摆尾去心火，两手攀足固肾腰，攒拳怒目增气力，背后七颠百病消"。可见八段锦有柔筋健骨、养气壮力、行气活血、协调脏腑之功效。

（2）既病防变 既病防变是指在疾病发生以后，力求做到早期诊断，早期治疗，防止疾病的发展，传变。例如中医筋伤在临床中分有急性筋伤和慢性筋伤两种。不论何种损伤，程度如何，应该及时的诊断与恰当的治疗，多数疾病是可以治愈的。尤其是急性筋伤，正确的诊断和及时地治疗使疗效更佳。即使是损伤程度比较重，功能障碍明显者也应早期诊断与治疗，越早治疗，效果越好。否则延误病情，甚至丧失治疗时机，酿成大患。在认识和掌握疾病发生发展规律的基础上，早期诊断，并采取及时有效的防治措施，可以缓解或控制疾病的发展。如膨出型腰椎间盘突出症，其病理机制为纤维环轻度破裂，髓核向外挤压（未有突出），刺激与压迫腰脊神经根，多数患者临床表现为腰部肌肉扭伤的症状特点。如果经医生的正确诊断，及时有效的治疗，以上症状在短时间内可以得到缓解，甚至治愈。不及时治疗或治疗方法不当，可使病情发展而加重，更为严重者除了功能障碍还可伴有肌肉萎缩等症状。

（3）愈后锻炼 愈后锻炼是指疾病临床治愈后，部分症状得到缓解或治愈；或者慢性病处于缓解阶段，但治疗并未完全结束，多数依靠自我功能锻炼的方式，加强和巩固治疗效果。这是推拿治疗过程中经常使用的方法之一。前面提到的一些导引锻炼方法也可适用于愈后锻炼。除此之外，还有一些针对性的锻炼方法，如腰背肌锻炼可预防腰椎间盘突出症的复发、项背部肌力锻炼可预防颈椎病复发、少林内功锻炼可预防一些内伤杂病的复发等。

2. 治病求本 治病求本是指治疗疾病时，针对疾病的本质和主要矛盾，也就是针对疾病最根本的病因病理而进行治疗的原则，是中医推拿辨证施治的基本原则之一。临证时，疾病表象纷繁复杂，这就要求我们必须认清疾病本质，针对疾病最根本的病因病机选择相应的治疗方法。"标"和"本"是相对而言的，有多种含义，可用以说明病变过程中各种矛盾的主次关系。如从邪正双方来说，正气是本，邪气是标；从病因与症状来说，病因是本，症状是标；从疾病先后来说，旧病、原发病是本，新病、继发病是标。例如，同样是腰痛，有的是由腰椎小关节紊乱引起，有的是因慢性腰肌劳损，治疗时就不能简单采用对症止痛的方法，而应通过患者的病史、症状、体征、综合检查结果，全面分析，找出最基本的病理变化，分别采用纠正紊乱的腰椎小关节和增加腰肌力量的手法进行治疗，方能取得满意的疗效。又如，同样是腿痛的患者，有的可能是运动后局部软组织扭伤引起的，此时局部治疗有效；但也可能是由腰椎间盘突出引起的，此时如果仍采用局部推拿治疗，则难以取得预期疗效。这就是"治病必求其本"的意义所在。在临床运用治病求本这一原则的同时，必须正确处理"正治与反治""治标与治本"之间的关系。

（1）正治与反治 所谓"正治"是通过对证候的分析，辨明寒热虚实后，采用"寒者热之""热者寒之""虚则补之""实则泻之"等不同的治疗方法。正治法是推拿临床中最常用的治法之一。如寒邪所致胃痛，临床常采用擦法、摩法以达温阳散寒的作用；而胃火炽盛所致的胃痛，即采用挤压类、摆动类手法以达泻热通腑的作用。再如漏肩风，它是以肩关节疼痛和功能障碍为主要症状的常见病证，一般认为该病的发生与气血不足、外感风寒湿邪及外伤劳损有关。在辨清导致疾病发生的具体原因后，就应采用补气生血、祛风寒、除湿邪及疏经通络等正治方法治疗，从而改善肩关节周围血液循环，加快渗出物的吸收，促进病变肌腱及韧带的修复，松解粘连。

所谓"反治"是指一些复杂和严重疾病表现出来的某些证候与病变的性质不符而表现假象时使用的方法，故又叫"从治"，如常用的有"塞因塞用""通因通用""痛因痛用"法。如肩关节周围炎的急性发作期（初期），症状表现以疼痛剧烈为主，自主活动功能障碍，被动活动基本正常。推拿手法治疗此期，则以较强刺激的点法和拨法为主，通过作用于肩前（结节间沟）、肩外（肩峰下滑囊附着点）、肩后（冈上肌止点），"以痛制痛"，以达到活血止痛、松解粘连的作用。

（2）治标与治本　标、本是一个相对的概念，常用来概括说明事物的现象与本质、因果关系以及病变过程中矛盾的主次关系等。在临床上，应用标本关系分析病证的主次先后和轻重缓急，对于从复杂的疾病矛盾中找出和处理其主要矛盾和矛盾的主要方面，起到提纲挈领的作用。针对临床病证中标本主次的不同，而采取"急则治标，缓则治本"的原则，以达到治病求本的目的。标本先后的基本治则，对临床诊疗具有重要的指导意义。

一般而言，凡病势发展缓慢的，当先治本；发病急剧的，当先治标；标本俱急的，又当标本同治。临床应用过程中还必须以灵活机动的观点来处理疾病，善于抓主要矛盾，借以确定治疗的先后缓急。《素问·标本病传论篇》载有："谨察间甚，以意调之。间者并行，甚则独行。"由此可以看出，标本先后的治疗法则，是高度原则性和灵活性的统一，其具体应用，可视病情变化适当掌握，但最终目的仍在于抓住疾病的主要矛盾，病有标本缓急，治有先后顺序。若标本并重，则应标本兼顾，标本同治。如骶髂关节错缝，疼痛剧烈，腰肌有明显的保护性痉挛，治疗应在放松肌肉、缓解痉挛的前提下，实施整复手法，可使错缝顺利回复，而达到治愈的目的，这便是标本兼顾之法。临床上疾病的症状复杂多变，标本的关系也并非绝对，而是在一定条件下相互转化的，因此临证时还要注意掌握标本转化的规律，不能为假象所迷惑，始终抓住疾病的主要矛盾，做到治病求本。

（3）扶正祛邪　疾病的过程，在一定程度上可以说是正气与邪气双方相互斗争的过程。邪胜于正则病进，正胜于邪则病退。因此治疗疾病就是要扶助正气，祛除邪气，改变邪正双方的力量对比，使之向有利于健康的方向转化，所以扶正祛邪也是推拿治疗的基本原则。"邪气盛则实，精气夺则虚"，邪正盛衰决定病变的虚实。"虚则补之""实则泻之"，补虚泻实是扶正祛邪这一原则的具体应用。扶正即用补法，具有温热等性质的手法为补，如摩丹田、擦命门、推三关、揉外劳宫等，用于虚证；祛邪即用泻法，具有寒凉等性质的手法为泻，如退六腑、清天河水、水底捞月等，用于实证。一般而言，具有兴奋生理功能、作用时间长、手法轻柔的刺激，具有补的作用；具有抑制生理功能、作用时间短的重刺激具有泻的作用。扶正与祛邪，虽然是相反的两种治疗方法，但也是相互为用，相辅相成的。扶正使正气加强，有助于抗御和祛除病邪；祛邪则祛除了病邪的侵犯、干扰和对正气的损伤，有利于保存正气和促进正气恢复。如小儿疳积，多由小儿脏腑娇嫩，脾常不足，不识饥饱，内伤乳食或喂养不当，使乳食积滞，损伤脾胃，而致脾胃运化失司，积聚留滞于中，久积成疳，从而影响小儿的生长发育。正气不足，积聚难化；积聚不化，正气难复。此时应以扶正祛邪之法，以健脾和胃，消积导滞。扶正健脾以促运，祛邪消积以恢复脾之功能，气血得以化生，则疳积得除。

临床中要认真细致地观察、分析正邪双方相互消长盛衰的情况，根据正邪在矛盾斗争中所占的地位，决定扶正与祛邪的主次先后，或以扶正为主，或以祛邪为主，或是扶正与祛邪并重，或是先扶正后祛邪，或是先祛邪后扶正。扶正祛邪并用时，应采取扶正而不留邪，祛邪而不伤正的原则。

（4）调整阴阳　人体是一个阴阳平衡系统，当这种平衡遭到破坏时，即阴阳偏盛或阴阳偏衰代替了正常的阴阳消长时，就会导致疾病的发生。《景岳全书》曰："医道虽繁，可一言以蔽之，曰阴阳而已。"察其阴阳，审其虚实，推而纳之、动而伸之、随而济之、迎而夺之，泻其邪气，养其精气。疾病的发生发展，从根本上说是阴阳的相对平衡遭到破坏，即阴阳的偏盛偏衰替代了正常的阴阳消长，所以调整阴阳，是推拿治疗的基本原则之一。阴阳偏盛，即阴或阳邪的过盛有余。阳盛则阴病，阴盛则阳病。治疗时应采用"损其有余"的方法。阴阳偏衰即正气中阴或阳的虚损不足，或为阴虚，或为阳虚。阴虚不能制阳，常表现为阴虚阳亢的虚热证；阳虚则不能制阴，多表现为阳虚阴盛的虚寒证。阴虚而致阳亢者，应滋阴以制阳；阳虚而致阴寒者，应温阳以制阴；若阴阳两虚，则应阴阳双补。如高血压，属阴虚阳亢者，除常规手法外，可采用补肾经的方法，即自太溪开始，沿小腿内侧面推至阴谷穴，或按揉涌泉穴等。又如阳虚致五更泻，应以温阳止泻的方法，即摩揉下丹田，或擦肾俞、命门，或推上七节骨等。

由于阴阳是相互依存的，故在治疗阴阳偏衰的病证时，还应注意"阴中求阳，阳中求阴"，也就是在补阴时应佐以温阳，温阳时配以滋阴；从而使"阳得阴助而生化无穷，阴得阳升而泉源不竭"。

阴阳是辨证的总纲，疾病的各种病机变化也可用阴阳失调加以概括。表里出入、上下升降、寒热进退、邪正虚实，以及营卫不调、气血不和等，无不属于阴阳失调的具体表现。因此，从广义上讲，解表攻里、越上引下、升清降浊、寒热温清、虚实补泻，以及调和营卫、调理气血等治疗方法，皆属于调整阴阳的范畴。

（5）三因制宜　三因制宜即因时、因地、因人制宜，是指治疗疾病要根据不同季节、地区及人的体质、年龄等因素制订相应的推拿治疗方法。全面考虑、综合分析、区别对待、酌情施术。

因时制宜，即天、地、人相应。人的生理、病理规律会因自然界不同时间而产生相应变化。春夏季节，人的阳气升发，肌肤腠理疏松开泄，手法力度要稍轻，夏季可用滑石粉以防汗，介质可用薄荷水等；秋冬之际阳气内敛，手法力度应稍强，推拿介质多用葱姜水、麻油。《易筋经》有"揉有节候"，古代医著有"子午按摩法""十二时辰点穴法"等因时制宜推拿的记载。

因地制宜，即根据自然环境和地理特点，来考虑推拿治疗方案。如北方寒冷，南方潮湿，中原地区"其地平以湿"，其病多痿证，故导引按摩出也。居住环境不同，对疾病的影响也不同，治疗时也要区别对待。其次，治疗环境也要注意，手法中及手法后患者不可受风，环境要安静而不可嘈杂等。不同的地理环境也形成了不同的风俗习惯：如亚洲人不习惯暴露皮肤推拿，日本人习惯低按摩床或地上的指压法操作；西方人喜欢裸露肌肤的油性按摩，常在高一点的按摩床上操作，在推拿临证时应充分考虑这些特点。

因人制宜，即根据患者的年龄、性别、体质、职业、生活习惯的不同，来确定推拿治疗措施。对手法刺激强度而言，年轻健壮者手法可稍重，老幼体弱者手法宜稍轻；初次推拿者手法宜稍轻，多次推拿者可逐渐加重。妇女有经、带、胎、产的生理特点，临诊时要考虑宜忌，并根据不同生理阶段选用合适的手法和刺激量。老年人易骨质疏松，关节活动功能变差，对扳法、运动关节类手法应慎用。腰臀部位肌肉丰厚手法可稍重，头面胸腹的肌肉薄弱部手法宜稍轻；病变部位浅者手法稍轻，病变在筋骨、关节部位较深者手法可稍重。亚洲人比较耐痛，手法可偏重；欧美人痛阈较低，手法宜轻柔。此外，对患者的职业、工作环境等条件，是否来自疫区，有无传染病，有无皮肤破损等，在诊治时也要注意。同时，医生和患者也要选择正确的体位。

总之，三因制宜的治疗原则，是中医治疗的一大特色，充分体现了中医治疗疾病的整体观念和辨证论治在实际应用上的原则性和灵活性。说明治病必须全面地看问题，具体情况具体分析，具体对待。

（二）推拿基本治法

推拿是在中西医理论指导下，以手或身体的某些部位，在体表部位施行特定的动作，以调整人体生理、病理状况，而达到防病治病、保健养生、强身健体目的的治疗方法，属中医外治法的范畴。

推拿手法的治疗作用，取决于三个要素：一是推拿手法的性质和作用量；二是被刺激部位或穴位的特异性；三是机体的功能状态。手法的性质，指不同的手法性质不同，有温热性质的手法，有寒凉性质的手法。如小儿手法的推三关，性属热；退六腑，性属寒等。手法的作用量，则包括作用力的大小、作用部位的深浅、作用时间的长短、手法频率的快慢等。作用部位和穴位的特异性，则是要根据疾病的性质和状况，选择相应的部位和穴位。如诊疗网球肘，要取肱骨外上髁的局部和前臂伸肌群；而穴位的选择则要辨证选穴，如运用五输穴，"虚则补其母，实则泻其子"的选穴原则等。在同部位或穴位用不同性质和作用量的手法，疗效不同；用同一性质和作用量的手法在不同部位和穴位操作，疗效也不同；二者必须结合运用，才能达到较好的治疗效果。在辨识患者机体功能状态的前提下，按手法的性质和作用量，结合治疗部位，可将推拿治疗方法分为温、通、补、泻、汗、和、散、清八种基本治法，现分述如下。

1. 温法 温法，即温热之法。《黄帝内经》曰："寒者温之。"温经散寒，是适用于虚寒证的一种治法，多使用摆动、摩擦、挤压等手法，用较缓慢而柔和的节律操作。在每一治疗部位或穴位，手法的连续作用时间要稍长，使受术者有较深沉的温热等刺激感，有温经通络、补益阳气的作用，适用于阴寒之邪偏盛、阳气不足所致虚冷的病证。

推拿手法中，产热最强的应属擦法，尤以小鱼际擦法最甚。临床可用摩揉丹田，擦肾俞、命门等温补肾阳；可按摩中脘、关元，拿肚角等温中散寒止痛；分推肩胛骨，揉肺俞，摩中脘，揉足三里等温肺化饮；摩关元，擦八髎，揉龟尾等温阳止泻。揉外劳宫，温经散寒、升阳举陷效果最佳，用以治疗泻痢、脱肛、遗尿；推三关，性温热，治一切虚寒证等。《幼科铁镜》："寒热温平，药之四性；推拿掐揉，性与药同，用推即是用药。推上三关，代却麻黄、肉桂；退下六腑，替来滑石、羚羊。"

2. 通法 通法，即疏通之法。中医学认为"不通则痛""通则不痛"，因此，经络不通多表现为痛证，治疗时当以"通"为法。临床治疗时常用挤压类和摩擦类手法，手法要刚柔兼施。如用推、拿、搓法于四肢能通调经络，拿肩井则有通气机、行气血之作用；点、按背部腧穴可通畅脏腑之气血；擦摩胁肋以疏肝气。推拿手法中以击法最有疏通的效果，可以通调一身阳气，多施用于大椎、八髎、命门、腰阳关等处，故经络不通，气血不畅皆可用击法。近年来，有学者在治疗运动系统疾病时，围绕"通则不痛"，并结合解剖学与生物力学，提出了"顺则通""松则通""正则通"的推拿治疗方法。如运用外展扳法治疗粘连型肩周炎；运用腰部斜扳法治疗腰椎间盘突出症及腰椎小关节紊乱；运用理筋手法治疗落枕和急性腰肌扭伤等都是推拿通法的具体应用。提示通法还有滑利关节、松解粘连与理筋整复等方面的治疗作用，但其实质仍然是通法的通壅滞、行气血作用。

3. 补法 补法，即滋补，补气血津液之不足，腑脏功能之衰弱。临床治疗时通常以摆动类、摩擦类手法为主，但手法轻柔，不宜过重刺激。经云："虚则补之。""扶正祛邪"是推拿临床的指导思想。《素问·调经论篇》云："按摩勿释，着针勿斥，移气于不足，神气乃得复。"说明了因气不足而致病者可用按摩的方法补气，使精神得复。补法应用范围广泛，如气血两亏、脾胃虚弱、肾阴不足、虚热盗汗、遗精等，均可用补法，明代周于蕃曰："缓摩为补"，又曰："轻推，顺推皆为补"。现将临床常用之补脾胃、补腰肾的方法分述如下。

（1）补脾胃　所谓补脾胃，就是增强脾胃的正常功能。推拿治疗时常用一指禅推法、摩法、揉法在腹部做逆时针方向治疗，重点在中脘、天枢、气海、关元穴。再用按法、擦法在背部膀胱经治疗，重点在胃俞、脾俞，这样可调整脾胃功能，起到健脾和胃，补中益气的作用。

（2）补腰肾　推拿治疗时可在命门、肾俞、志室施一指禅推法或擦法，再用摩法、揉法、按法刺激腹部的关元、气海，从而起到培补元气以壮命门之火的作用。

4. 泻法　泻，即泻下。泻法一般用于下焦实证。临床可用摆动、摩擦、挤压类手法治疗，手法的力量要稍重，手法频率由慢而逐渐加快。虽然本法刺激稍强，但因推拿是取手法对内脏功能的调节作用，而达到泻实的目的，故一般无不良反应。由实热积滞引起的下腹胀满或胀痛，食积火盛，二便不通等，皆可用本法施治。然推拿之泻，不同于药物峻猛，故体质虚弱，津液不足而大便秘结者，亦能应用，这也是推拿泻法之所长。对胃肠燥热者，常用推揉中脘、天枢、大横，重揉时短、顺时针摩腹，推下七节骨，向下揉按长强等。对食积便秘者，常用揉板门，清大肠，揉天枢，运外八卦，摩腹，揉脐等法。如心胃火盛者，症见烦渴、口舌生疮、小便黄、大便干结等，可施揉内劳宫，退六腑，揉总筋，打马过天河，清小肠等法。如肺火盛者，症见鼻塞、喘咳等，可清肺经，揉列缺、大椎，刮推肺俞等穴。

补法和泻法的操作，按手法方向，"向心为补、离心为泻""旋推为补、直推为泻""顺经为补、逆经为泻"；按手法力度，"轻揉为补、重揉为泻"；按手法操作时间，"长时为补、短时为泻"；按手法缓急，"缓摩为补、急摩为泻"；这些可供临床参考。

5. 汗法　汗法，是发汗、发散的意思，使病邪从表而解。临床一般以挤压类和摆动类手法为主。推拿手法有较强的发汗解表作用，通过推拿手法作用于患者的肌肤，使肌肤腠理得以开泄，体内邪气得以宣泄，还能使周身气血迅速得以通畅，并提高人体免疫力，提高机体抗病能力，驱除疾病，尤其是外感病往往迅速自汗而解，从而达到祛除邪气、邪去正安，其病自愈的目的。

汗法多用于外感风寒和外感风热两类病证。临床治疗的穴位常以肩井、风池为主。外感风寒可用拿法，先轻后重，使汗逐渐透出，达到祛风散寒解表的目的。外感风热用轻拿法，使腠理疏松，微汗解表，施术时，患者感觉汗毛竖起，周身舒适，肌表微汗潮润，贼邪自散，病体则豁然而愈。汗法以挤压类和摆动类手法为主，多配合一指禅推风池、风府以疏风；按拿合谷、外关以祛风解表；揉大椎、风门、肺俞以散热通经、祛风宣肺。小儿外感则要配合开天门、推坎宫、掐二扇门及黄蜂入洞法。《幼科推拿秘书》："黄蜂入洞此寒重取汗之奇法也。"

6. 和法 和法，即和解之法。《黄帝内经》云："察阴阳所在而调之，以平为期。"可见"和"含调和之意，和法具有调和气血、调理脏腑的功效。临床上一般以振法、摩法、推法、擦法等手法为主，可调脉气、和经血，运用于气血不和，经络不畅所引起的肝胃气痛、月经不调、脾胃不和、周身胀痛等证。通过手法作用于经络穴位，达到气血调和、表里疏通、阴阳平衡的目的，恢复人体正常的生理状态。《黄帝内经》云："病在气，调之卫；病在肉，调之分肉。"周于蕃说"揉以和之，可以和气血，活筋络。"说明了可用和法调和，以扶正气，驱除客邪。在临床应用中，和法又可分和气血、和脾胃、疏肝气等三方面。和气血的方法有四肢及背部的㨰、一指禅推、按、揉、搓或轻拿肩井等方法。和脾胃、疏肝气则用一指禅推、摩、揉、搓等诸手法在两胁部的章门、期门，腹部的上脘、中脘，背部的肝俞、胃俞、脾俞治疗。

7. 散法 散，即消散、疏散之意。《素问·举痛论篇》指出："寒气客于肠胃之间，膜原之下……小络急引故痛，按之则血气散，故按之痛止。"说明按法有散血气的功能。临床上一般以摆动类及摩擦类手法为主，手法要求轻快柔和。推拿的散法有其独到之处，其主要作用是摩而散之，消而化之，能使结聚消除，不论有形或无形的积滞，散法都可使用。《黄帝内经》云："坚者消之，结者散之。"因此对脏腑之结聚、气血之瘀滞、痰食之积滞应用散法可使气血得以疏通，结聚得以消散。如饮食过度，脾不运化所致的胸腹胀满痞闷，可用散法治之。如外科疮痛初期用缠法治疗；气郁胀满，则施以轻柔的一指禅推、摩等手法；有形的凝滞积聚，可用一指禅推、摩、揉、搓等手法，频率由缓慢而转快，可起到消结散瘀的作用。

8. 清法 清法，即清热之法。清法具有清热凉血、清热祛暑、生津除烦等作用，适应于热性病，即《黄帝内经》所云"热者清之"，这是治疗一般热性病的主要治则。临床上一般以挤压类、摩擦类手法为主，手法要求刚中带柔。施术部位多见皮肤红、紫等郁热外散之象。热病的症状极其复杂，治疗时应鉴别病在里还是在表，病在里者还需辨别是属气分热还是血分热，是实热还是虚火，然后方可根据不同情况，采取相应的手法。在表者当治以清热解表，病在里且属气分大热者当清其气分之邪热，在血分者当治以清热凉血；实则清泻实热，虚则滋阴清火。气分实热者轻推督脉（自大椎至尾椎），以清泻气分实热；虚热者轻擦腰部，以养阴清火；血分实热者，重推督脉（自大椎至尾椎），以清热凉血；表实热者，轻推背部膀胱经（自下而上），表虚热者轻推背部膀胱经（自上而下），以清热解表。

五、推拿手法的基本要求

手法的种类很多，每一术式的内容与形式不同，其技术要领也不相同。手法的基本要求是从各种手法中抽象出来的适用于指导所有手法的基本准则。

《黄帝内经》中提到"审切循扪按，视其寒温盛衰而调之，是谓因适而为之真也。"其"因适"的观点主要是指手法要适合病情，要恰到好处。《圣济总录》的"曰按曰摩，适所用也"，也是指手法要适合病情。"以中和为主"的要求，也是对手法的基本要求。现代对推拿手法基本要求的认识，有一个形成过程。1960年，上海推拿学校编写的《推拿学》提出了"柔软、深透、持久、有力"；1961年，上海中医学院编写的《中医推拿学讲义》改为"柔和、深透、持久、有力"；至1975年，上海中医学院编写的《推拿学》确定为"持久、有力、均匀、柔和、从而达到深透"，得到了学术界的认可。目前，学术界结合手法的分类，根据不同类型手法的作用原理、运动轨迹和机体对相应手法的应答方式和速率，分别归纳和总结出了作用于软组织和作用于骨关节手法的基本要求。

（一）持久

持久，是指手法在操作过程中，能够严格地按照规定的技术要求和操作规范持续地运用，在足够的时间内保持动作和力量的连贯性，不间断、不变形、不乏力、以保证手法对人体的刺激能够积累到临界点，以起到调整脏腑功能、改变病理状态的作用。

（二）有力

有力，即有力量，且这种力量不可以是蛮力和暴力，而是一种含有技巧的力量。无论何种手法都以力为基础。

（三）均匀

均匀，是指手法操作的力量、频率和幅度都必须保持均衡。力量不可忽强忽弱，频率不宜时快时慢，幅度不要时大时小，应使手法操作既平稳而又有节奏。机体对某种刺激作出应答需要一定的时间。如果一种手法本身不均匀，变化太快，则机体的应答也不断变化，就达不到手法所要获得的效果。

（四）柔和

柔和，即从容和缓的意思，是相对于刚劲而言的。手法的柔和是指手法操作时，动作平稳缓和，手法变换时自然、协调，轻而不浮，重而不滞。柔和并不是软弱无力，而是柔中有刚，不可生硬粗暴，增加患者的痛苦。

（五）深透

深透，是指手法具备了持久、有力、均匀、柔和的要求后，形成了一种渗透力。这种渗透力，可透皮入内，直接深达手法刺激体表的深层组织和内脏器官，或间接地通过各种途径使手法的生物效应到达目标脏器，起到调整脏腑虚实的作用。深透，主要是指力的深透，同时也包括了热的深透，有如下特点。

1. 深透一般是由浅入深的 即深透最先发生于皮下接触部位，然后逐渐向体内传达。

2. 深透有一定的征象 如皮温升高、局部松解、症状消失、心率加快、呼吸增强、血压变化、肠鸣、易饥等。掌握这些征象对于临床判断推拿的度很有帮助。

3. 不同手法的深透具有差异性 有些手法如一指禅推法、指摩法等深透较慢，有些手法如滚法、擦法、击法等则较易深透。

在上述手法基本要求的"十字诀"中，持久与有力体现了阳刚之性，均匀与柔和体现了阴柔之性，二者共同体现了刚柔相济、阴阳协调，最终达到的就是深透。深透是衡量手法的标准，也是取得疗效的重要保证。

第三章 西医学对推拿作用原理的认识

推拿是通过手法作用于体表的特定穴位和具体部位来调节和改善机体的病理和生理状态，以达到治疗和保健目的。由于推拿的适用范围较为广泛，涉及骨伤、内、妇、儿、五官等疾病的治疗，以及不同体质、不同年龄段人群的保健，所以推拿的作用是多方面的，机制也很复杂。推拿从表面上看是一种物理刺激，但通过熟练而高超的手法，一方面能直接改善病变局部的生理、病理状态，一方面又可将作用力转换为各种不同能量和信息，通过神经系统、循环系统等对人体各大功能系统及镇痛机制产生影响，从而治疗和预防不同疾病。本章主要论述西医学对推拿作用原理的相关研究及认识。

一、推拿对神经系统的作用机制

由于手法及其用力轻重、施术时间长短、施治经穴部位等不同，推拿对神经系统产生的影响也不同。

（一）对中枢神经的作用机制

推拿对中枢神经具有一定的调节作用。手法刺激可通过反射传导途径来调节中枢神经系统的兴奋和抑制过程。例如，以较强手法刺激健康状态下个体的合谷和足三里穴后，发现其脑电图中"α"波增强，说明较强刺激手法的经穴推拿能引起大脑皮层的抑制作用；在颈项部施以节律性的轻柔手法也可使脑电图出现"α"波增强的变化，表明大脑皮层的活动趋向同步化，有较好镇静作用，可以解除大脑的紧张和疲劳状态。有研究者用肌电图测定颈椎病患者颈部两侧肌肉的放电情况，发现手法治疗后，患者紧张性肌电活动消失或明显减少，故患者常在推拿治疗后感到神清目爽，精神饱满，疲劳消除。国外学者Taylor等在后续工作中发现，颈椎推拿后皮质（P22N30）体感诱发电位的MU/M+U的值显著下降（P22N30体感诱发电位的变化是由于对双向输入信号抑制能力的增加所致），同时脊柱推拿后P22N30的体感诱发电位峰值MU振幅也出现了明显的下降，但采用颈椎被动活动的对照组则无变化，此结果提示颈椎推拿可能改变了大脑皮质对躯体感觉输入信息的整合。在同一次研究中，研究者还观察了脊柱推拿对功能训练造成的躯体感觉输入信号的影响，结果发现，若受试者只进行功能训练（20分钟反复打字），则其双侧皮质（N20P25和P22N30）的体感诱发电位MU/M+U值有显著升高，但在训练前接受脊柱推拿者则没有出现上述现象，且反而出现了皮质P22N30体感诱发电位MU/M+U值显著降低，这种现象提示颈椎脊柱推拿可能不仅改变了躯体感觉输入信息的整合，同时也改变了中枢神经系统对功能训练的反应方式。Pickar等研究人员在系统总结前期研究的基础上，提出脊柱推拿可以通过中枢易化作用机制起效，认为脊柱推拿的中枢易化作用使原本是非伤害性刺激的阈下机械刺激也能够进入痛觉传入通路，这种机械刺激信号与疼痛信号之间形成一种竞争关系，使得疼痛信号的传入受到一定程度的限制。

失眠患者接受推拿治疗时，常常在推拿过程中进入睡眠状态；而嗜睡患者在推拿后可感头清目明，精力充沛。该现象与推拿手法对神经系统产生的抑制与兴奋双向调节作用是分不开的。研究发现振腹环揉法可以提高大鼠血清、下丘脑、小肠P物质（substance P，SP）、甘丙肽（galanin，GAL）和β-内啡肽（beta endorphin，β-EP）含量，改善失眠大鼠的失眠症状。研究者用Meta分析的方法评估推拿治疗失眠的效果和安全性，结果显示，推拿联合针刺治疗失眠的疗效优于针刺疗法，未出现不良反应。不同推拿手法对神经系统的作用也不同，如提、弹、叩击手法起兴奋作用，表面抚摸则起抑制作用。同一手法，若运用的方式不同，如手法频率的快慢、用力轻重、时间长短等，其作用也不同，如用力轻的、短时间的手法可改善大脑皮层功能，并通过自主神经反射，调整疲劳肌肉的适应性和营养供求状况；用力强的、长时间的手法则起相反效果。各种手法用力的轻重不同，对神经产生的作用强弱不同，引起的反应亦不同。例如轻度用力的手法刺激作用轻缓而柔和，可抑制中枢神经系统，具有放松肌肉、缓解痉挛、镇静止痛的作用；重度用力的手法刺激作用较强烈，可兴奋中枢神经系统，产生酸、麻、胀、重感，使人精神振奋、肌肉紧张、呼吸心跳及胃肠蠕动加快、腺体分泌增强等。过强、过长时间的重手法虽易使神经兴奋，但很快会转入抑制状态，故患者可有疲劳、思睡的感觉。由于推拿具有愉悦心神、放松心身及焕发精神等作用，其对下丘脑和大脑边缘系统有良性调整作用，并通过对内源性阿片肽的影响产生镇痛、消除焦虑、减轻情感痛苦、调节情绪、产生欣快感等心理治疗效应。

（二）对周围神经的作用机制

各种推拿手法的刺激部位和治疗穴位，大多分布在周围神经的神经根、神经干、神经节、神经节段或神经通道上。手法的刺激作用，可改善周围神经装置及传导路径，使周围神经产生兴奋，以加速其传导反射。如振颤法可使脊髓前角炎患者对感应电流不产生反应的肌肉重新产生收缩反应，已消失的膝腱反射和跟腱反射重新出现。同时，手法还通过改善局部血液循环来改善局部神经的营养状况，促使神经细胞和神经纤维功能恢复。此外，手法还具有改善同一节段神经支配的内脏和组织的功能活动，如手法刺激第五胸椎，可使贲门括约肌扩张；而刺激第七胸椎，则产生相反作用。这正是推拿整脊治疗脊柱相关内脏疾病的机制所在。在沿神经走行方向按压时，可使神经暂时失去传导功能，起到局部镇痛和麻醉作用。在缺盆穴处的交感神经星状结处按压，能使瞳孔扩大、血管舒张、同侧肢体皮肤温度升高。按压下腹部和捏拿大腿内侧，可引起膀胱收缩而排尿。研究人员为探究机械振动推拿手三阴阳经、腧穴对大鼠臂丛神经损伤的治疗作用，将144只Wistar大鼠经臂丛神经夹持损伤造模，随机分为模型组、机械振动治疗组、神经生长因子（nerve growth factor，NGF）治疗组，每组各48只，治疗后发现机械振动治疗组与NGF治疗组的运动神经传导速度与神经干动作电位均优于模型组，机械振动治疗组优于NGF治疗组；治疗后14天，模型组与机械振动组的肌肉Na^+，K^+-ATP酶含量表达优于NGF治疗组，治疗28天后，机械振动治疗组优于模型组。结果表明机械振动治疗大鼠臂丛神经的损伤，可促进大鼠下颌下腺NGF的分泌，加快损伤臂丛神经修复，减缓肌肉萎缩。秦丽等人的研究发现推拿可以降低坐骨神经慢性压迫损伤模型（chronic constriction injury of the sciatic nerve，CCI）模型大鼠右侧L_4、L_5背根神经节（dorsal root ganglion，DRG）中蛋白激酶C（protein kinase C，PKC）、P2X3受体蛋白表达水平，阐明了DRG中PKC-P2X3通路参与了推拿干预神经病理性疼痛的外周镇痛机制，其可能的作用原理是通过降低DRG中PKC、P2X3受体蛋白的活性，从而减弱疼痛信号进一步向脊髓传递，进而降低CCI模型大鼠的自发痛和热痛觉过敏程度。

（三）对神经递质内啡肽的作用机制

相关研究利用放射受体竞争结合法测定颈肩腰腿痛患者推拿前后血清中内啡肽含量的变化，发现推拿前患者的内啡肽水平较正常人低，推拿后升高，竞争率从（40.0±4.3）%增加到（47.9±3.5）%，平均增加7%。而对照组在休息状态下（约30分钟），血清中内啡肽含量变化不大，推拿组与对照组差异显著。在对健康个体的观察中，同样发现推拿组血清中β-EP含量比安慰组和对照组显著增高。β-EP是内源性阿片系统中镇痛作用较强的一种内啡肽，提示推拿的镇痛作用可能与内啡肽的升高有关。

二、推拿对循环系统的作用机制

推拿可以扩张血管，增强血液循环，改善心肌供氧，加强心脏功能，从而对人体的体温、脉搏、血压等产生一系列调节作用。

（一）对血管的作用机制

推拿可增加血流量，改善肢体循环及局部组织的供血和营养。施行大面积的手法推拿可使全身血液得以重新分配，降低血流阻力，减轻内脏瘀血，有助于静脉回流，降低中央动脉的压力，减轻心脏负担。术后进行推拿治疗，能促进病变组织血管网的重建。推拿手法对人体体表组织所产生的压力和摩擦力，可大量消耗和清除血管壁上的脂类物质，减缓血管硬化，对恢复血管壁弹性，改善血管通透性能，减轻血管阻力均有一定作用。研究者通过模拟探讨推拿体外压力刺激对体外培养血管内皮细胞影响，通过检测内皮素（ET-1）、前列环素2（PGI2）、干扰素-beta（IFN-β）和肿瘤坏死因子-α（TNF-α）含量的影响。结果发现不同频率力学作用后，压力刺激调节血管内皮细胞血管舒缩活性物质ET-1、PGI2合成释放，促进具有免疫调节功能的细胞因子IFN-β、TNF-α合成释放，是推拿发挥活血作用的细胞生物力学原理之一。相关研究观察推拿手法联合常规降压治疗对高血压患者血管弹性的影响，结果显示：治疗后，对照组降压显效6例、有效12例、无效5例；推拿组显效22例、有效12例、无效2例，推拿组的降压效果优于对照组（$P<0.05$）。两组患者治疗后的僵硬度（β）、弹性系数（Ep）、脉搏波传导速度（PWV）均显著降低，顺应性（AC）显著升高（$P<0.05$），结果表明常规降压联合推拿手法治疗轻度高血压可有效降低血压，并有效改善血管弹性。

（二）对血液循环的作用机制

1.加速血液流动　推拿手法虽作用于体表，但其压力却能传递到血管壁，使血管壁有节律地被压瘪、复原。复原后，受阻的血流骤然加速流动，使血液量增大。但由于动脉内压力很高，不容易压瘪，静脉内又有静脉瓣的存在，不能逆流，故实际上微循环受益较大，使血液从小动脉端流向小静脉端的速度得到提高。例如推拿治疗颈椎病时，椎动脉血流图均有不同程度的波幅升高，说明推拿可缓解椎动脉受压情况，加快血液流速，从而改善脑血管的充盈度，在单侧委中穴上推拿，会增加双侧小腿血流量。通过血液流变学参数来测定推拿后的作用，发现推拿能使脉率减慢，每搏输出量增加，节省心肌能量消耗，提高心血管机能，改善血液循环。研究者用醒脑开窍推拿手法治疗脑卒中，探讨推拿治疗缺血性中风的临床机制，结果发现醒脑开窍推拿法可改善缺血性中风恢复期患者大脑后动脉（PCA）、椎动脉（VA）和基底动脉（BA）的血流速度，醒脑开窍推拿法配合常规药物治疗可明显改善缺血性中风恢复期患者大脑各动脉血流速度，并且对于PCA、VA、BA血流速度的改善要明显优于单纯使用常规药物治疗的患者。

2.降低血液黏稠度　在瘀血状态下，由于血液流速降低而使血液黏稠度增加，血液黏稠度增加又进一步降低流速，形成恶性循环，最终使血液凝集。通过推拿有节律的机械刺激，可迫使血液重新流动，并提高血液流速，降低血液黏稠度，使流速与黏稠度之间进入良性循环。总之，推拿通过放松肌肉，改变血液高凝、高黏和浓聚状态，可以加快血液循环，改善微循环和脑循环，因此可广泛用于治疗高血压、冠心病、动脉硬化等疾病。研究人员观察循膀胱经推拿对亚健康人群血液流变学指标的影响，结果表明，推拿能明显改善全血黏度、血浆黏度、红细胞变形、红细胞聚集指数，纠正亚健康状态。而运用推拿治疗轻中度高血压的研究结果显示：推拿有良好的降压效果，推拿组的治疗前后相比，患者的血脂及血糖均有明显降低（$P<0.05$），血流变学有明显改善。推拿组与药物组治疗后，内皮素（ET）、一氧化氮（NO）水平均较治疗前明显降低（$P<0.05$），降钙素基因相关肽明显升高，差异有极显著性统计学意义（$P<0.01$）；推拿组的不良反应少于药物组。表明推拿手法治疗轻中度高血压病，可以明显降低血压，改善患者的临床症状，且降压平稳性，安全性良好。推拿用于高血压病的防治，可能通过多种途径达到推拿降压的效果，通过手法刺激经络、穴位，调节脏腑经气，协调阴阳；通过躯体—内脏反射，改善了心血管功能而降压；通过降低血脂、血糖，改善血流变，从而改善了血液的高黏滞状态，降低了外周血管的阻力；通过外周局部刺激的方式，保护和调节血管内皮的分泌功能，减少ET的生成，促进NO的合成与释放，促进降钙素基因相关肽（CGRP）的合成与释放，纠正循环血中ET、NO、CGRP等血管活性物质失调，降低血管平滑肌对血管内皮收缩因子的反应性，从而改善阻力血管的舒张功能。

（三）对血液成分的作用机制

推拿手法作用在一些穴位后，可使白细胞总数增加，白细胞分类中淋巴细胞比例升高，中性粒细胞的比例相对减少，血清补体效价增加，红细胞总数相应增加。对贫血患者进行穴位推拿手法1小时后，其红细胞增加显著。林贤强经研究探讨脊柱平衡手法推拿治疗对椎动脉型颈椎病患者血液流变学及血清炎性因子的影响，研究组应用脊柱平衡手法进行治疗，对照组应用颈部推拿手法进行治疗，结果表明研究组治疗总有效率高于对照组（$P<0.05$）；研究组C反应蛋白（CRP）、干扰素-γ（IFN-γ）及肿瘤坏死因子（TNF-α）均低于对照组（$P<0.05$）；研究组血小板比容、血小板聚集率、全血低切黏度及全血高切黏度均低于对照组（$P<0.05$）；研究组生活质量评分高于对照组（$P<0.05$）。研究结论认为采用脊柱平衡手法可有效纠正颈动脉型颈椎病患者血液流变学指标，降低机体炎症反应，提高患者的生活质量，可以在临床中进一步推广应用。相关研究人员做了推拿前后红细胞、血红蛋白、白细胞计数，白细胞噬菌能力等指标的观察对比，结果发现经推拿后受术者的红细胞数有少量增加，血红蛋白没有明显变化，白细胞总数

增加，淋巴细胞比率升高，白细胞的噬菌能力由推拿前的平均11.67%升高到推拿后的15.69%。这些均说明推拿对血液循环系统有一定的影响。研究人员对银屑病患者进行推拿治疗研究发现，升高的免疫球蛋白IgG、IgM经治疗后均有所下降，降低的补体C在治疗后有所提高。对30例哮喘儿作推拿前后的自身对照观察研究发现，其免疫球蛋白IgA和IgG，补体C3和C4的含量在推拿后较之前有了较大幅度的升高。卓蓉等研究者对类风湿性关节炎患者采取推拿手法治疗后，观察其血沉、抗"O"、类风湿因子在推拿前后的变化，结果证实了推拿对患者的免疫功能具有调节作用。

（四）对心脏功能的作用机制

推拿手法对心率、心律、心功能都具有调节作用。如按揉灵台、神道穴可以治疗心绞痛，按揉心俞、肺俞、内关、足三里等穴可以治疗心肌炎后遗症，缓解胸闷、心慌等症状；指压腕背阳池穴能治疗房室传导不完全性阻滞引起的心动过缓。推拿对心脏功能的作用机制，主要与降低外周阻力，改善冠状动脉供血，提高心肌供氧，减轻心脏负担，改善心脏功能有关。研究者运用通阳散结的推拿手法治疗冠心病观察其对心功能的影响，结果显示，推拿组ST段与T波改善情况、心脏射血分数及心率明显优于常规治疗组（$P<0.05$）；推拿组的健康状况评分也高于常规治疗组（$P<0.05$）。表明在冠心病患者的治疗中应用通阳散结推拿手法，能有效改善患者的心功能指标，且操作简便，具有较高的治疗安全性。另有研究通过不同压力点按健康个体的内关穴，采集并观察点按前与点按后的心率变异性分析指标变化，结果表明以一定压力点按其内关穴可引起心率变异性有效改变。

（五）对脑部血流的作用机制

推拿可以改善脑动脉硬化患者的脑动脉搏动性供血。因脑部血流来自椎动脉和颈动脉，改善脑部血流的手法又多在颈部操作。对颈部行轻柔手法后，脑血流量显著增加；间歇性多次拔伸颈部，可使左右椎动脉、基底动脉、左右小脑后下动脉的收缩峰血流速度和平均血流速度明显提高；在颈、项、肩、背，行揉、按、拿、捏、摩、弹拨、理筋等手法，左右两侧椎动脉的收缩、舒张和平均流速都显著提高。研究者通过观察血流动力学指标、血液流变学参数、CGRP及血浆ET水平的变化，探讨推拿手法干预对实验兔椎-基底动脉供血不足的"神经-血管"反馈调控的机制，结果发现对C_6以下椎动脉行推拿手法干预治疗实验兔椎-基底动脉供血不足有良好的疗效，其作用机制可通过调节血液中ET/CGRP水平实现。

（六）对血压的作用机制

推拿后人体肌肉放松，肌肉紧张缓解，引起周围血管扩张，循环阻力降低，从而减轻了心脏负担，并通过对神经、血管、血流改变的调节作用影响血压。对高血压患者进行推拿，除了即时降压作用外，经过多次推拿后，可使其血压恒定在一定水平。另外，推拿合谷穴有明显的升压作用，推拿次数多，其血压上升幅度大且平稳。停止推拿操作，即使血压下降，其速度也较缓慢。猜测与推拿手法能降低周围总阻力，改善血管顺应性及通过节段神经的传导反射而起的调节作用等因素有关。赵琦等学者的研究证明，推拿、按摩均可促进血液循环，提高血流速度，增强血管内皮功能，有效降低高血压患者的收缩压及舒张压。此外，通过推拿刺激压力感受器，也可通过血液流量的增加来降低血压。国外学者Greene等实验结果显示，颈动脉窦压力感受器能有效调节血容量，刺激颈动脉窦。研究表明血管生成、血管内皮细胞等功能障碍均被证实有miRNA的参与，miR-221/222簇结合NO合酶信使RNA非翻译区，可抑制NO的释放，加重机体氧化应激程度，导致内皮功能受损，血压升高，增加高血压风险或加重病情。实验发现miRNA的差异表达与原发性高血压相关。而推拿手法的降压机制可通过改变血管内皮，增加NO的分泌，使平滑肌舒张，最终降低血压。

三、推拿对呼吸系统的作用机制

推拿能改善肺活量，提高肺功能，对感冒、急性鼻炎患者做推拿手法治疗，能明显减轻和改善其鼻塞、流涕等症状。推拿还可有效提高人体肺活量。相关研究通过将30名健康男性随机分为推拿组和对照组做肺活量测定，结果表明推拿能够提高人体肺活量。研究人员探讨在常规雾化吸入治疗基础上联合穴位推拿在小儿支气管哮喘慢性持续期治疗中的应用效果，结果表明，在治疗后患儿哮喘急性发作次数、呼吸道感染次数及儿童哮喘控制测试量表（C-ACT）评分均优于对照组（$P<0.05$），观察组的肺功能指标和治疗总有效率高于对照组（$P<0.05$）。研究认为在常规西药雾化吸入治疗基础上联合穴位推拿可显著改善慢性持续期支气管哮喘患儿的肺功能，对改善患儿临床症状与体征具有积极作用，可以有效提升小儿支气管哮喘的治疗效果。

四、推拿对消化系统的作用机制

推拿对消化系统有直接和间接两方面的作用。直接作用是指手法的直接作用力可促使胃肠管腔发生形态和运动功能的变化，促使胃肠蠕动速度的加快和力量的加大，从而加快或延缓胃肠内容物的运动排泄过程。间接作用是指手法的良性刺激，通过神经的传导反射作用，增强胃肠的蠕动和消化液的分泌，促进对食物的消化吸收过程，加强消化系统的功能。

（一）对胃肠蠕动的作用机制

推拿直接刺激穴位，可增强胃壁的收缩能力，如推拿中脘、脾俞、胃俞等穴位治疗胃下垂。大部分轻、中度患者胃下垂程度经推拿后有明显改善，有的甚至可以恢复正常。持续按压中脘穴，可引起胃壁蠕动加快甚至痉挛而出现恶心呕吐。直接刺激腹部，可增强肠蠕动，如持续用力按压气海穴，可引起肠蠕动加快甚至肠痉挛，并使肠中气体和粪便迅速排出体外。此外，在不同的功能状态下随着施术部位的改变，推拿对胃蠕动有双向调节作用，即原来表现胃蠕动次数多的可以减少，使排空延长；原来表现胃蠕动次数少的能增加，使排空加速。如推脾经可明显促进胃运动，而逆运内八卦，可双向调节胃运动，即胃肠蠕动处于亢进状态时（如胃肠痉挛），推拿可使其转入抑制状态（即缓解其痉挛）。而当胃肠蠕动缓慢处于抑制状态时，推拿可使其蠕动增强。相关研究对健康状态下受术者的足三里穴进行推拿前后的体表胃电图观察，结果发现推拿足三里穴对胃体及胃窦的胃电波幅起到了双向调节作用。另有研究发现合募点穴配合振腹法可以改善胃的容受性舒张、促进胃部排空、提高胃肠动力、调节胃酸的分泌、缓解胃肠平滑肌痉挛，达到改善胃轻瘫患者临床症状的效果。

（二）对胃肠分泌吸收功能的作用机制

推拿通过刺激自主神经的反射作用，使支配内脏器官的神经兴奋，促使胃肠消化液分泌；同时推拿还能改善胃肠血液、淋巴的循环，加强胃肠的吸收功能。如推补脾经后，胃液酸度明显增加，而胃液分泌量的变化则不明显。捏脊疗法可以提高机体对蛋白质、淀粉的消化能力，增加小肠吸收功能，促进食欲，增强脾胃功能，对小儿疳积有很好的治疗作用。运用捏脊与按揉足三里穴相结合的方法，可以改善脾虚泄泻患儿的小肠功能。此外，推拿还可促进胆汁排泄，降低胆囊张力，抑制胆道平滑肌痉挛，缓解胆绞痛。研究者通过对大鼠实验性胃溃疡的观察研究发现，推拿后可使胃溃疡面积、出血点、红细胞计数的平均数降低（$P<0.01$）；说明推拿可以减少胃液分泌，抑制胃蛋白酶的活性。另有研究观察和中汤加减联合推拿对功能性腹痛（FAP）患儿消化功能的影响，观察组采用和中汤联合推拿治疗，对照组采用山莨菪碱和双歧杆菌三联活菌治疗，结果表明，治疗后，观察组的总有效率显著高于对照组（$P<0.05$）；两组腹痛程度、持续时间、腹痛次数均降低，且观察组腹痛程度、持续时间、腹痛次数均低于对照组（$P<0.05$）；两组生长抑素（SS）水平增加、胃动素（MOT）、胃泌素（GAS）水平均下降，且观察组SS高于对照组，MOT、GAS水平均低于对照组（$P<0.05$）。其研究认为和中汤加减联合推拿治疗FAP患儿临床疗效显著，能缓解腹痛，调节胃肠激素水平。

五、推拿对泌尿系统的作用机制

推拿可调节膀胱张力和括约肌功能。如按揉肾俞、丹田、龟尾、三阴交等穴既可治疗小儿遗尿症，又可治疗尿潴留。研究人员探讨推拿手法对体外震波碎石（ESWL）治疗后碎石屑排出的影响，发现推拿手法干预治疗组排石的总有效率、肾绞痛发生率和排石的时效性均明显好于对照组（$P<0.05$），结论认为推拿手法可促进输尿管蠕动，有助碎石屑松动排出，提高ESWL的治愈率，可在临床上推广应用。另有研究表明，推拿手法可以使局部神经兴奋性增高，引起膀胱局部肌群功能，从而达到促进排尿功能恢复。也有研究结果证实腹部推拿可以通过对腹部生物力学刺激，将信号向上传导，从而改善排尿中枢兴奋性，以此来改善膀胱排尿功能。相关研究还分析了脏腑经络推拿配合艾灸对脾肾亏虚型小儿遗尿临床疗效的影响，发现脏腑经络推拿联合艾灸治疗脾肾两虚型小儿遗尿可明显减少患儿遗尿次数，提高治愈率，且复发率低，患儿易于接受和配合，开拓了新的诊疗思路。

六、推拿对免疫系统的作用机制

推拿可以调节免疫功能。如对中脘、关元、足三里施术，能提高机体的免疫功能，从而发挥抑制和杀伤肿瘤细胞的作用。此外，推鼻旁、摩面、按揉风池、擦四肢有很好的防治感冒效果，说明其提高了人体的免疫能力。有研究者对40例慢性疲劳综合征患者进行腹部推拿治疗，并对其治疗前后的免疫学指标进行观察。治疗手法主要采用腹部推拿中的按腹、揉腹、运腹、推腹为主，辅以揉背、禅揉、捏脊法等。治疗前，患者的T淋巴细胞CD_3^+、CD_4^+明显降低并低于正常水平（$P<0.01$），CD_8^+普遍升高并高于正常水平（$P<0.05$），CD_4^+/CD_8^+比值降低且低于正常水平（$P<0.05$）。经腹部推拿治疗后，患者的CD_3^+、CD_4^+恢复正常，与治疗前比较差异有显著性意义（$P<0.01$），CD_8^+恢复正常，同时CD_4^+/CD_8^+比值也明显上调。说明腹部推拿治疗可以改善免疫异常现象，并对慢性疲劳综合征的治疗提供了治疗思路。另有研究证实以疏经通督方法推拿治疗慢性疲劳综合征，在治疗后，患者的CD_4^+含量显著下降，CD_3^+、CD_8^+含量显著增高，与治疗前比较，有极显著性差异（$P<0.01$），说明疏经通督推拿法可引起细胞免疫水平的变化，为推拿治疗慢性疲劳综合征提供了依据。

七、推拿对运动系统的作用机制

推拿对除骨折、骨病、筋断、皮肉破损外的脊柱、四肢等关节和肌肉、肌腱、筋膜、韧带等软组织损伤性疾病具有独特的疗效，其作用机制如下：

（一）改善肌肉的营养代谢

推拿通过对肌肉组织的刺激和运动，可以加快局部血液、淋巴循环，促使滑液分泌增加，改善肌肉组织的营养和代谢。肌组织可因运动过度而发生变性、坏死、结构紊乱等病理改变，推拿则可直接或间接促进肌纤维的收缩和伸展活动，进而促进血液、淋巴等体液循环，改善肌肉的张力、弹力和耐受力。推拿还可促使肌肉得到充分的氧及营养物质，并将组织液中的乳酸等有害代谢产物吸收或排出体外，从而消除肌肉疲劳，提高肌肉的活力和耐受力。如在足太阳膀胱经的委中、承山、志室及臀部的阿是穴等施以按、揉等手法，通过改善神经根及神经纤维的微循环，使局部组织的营养代谢得以改善，获得明显缓解腰腿痛的效果。研究人员通过对大负荷运动后人体股四头肌作肌肉内活检，用免疫蛋白定位观察作静力牵张手法对骨骼肌的影响，发现推拿手法可加强骨骼肌蛋白合成和促进力竭性肌肉工作后超缩收缩混乱结构的恢复。相关研究探究推拿对延迟性肌肉酸痛的疗效评价，研究结果表明，推拿对延迟性肌肉酸痛具有显著的预防和治疗效果，运动前推拿可降低肌酸激酶水平，延迟肌肉损伤峰值，减轻肌肉酸痛程度，推拿还能调节白细胞介素（interleukin，IL）IL-2、IL-6、IL-8和前列腺素E2等炎症标志物水平，减少炎症反应，此外，推拿还改善了肌肉线粒体功能和细胞超微结构，减少肌肉细胞的损伤和炎症反应。由此可见，推拿作为一种有效、简便、易行的治疗方法，对延迟性肌肉酸痛的治疗具有积极作用，并能通过多种机制减轻炎症反应和肌肉损伤，为推广应用推拿提供了科学依据。

（二）促进组织修复

推拿对于修复损伤组织也具有良好的作用。临床上，常对肌肉、肌腱或韧带部分断裂者采用适当的推拿手法理筋，将断裂的组织抚顺理直，有利于减轻疼痛和促进断面生长吻合。推拿还能有效地防止肌肉萎缩，研究者观察了按摩对家兔肌肉损伤修复的形态变化，结果表明，按摩可以改善局部血液循环，促进损伤部位的肉芽组织成熟，松解损伤组织间的粘连，减轻肌纤维间组织增生，促进损伤肌肉的形态结构恢复。另有研究人员通过研究推拿手法对软组织损伤的镇痛及组织修复作用，发现推拿可以调节外周血中 β-EP、五羟色胺（5-HT）含量，产生镇痛作用推拿疗法可以促进损伤的组织修复，而穴位推拿治疗明显优于局部推拿治疗。相关研究通过观察"以松治痛"手法治疗腰部慢性软组织损伤的疗效，同时评价其对外周血 RhoA/ROCK 信号通路表达的影响，结果发现治疗后2组患者 McGill 疼痛评分、Oswestry 功能障碍指数均有不同程度下降（$P<0.05$），观察组下降的趋势大于对照组（$P<0.05$）；2组患者的负性情绪均有明显改善，其中观察组优于对照组（$P<0.05$）；治疗后，2组患者的竖脊肌及多裂肌的平均肌电值

（AEMG）均有所上调，平均功率频率（MPF）低于治疗前（$P<0.05$），观察组改善的幅度均较对照组明显（$P<0.05$）；2组患者经治疗后，其外周血单核细胞的RhoA、ROCK蛋白水平均有所下降，观察组的下降幅度较对照组明显（$P<0.05$）。由此可以认为"以松治痛"手法可明显改善慢性软组织损伤的临床症状，其作用机制可能与介导RhoA/Rho信号通路有关。

（三）分离、松解粘连

软组织损伤后，瘢痕组织增生而互相粘连，对神经血管束造成卡压，是导致疼痛与运动障碍的重要原因。运动关节类手法可间接松解粘连，而按、揉弹、拨手法则可以直接分离筋膜和滑囊的粘连，促使肌腱、韧带放松，起到松动关节的作用。如对关节活动障碍的肩关节周围炎患者，在肩髃等穴位施以按、揉、拨等手法并配合适当被动运动，经过一定阶段治疗后，患者的肩关节活动度均有不同程度的改善，有些患者则完全恢复正常。有研究运用中医传统推拿手法结合杠杆扳法治疗粘连期肩周炎，利用JOA量表评分进行比较，结果显示治疗前后，两组在疼痛、功能、活动度和关节稳定性指标方面均有明显进步，其中治疗组在疼痛、功能和活动度指标的进步都较对照组明显（$P<0.05$），治疗前后两组X线评价指标无明显改变（$P>0.05$）。两组治疗后治愈率、总有效率比较，治疗组均明显优于对照组（$P<0.05$）。结论认为中医传统推拿手法结合杠杆扳法较单纯的传统推拿手法在治疗粘连期肩周炎的效果上具有明显优势。

（四）纠正错位（解剖位置异常）

由急性损伤所导致的骨错缝、筋出槽是许多软组织损伤中常见的病理变化。运用各种整复手法，使关节、肌腱各归其位，解除对组织的牵拉、扭转、压迫和刺激，可以使肿胀疼痛消失，功能障碍解除。例如，脊柱后关节急性错位，其棘突偏歪引起关节囊和邻近韧带损伤，功能障碍，推拿可迅速纠正错位；推拿对脊柱后关节滑膜嵌顿有立竿见影的效果。推拿还可治疗肱二头肌长头肌腱滑脱、颞颌关节脱位、肩关节脱位、肘关节脱位、小儿桡骨小头半脱位、颈椎后关节紊乱、胸椎后关节紊乱、骶髂关节错缝、耻骨联合分离等病证。在观察推拿手法对颈椎病患者治疗前后影像学变化情况的研究中发现，推拿组患者治疗后颈椎不稳病例数和不稳节段数均显著减少，颈椎病患者推拿手法治疗后颈椎节段稳定性与治疗前相比显著提高（$P<0.05$）；在观察脊柱微调手法对神经根型颈椎病的颈椎曲度影响的试验中发现，脊柱微调手法组颈椎病患者治疗前后的颈曲改善程度有显著差异（$P<0.05$），且优于牵引治疗组；在研究推拿对腰椎间盘突出症患者腰椎曲度影响的试验中发现，推拿治疗前后腰椎间盘突出症患者的腰椎曲度比较，差异显著（$P<0.05$）；在探讨推拿手法对颈椎病患者颈椎节段三维空间位置影响的研究中发

现，松解手法联合调整关节手法对颈椎病患者颈椎的三维空间角度（X轴、Y轴、Z轴）有显著改变的作用（$P<0.05$）。相关研究发现髂后上棘的解剖形态、骶髂关节斜扳法可致发生轻微的旋转和分离，该效应在耻骨联合和韧带损伤、关节稳定性明显下降时增加，但近似于生理载荷的效应，且手法复原后该效应可能消失。上述研究结果提示，推拿调整手法在推拿理筋手法放松脊柱肌群作用的基础上，能够调整失稳关节的位置，改善和恢复脊柱生理曲度，恢复脊柱的正常功能。

（五）改变突出物的位置

推拿对改变突出物的位置具有一定作用。大部分腰椎间盘突出症患者在接受推拿治疗后，可改变突出物与神经根之间的空间关系，从而使疼痛得到减轻或消除。对关节内软骨损伤造成关节交锁不能活动者，通过适当的推拿手法，使嵌顿的软骨板回纳，关节交锁解除。脊柱韧带和肌肉的病变贯穿于脊柱退化性疾病发病过程的始终，是临床脊柱退化性疾病多种症状的主导性病因。脊柱骨关节病变是韧带和肌肉病变的结果，是脊柱病病程中从属于韧带和肌肉病变的附属表现。脊柱损伤的病理核心是椎体相对位移改变和脊柱生理弯曲的变化，并发椎管及椎间孔变形。而肌肉和韧带的动态结构是外在保证，因此，无论外伤、慢性劳损或风寒湿邪，都是首先损伤韧带和肌肉。特别是慢性颈、腰痛，是动力系统的韧带和肌肉力平衡失调后导致椎体位置改变引起的。临床上，筋出槽者，未必骨错缝，而骨错缝时，必有筋出槽。

（六）解除肌肉痉挛

推拿手法具有良好的放松肌肉的作用。肌肉痉挛是一种自然保护机制，但持久的肌肉痉挛可挤压穿行于其间的神经和血管，形成新的疼痛源，引起肿胀、感觉异常和功能障碍。推拿放松肌肉，其解除肌肉痉挛的机制有三个方面：一是加强局部循环，使局部组织温度升高，致痛物质含量下降；二是在适当手法刺激作用下，局部组织的痛阈提高；三是将紧张或痉挛的肌肉通过手法使其拉长，从而直接解除其紧张或痉挛，也可通过减轻或消除疼痛源而间接解除肌痉挛。由于消除了肌痉挛这一中间病理环节，使疼痛得以减轻，软组织损伤得以痊愈。例如，急性腰扭伤患者，推拿前在舒适姿势下均有不同程度的紧张性肌电活动，但推拿后绝大部分患者紧张性肌电活动和疼痛随之消失或减轻。因此，临床上遇到腓肠肌痉挛患者，医生常充分屈曲其踝关节，并在其小腿后侧推拿，可迅速解除痉挛。研究人员观察循经针灸推拿治疗痉挛型脑瘫患儿的临床疗效，结果表明循经针灸推拿法治疗痉挛型脑瘫患儿临床疗效显著，可有效改善患儿肌肉痉挛及运动发育评分，降低血清IL-6、TNF-α 水平。

（七）促进炎症介质分解、稀释

软组织损伤后，血浆及血小板分解产物形成许多炎症介质，这些炎症介质有强烈的致炎和致痛作用。推拿能促进静脉和淋巴回流，加快物质运转，也促进了炎症介质的分解、稀释，使局部损伤性炎症消退。相关研究通过观察推拿对椎间盘退变模型兔相关细胞因子的影响，结果发现穿刺椎间盘纤维环可促使白兔腰椎间盘的退变，同时转化生长因子（TGF-β1）与炎性因子IL-6、TNF-α，自噬基因Beclin1、LC3参与了椎间盘退变，推拿可能通过调节TGF-β1与炎性因子、自噬基因的表达来参与椎间盘退变的过程。

（八）促进水肿和血肿吸收

推拿具有良好的活血化瘀作用，可加快静脉和淋巴回流。由于局部肿胀减轻，降低了组织间的压力，消除了神经末梢的刺激而使疼痛缓解，并且有利于水肿和血肿的吸收。研究者针对骨伤后肢体软组织的肿胀采用中医推拿按摩手法并联合中药汤剂进行治疗，结果发现治疗2周、4周后，患肢肿胀程度、疼痛程度均较其治疗前有显著的改善（$P<0.05$），表明中医推拿按摩手法联合中药活血化瘀汤，可在更短时间内消除骨伤后期肢体软组织的肿胀，有效减轻患者患肢疼痛。

八、推拿对皮肤及皮下组织的作用机制

（一）改善皮肤组织的新陈代谢

推拿手法可以消除衰老的上皮细胞，改善皮肤呼吸，利于汗腺和皮脂腺分泌，增加皮肤弹性和组织吸氧量，促进皮下脂肪的消耗和肌肉运动，从而改善皮肤组织的新陈代谢，达到润泽皮肤的作用。研究者通过推拿配合刮痧治疗急性软组织损伤的临床疗效观察，认为推拿配合刮痧，可使皮肤及皮下组织血液循环畅通，病理产物能及时排出，有利于损伤组织的修复，从而达到促进功能的恢复的目的。

（二）提高皮肤和皮下组织温度

通过对健康个体施以推拿手法操作，观察其前后的皮肤温度和深层温度测定，发现推拿手法作用局部温度相应提高，血流量同步增多。其中在手法种类中，热能转化率从高到低依次为擦、缠、一指禅推、揉、摩等手法。但手法的热能转化可能仅局限在手法作用局部的2cm范围内，手法作用时间超过5分钟后，即使再延长操作时间，温度也不再升高。有研究者将推拿直接放松软组织的机制归纳为三方面：提高局部组织温度、痛阈和解除肌肉痉挛，从而达到消除疼痛的目的。

九、推拿镇痛的作用机制

疼痛是许多疾病，尤其是骨伤科疾病的一个主要症状，推拿具有良好的镇痛作用，是治疗这类疾病的主要方法，其镇痛的机制主要有以下几个方面：

（一）镇静止痛

某些疼痛症状是由于感觉神经受到恶性刺激，这种恶性刺激的信号传入大脑皮层，引起皮层异常兴奋而产生兴奋灶。在某些部位或穴位上运用推拿手法，使之产生一种良性刺激信号，传入大脑皮层的相应部位，产生新的良性兴奋灶。当新的兴奋灶足以抑制原有的兴奋灶时，便可起到镇静止痛的作用。研究人员通过实验研究发现，推拿可使 β - 内啡肽含量显著升高，而 5-HT 含量明显下降，5-HT是一种强烈的致痛、缩血管物质，推拿可使外周 5-HT 含量降低，产生镇痛效果。研究发现，推拿治疗手法的局部感应，通过抑制痛敏神经元在丘脑内部的活动，同时也能抑制中缝核群—脊髓—背角等下行抑制系统进而阻滞传入大脑内部的痛觉。相关研究通过观察推拿手法时腰椎间盘突出患者周围神经的传导速度及 H 反射的电生理变化，测定周围神经传导速度及 H 反射值，认为推拿对腰椎间盘突出所致的神经损伤有康复作用。研究者利用功能磁共振（fMRI）研究推拿脊柱旋转手法治疗下腰痛中枢镇痛机制，比较腰椎间盘突出症下腰痛患者与健康人的低频振幅数据，发现推拿脊柱旋转手法可能通过调节中央后回、额中回、中央前回、扣带回和楔前回的功能状态起到中枢镇痛效应。推拿具有即时镇痛效应，其脑中枢机制可表现为推拿刺激纠正了疼痛矩阵脑区的异常变化，并激发认知相关脑区的中枢调控作用。相关学者通过对腰椎间盘突出者施以推拿加针灸治疗，发现其血清中的抗炎因子增多，促炎因子 IL-1、IL-6、IL-8、TNF-α、金属基质蛋白酶-3含量显著减少，研究提示推拿通过减少促炎因子提升抗炎因子的含量，从而可以起到一定的镇痛效果。

（二）解痉止痛

某些疼痛症状，是由于肌肉遭受到恶性刺激产生痉挛而造成的。推拿可减轻或消除某些恶性刺激，促使肌肉放松，使痉挛得以缓解，从而起到解痉止痛作用。研究者采用序贯推拿手法治疗颈源性头痛96例，痊愈72例，有效22例，无效2例，认为推拿疗法可以解除肌肉的紧张和痉挛，扩大椎间隙和椎间孔，恢复颈椎的正常生理弧度和活动范围，松解周围软组织粘连，改善局部血液循环，达到"通则不痛"的治疗效果。相关研究也发现针刺列缺可改变紧张性头痛患者的颅内血流速度，减轻或控制临床症状。

（三）消肿止痛

某些疾病或损伤，造成一定部位的出血或组织液的渗出而发生肿胀。由于肿胀的压迫性刺激，局部出现疼痛。推拿在加强血液和淋巴循环基础上，促使其血肿和水肿吸收和消散，从而发挥消肿止痛作用。研究者采用改良推拿疗法治疗急性腰扭伤40例，治愈率为70%，认为推拿能够加强局部组织循环，提高组织痛阈，放松紧张和痉挛的肌肉，促进损伤组织的修复和水肿血肿的吸收，恢复紊乱的关节，消除创伤性、无菌性炎症，达到舒经活血、化瘀通络的作用。

（四）活血止痛

某些部位的气滞血瘀可引起该部位的疼痛。推拿可促使毛细血管扩张，加速血液循环，改善局部营养供给，加速有害物质的吸收、排泄等，起到活血止痛作用。推拿镇痛的机制是多方面的，以上几个方面很难截然分开，往往是几种止痛机制相互协同而发挥作用。尤其是推拿对体内止痛和致痛物质的调节是推拿镇痛的重要内在机制。相关学者总结出推拿治疗软组织损伤的机制为：一是根据损伤部位的不同，选用不同治疗手法，以达到运动力学结构新的平衡；二是根据不同手法作用力的大小、方向、强度和时间，加强局部血液、淋巴循环，加快局部瘀血、渗出液的吸收、清除，以进一步修复损伤软组织，防止瘢痕形成。推拿作用于软组织损伤可以起到舒筋通络、活血化瘀、理筋整复的作用。

总之，推拿主要通过手法作用于人体体表的特定部位，一方面直接在人体起到局部治疗的作用，另一方面还可通过神经、体液等途径，对人体的各个系统产生一定的影响，从而治疗不同系统的疾病。

参考文献

［1］Taylor HH，Murphy B．Altered central in tegration of dualsoma to sensory input after cervical spine manipulation［J］．J Manipulative Physionl Ther，2010，33（3）：178-188.

［2］Pickar JG. Neurophysiological effects of spinal manipulation［J］. Spine J，2002，2（5）：357-371.

［3］秦丽.基于背根神经节PKC-P2X3通路探讨推拿干预神经病理性疼痛的外周镇痛机制研究［D］.福州：福建中医药大学，2020.

［4］吕选民.推拿学［M］.北京：中国中医药出版社，2006：21.

［5］林贤强.脊柱平衡手法推拿治疗对椎动脉型颈椎病患者血液流变学及血清炎性因子的影响［J］.中国医学创新，2019，16(32)：39-42.

［6］易金根，张军，孙树椿.颈椎病推拿治疗前后的血液流变学变化［J］.中

医正骨，1996，8（6）：5.

［7］卓蓉，蔡高宁."类风湿性关节炎"推拿手法治疗前后检验学指标的改变及其临床意义探讨［J］.按摩与导引，1994，1994(5)：47.

［8］赵琦，李海松，冀美琦，等.推拿治疗原发性高血压的疗效和安全性系统综述及Meta分析［J］.中医杂志，2018，59(18)：1568-1573.

［9］Brunner MJ, Greene AS, Frankle AE, et al. Carotid sinus baroreceptor control of splanchnic resistance and capacity［J］. Am J Physiol, 1988, 255(6Pt2): H1305-1310.

［10］Nie X, Chen Y, Tan J, et al. MicroRNA-221-3p promotes pulmonary artery smooth muscle cells proliferation by targeting AXIN2 during pulmonary arterial hypertension［J］. Vascul Pharmacol, 2019, 116: 24-35.

［11］姜淑云，严隽陶，房敏，等.颈椎治疗过程中骨与椎体的生物力学变化［J］.中国组织工程研究与临床康复，2009，13(11)：2029-2032.

［12］顾非，房敏.推拿对腰椎间盘突出症患者腰椎曲度的影响［J］.上海中医药杂志，2011，45(3)：58-59.

［13］房敏，严隽陶.颈部软组织病变在颈椎发病中的作用研究［J］.中国骨伤，2001，14(2)：94-95.

［14］韦以宗.脊柱机能解剖学研究［J］.中国中医骨伤科杂志，2003，11(1)：1-9.

［15］詹红生，石印玉，张明才，等.基于"骨错缝、筋出槽"病机认识的椎间盘病症诊治新观点［J］.上海中医药杂志，2007，41(9)：4-6.

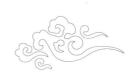

临床技法篇

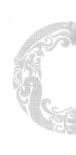

第四章　成人推拿技法

第一节　三维正骨推拿手法

一、技法简介

（一）技法定义

三维正骨推拿手法，指在中医骨正筋柔的理论指导下，根据脊柱的三维轴突结构提出的纠正脊柱力学问题，缓解受术者疼痛的推拿正骨手法。

（二）技法特点

三维正骨推拿手法以"骨正筋柔"理论为指导，结合西医学的人体解剖生理学和生物力学，通过用手或肢体其他部位在脊柱上施以特定手法，以纠正病变部位错位，恢复病变部位生物力学平衡，达到舒筋通络、滑利关节、整复错位、松解粘连的目的。

1. **三维**　脊柱是人体运动的主轴，由多个椎体和多重关节（椎间关节、椎小关节）组成，围绕着肌肉和韧带，并有生理弯曲，以满足脊柱的坚固性和柔韧性。脊柱活动有三维方向（前后、左右、旋转）和六个自由度。脊柱及脊柱相关病变由脊柱力学平衡失调造成脊柱三维方向的位移和脊柱软组织正常受力改变所致，所以治疗上应针对纠正脊柱三维的改变和松解软组织粘连。

2. **平衡**　注重"内外平衡""筋骨平衡"和"上下平衡"。

"内外平衡"是指注重脊柱病变与脊柱相关病变治疗的平衡。"内"指脊柱自身病变；"外"指因脊柱病变所引起的其他系统的相关病，由脊柱病变引起的脊柱相关病。早期以功能性病变为主，治疗重点在脊柱，晚期相应脏器也会出现器质性病变，这时在治疗脊柱病的同时也要对脏器本身的病变进行系统治疗。

"筋骨平衡"是指骨与软组织治疗的平衡。治疗前应明确病变的原因，是以软组织病变为主还是骨关节病变为主，是软组织损伤引起的骨关节病变还是骨关节病变继发软组织损伤。治疗时针对病因和病变部位灵活施治，一般应先对软组织进行放松和调整，再进行正脊治疗，正脊治疗后再放松相应部位软组织。

"上下平衡"是指同节段之间的平衡。治疗中需将整个脊柱视为一个整体。如对颈椎病变及颈椎病变引起的相关病变不能只治疗和调整颈椎，应同时注意胸椎和腰骶部的变化，特别是腰椎病变，应常规进行骨盆检查，并进行相关治疗。

3. 整复 通过运用三维正骨推拿手法有针对性地矫正人体错位失稳的椎体、关节，使其恢复至原来的解剖位置，使脊髓、神经根和血管等不再受到牵拉或压迫，相关的器官和神经系统能够恢复正常生理功能。

（三）理论基础

1. 中医经络理论 中医经络学说是针灸推拿学的理论基础，三维正骨推拿手法也源于经络理论。经脉、络脉、经筋、皮部共同组成了经络系统，六阴六阳十二条正经以及与之对应的十二经别和奇经八脉构成经脉；络脉包括十二条正经的络脉、任脉之络、督脉之络、脾之大络共十五条，以及浮络和无法计数的孙络。经络归属于脏腑，外达皮肤，穿行于肢节，是气血运行的通道，对人体表里联通起到关键作用。督脉是阳气汇集、运行的部位，诸阳经走行于后背，督脉又循行于后背正中，将颈椎视为中轴线，以后正中线为起点，到前正中线为止依此可见督脉、足太阳膀胱经、手太阳小肠经、手少阳三焦经、足少阳胆经、手阳明大肠经、足阳明胃经和任脉，以及其相应的经脉。督脉统率诸阳经经脉，以精气血为基础，从上而下、从左到右、从内到外紧密联系，维持着机体的动态平衡。以经络为基础的三维正骨推拿手法通过手法疏通经络，达到内调脏腑，外治肢节的目的。

2. 中医筋骨理论 《素问·痿论篇》中载："宗筋主束骨而利机关也。"从功能上来说经筋的两个主要功能是"束骨"与"利机关"。经筋的功能含义颇广，包含了现代解剖学中肌肉、肌腱、筋膜、韧带的功能，可以认为经筋是对解剖学中软组织的总结。骨的概念包含骨骼与关节两个部分。筋附着于骨骼，骨是通过筋产生运动相连关系，骨与关节的发病和筋的损伤有着密切关系，骨与关节的病变对筋会造成一定程度的损伤。在经筋理论里骨、关节与周围组织维系正常结构关系是通过筋的"束骨"作用实现的，"筋骨平衡"状态使机体能满足生理需要以实现各种功能活动。"筋主束骨"的正常状态能维持颈椎的静力平衡，而颈椎的动力性稳定主要依靠"筋利机关"这一功能实现。颈椎病中医病因病机中有"筋出槽，骨错缝"的内容，筋原本的形态、位置、结构或者功能状态异常改变为"筋出槽"。"筋出槽"导致筋的"束骨"重要生理功能出现问题，无法对"骨"进行约束，骨位就会偏歪不正，在颈椎病的层面上就会出现棘突的偏歪、颈椎曲度的变直等退行性的变化，即"骨节间微有错落不合缝"为"骨错缝"是也。此时筋"利机关"的生理功能在"筋出槽，骨错缝"下受到不良影响，颈椎的运动功能失调，对神经压迫、刺激，从而产生相应症状。"骨不正"的病理状态在长时间的持续作用下会对筋伤有加重作用，如此形成了一个恶性循环。三维正骨推拿手法提出"筋骨并重，筋复为要"，在三个维度下对"筋出槽，骨错缝"的病理状态进行调整，松解痉挛的颈部软组织，恢复了偏离原本解剖位置的骨关节，达到"骨正筋柔"的生理状态。

3. 解剖学理论　三维正骨推拿手法注重从冠状轴、矢状轴、横断面三个不同层面入手。从脊柱解剖来看，人体的7节颈椎都是由椎体、椎弓，以及横突、棘突、关节突起等构成，寰椎特殊只有前后椎弓；枢椎的齿突在一定意义上可以视为寰椎的椎体，横突存在，有横突孔，椎体连接起来形成椎管，椎体之间形成的小关节有钩椎关节、横突关节，加上椎间盘、肌肉、韧带、神经等形成了颈椎的整体。通过从冠状轴、矢状轴、横断面三个不同层面上对颈椎解剖分解认知，脊柱在冠状轴层面上除椎体与椎间盘外，脊柱的侧弯、钩椎关节、横突关节等小关节的紊乱也在这一层面体现，而对脊柱侧屈的肌群如胸锁乳突肌、斜角肌等也可以归属在冠状轴；矢状轴对椎体椎间盘来说，体现在前屈与后伸的关系，脊柱过伸过屈、椎体前后部分位置的改变、前后纵韧带的调整归属于矢状轴，在矢状轴面上主要有颈椎的后伸肌群与前屈肌群，如斜方肌、头颈半棘肌、竖脊肌、头颈夹肌等，在深层有颈头长肌、头直肌等；横断面针对椎间隙变窄，椎体与椎间盘接触面，以及椎间盘与神经根、侧隐窝位置关系。三维正骨推拿手法强调手法的三维立体操作，在三个轴面上对病变节段脊柱进行松解与整复。在临床中运用解剖学理论指导手法操作，可以提高推拿治疗临床疾病的有效性与安全性。

4. 生物力学平衡理论　人体的运动是骨、骨关节与围绕其前后左右的肌群共同完成的，肌群之间的协同或拮抗作用维持人体运动状态下的平衡。以脊柱为例，脊柱作为人体的主要支架需要维持自身的稳定性，同时需要通过活动来适应人体的各种运动。生物力学上的两个"平衡"理论顺应而出，即由机体骨骼、韧带相互协同维持关节相对稳定的静力平衡，以及由机体肌肉等软组织在各种运动中维持关节相对稳定的动力平衡。静力平衡相对稳固不易受到影响，静力平衡与动力平衡在一定程度上能自我代偿，但在外伤、劳累损伤、长期姿势不当和外界病理因素刺激下会使得相拮抗的肌肉张力不对等，脊柱力线失去稳定性，在相对应的方向上失去了力的平衡，长时间受损的情况下骨关节会代偿性增生或移位以弥补失稳状态，机体的软组织也会代偿性发生改变，肌肉会长时间痉挛以代偿力量，出现条索状结节或僵硬，走行其中的血管神经因此会受到刺激和压迫，导致机体出现相应的症状。通过推拿手法对颈部肌群的放松，解除其痉挛状态，恢复力学特性，改善其做功效率，对骨、关节的解剖位置进行复位调整，促使其恢复原有的生物力学平衡。

二、临床应用

适应证主要是脊柱退行性疾病，如：颈椎病、腰椎间盘突出症、椎骨错缝、脊柱小关节紊乱、骶髂关节错位等。

三、技法操作

（一）施术前准备

1. 施术部位选择 受术者在接受三维正骨推拿治疗前，应注意着宽松衣物，充分暴露背部，不宜在破损、溃疡以及化脓性皮肤病等部位操作。

2. 体位选择 根据推拿的部位，选择可以使受术者舒适、施术者便于操作的治疗体位。

常用体位：仰卧位、侧卧位、俯卧位、坐位。

3. 环境选择 环境卫生要求应符合《医院消毒卫生标准》（GB15982–2012）的规定，保持环境安静，光线充足，清洁卫生，避免污染，温度适宜。

4. 消毒 施术者双手应用肥皂或洗手液清洗干净，再把双手用速干消毒剂消毒。

（二）施术方式

1. 颈椎部位的三维正骨推拿手法

（1）矢状轴位

1）棘突冲击法：受术者取俯卧位，头低放松，施术者立于受术者头前方，双手握住其颈部，通过对隆起的棘突向下冲击式挤压，修正上下关节突的前后方向的移位。

三维正骨推拿手法

2）松解椎间盘手法

①侧卧位旋转扳法：以向左侧扳为例，受术者取右侧卧位，头放松，施术者立于受术者头侧，右手从下托其头及颈项，拇指固定颈部，其余四指固定受术者椎间盘突出椎间隙的下一棘突，作为定点，以椎间盘突出椎间隙的上一棘突为动点，左手掌钩住其下颏部，双手相反方向用力，旋转颈项至弹性限制位，左手发力，给一瞬时力，常可听到"咔"样的关节弹响声，提示手法成功。受术者再取左侧卧位，施术者换手，右手发力，再旋转一次，手法完成。

②俯卧位旋转扳法：以向左侧扳为例，受术者取俯卧位，低头，头放松，施术者立于受术者头侧，左手从下托其下颏，右手拇指固定受术者椎间盘突出椎间隙的下一棘突，作为定点，其余四指固定颈椎，并以椎间盘突出椎间隙的上一棘突为动点，双手相反方向用力，旋转颈项至弹性限制位，左手发力，给一瞬时力，

常可听到"咔"样的关节弹响声，提示手法成功。施术者换手，右手发力，向另一侧再旋转一次，手法完成。

③坐位旋转扳法：以向左侧扳为例，受术者取坐位，低头，放松，施术者立于其背侧，右手拇指固定受术者椎间盘突出椎间隙的下一棘突，作为定点，其余四指辅助固定颈椎，并以椎间盘突出椎间隙的上一棘突为动点，左手托其下颌部，双手相反方向用力，旋转颈项至弹性限制位，左手发力，给一瞬时力，常可听到"咔"样的关节弹响声，提示手法成功。施术者换手，右手发力再旋转一次，手法完成。

（2）冠状轴位

1）颈椎过伸复位法：受术者取俯卧位，通过拉伸颈椎前纵韧带，促使椎间盘向前方移位，减轻对后纵韧带的压力，缓解椎管内压力。

2）颈椎过屈复位法：受术者取仰卧位，通过拉伸黄韧带，对椎孔扩容，减轻对神经根的刺激，促使松弛的纤维环紧张而使脱出的髓核回吸，均可减轻对神经根的刺激。

3）正棘手法：即通过侧推棘突法，来处理上下棘突关系，凡发现棘突偏歪的，或脊柱向一侧侧歪的，让受术者取俯卧位，低头，放松，以向右侧偏歪为例，施术者立于受术者头前面，右手掌握住其颈部左侧，左手握住其颈部右侧，同时右手拇指抵住偏歪之棘突，向左方柔和用力推挤棘突，3～5次。

（3）横断轴位

1）拔伸牵引法：受术者取坐位，施术者立于受术者后面，双手托住受术者下颌及后头部，对抗向上拔伸牵引3～5分钟，放松1～2分钟，再如法操作1～2次结束。

2）牵手推头法：受术者取坐位，施术者立于受术者侧方，一手牵受术者患侧手，另一手推受术者头部，两手反向用力，推拉3分钟。

2.腰椎部位的三维正骨推拿手法

（1）矢状轴位

1）棘突冲击法：通过对隆起的棘突向下冲击式挤压，修正上下关节突的前后方向的移位。

2）松解椎间盘手法

①侧卧位旋转扳法：以向左侧扳为例说明，受术者取右侧卧位，施术者面向受术者，左手置于受术者左肩上，以上一棘突为定点，右手触及其腰椎间盘突出间隙之下一棘突，作为动点，右肘置于左侧臀部上，双手向相反方向用力旋转腰椎至弹性限制位后，右肘向施术者右胁内下方发力，给一瞬时力，常听到"咔"样的关节弹响声为手法成功。再以同样方法，旋扳右侧，为手法完成。

②俯卧位旋转扳法：以扳右侧为例说明，受术者取俯卧位，施术者立于受术者左侧，左手以受术者椎间盘突出间隙之上一棘突为定点，右手抓握其右膝上端，以椎间盘间突出间隙下一棘突为动点，右手发力，向左肩方向拉伸受术者右大腿至最大范围，给一瞬时力，常可听到"咔"样的关节弹响声，提示手法成功。施术者再换另一边操作，完成手法。

③坐位旋转扳法：以向右侧扳说明，受术者取坐位，双腿夹坐在按摩床一端，双手抱头，腰稍屈，术者立于受术者身后，左手抵住椎间盘突出间隙下一棘突为定点，右手从受术者腋下穿过，抓握受术者左肩膀，嘱其放松，以上一棘突为动点，右手发力向右旋转受术者身体到弹性限制位，给一瞬时力，常可听到"咔"样的关节弹响声提示手法成功，再换一侧旋转，完成操作。

（2）冠状轴位

1）腰椎过伸复位法：通过拉伸腰椎前纵韧带，促使椎间盘向前方移位，减轻对后纵韧带的压力，缓解椎管内压力。

2）腰椎过屈复位法：通过拉伸黄韧带，对椎孔扩容，减轻对神经根的刺激，促使松弛的纤维环紧张而使脱出的髓核回吸，均可减轻对神经根的刺激。

3）正棘手法：通过侧推棘突，来处理上下棘突关系，凡发现棘突偏歪的，或脊柱向一侧侧歪的，受术者取俯卧位，术者立于棘突偏歪一侧，右手小鱼际置于偏歪一侧，左手掌根置于偏歪棘突对侧，左手掌根靠近脊柱向下冲击式按压，每次冲击式按压频率为每分钟约60次，每次约5分钟。

4）踩跷复位法：受术者取俯卧位，施术者单脚立于其身侧，一脚踩于受术者腰椎间盘突出的部位，以点踩、摇踩、颤踩、揉踩、搓踩之法，促使突出的椎间盘在冠状位复位。

（3）横断轴位

1）人工牵引法：受术者取俯卧位，施术者立于其足后，双手握住受术者双足踝，受术者双手紧握治疗床床头，放松腰部，对抗牵引3~5分钟，放松1~2分钟，再如法操作1~2次结束。

2）人工牵抖法：医患抓握同上法，但施术者在对抗受术者牵引的同时，以受术者腰椎间盘突出的横断面为定点，以每分钟60次的频率抖动受术者双足，促使突出椎间盘受重力作用下坠，从而复位。

3）滚腰法：受术者取仰卧位，屈髋屈膝，双手交叉抱膝，全身尽最大努力屈曲，施术者立于受术者右手一侧，左手托其头部，右手托其臀部，左右摇动受术者，让受术者按一定频率摇滚起来，保持其脊柱上各点在床面上做直线运动，操作3~5分钟为宜。

本法以每一节腰椎横断面为定点，作腰椎连续的过屈运动，能有效的恢复腰椎的生理曲度，拉伸上下关节突关节囊，解除关节滑膜嵌顿。

（三）施术后处理

协助受术者穿好衣着，整理床单，受术者取舒适体位短暂休息。

四、禁忌证

（1）各种急性传染病患者。

（2）各种恶性肿瘤的局部。

（3）各种溃疡性皮肤病患者。

（4）烧伤、烫伤部位。

（5）各种感染性、化脓性疾病和结核性关节炎患者。

（6）严重心脏病、肝病患者。

（7）严重精神病患者（不能合作、不能安静）。

（8）月经期、妊娠期妇女。

（9）胃、十二指肠溃疡急性穿孔者。

（10）年老体弱的危重病患者。

（11）诊断不明，不知其治疗要领的疾病，也应视为禁忌证，严防治疗失误。

（12）诊断不明确的急性脊柱损伤或伴有脊髓症状者，手法可能会加剧其脊髓损伤。

（13）血液病，严重血管病变或有出血倾向者。

五、注意事项

（1）操作前一定要确诊，排除禁忌证。

（2）操作要柔和，不要粗暴，以安全为第一要义。

（3）要注意调摄，受术者宜卧床，避风寒。

（注：本技法由湖南省岳阳市中医医院蒋学余团队提供）

第二节　筋骨调衡手法

一、技法简介

（一）技法定义

筋骨调衡手法是在中医理论（筋出槽、骨错缝）及西医理论（脊柱内外平衡失调）的指导下，结合中医的推拿手法和西医的整脊疗法，根据触诊与评估人体脊椎偏移（半脱位）的情况，采用不同的体位，通过各种手法（包括理筋手法，关节调整手法及内功手法）的运用，松解相关软组织（足太阳经筋），矫正偏移脊椎（督脉），同时配合相应功能锻炼（推拿功法），通过激活和提升人体治愈力（正气），恢复机体原有功能（骨正筋柔，气血以流）的一种非药物干预的疗法。

（二）技法特点

筋骨调衡手法的技法特点是首先明确诊断，排除禁忌证，根据病史、症状、体征、影像学和其他辅助检查的提示有的放矢地针对病变部位治疗。基于"筋骨失衡，以筋为先"的理论，手法治疗需"松解调整、筋骨同调"，以期机体达到"骨正筋柔、气血以流"的状态，整个流程需要精准诊断、科学评估、筋骨同调、康复训练等步骤。该法具有防治一体的功效，契合全生命周期健康管理理念。

（三）作用原理

1. 筋骨平衡是脊柱健康的基本条件　筋骨平衡是人体脊柱健康的保证。脊柱的筋主要具有以下3种功能：①束骨，即约束脊椎；②利机关，即附着在骨面上产生运动；③保护脊椎功能。只有筋骨平衡，脊柱才能正常。筋骨平衡既是脊柱健康的标志，也是治疗脊柱及相关性疾病的关键。筋骨平衡并非静止和绝对的，而是处在动态平衡之中。人体脊柱一系列复杂的生理活动，包括屈、伸、旋转都需筋骨处于自然状态即动态力学平衡下。中医学认为，筋骨在运动中保持平衡，才能使脏腑筋骨各司其职；反之，筋骨力学平衡失调，则会影响脏腑筋骨之协调平衡，导致损伤、退行性病变等出现，即"筋出槽、骨错缝"的病理状态。从西医学来看，脊柱要保持正常的生理运动及稳定，必须通过脊柱动力平衡及静力平衡共同协调完成。脊柱的动力平衡因素有肌肉、筋膜，脊柱的静力平衡因素有椎骨、关节、附件等，一旦任何一方出现力学失衡，就会引发脊柱内外应力分布不均而致脊柱失衡，日久则出现脊柱退变。将筋骨力学调至相对平衡是治疗脊柱及相关性疾病的关键环节，使筋骨失衡转向筋骨平衡，则脊柱病自愈。

2. 筋骨失衡是脊柱及相关性疾病的重要病机　"筋出槽"即筋失衡，是指筋的形态结构、空间位置或功能活动发生异常改变，其根本原因是筋骨失衡，但筋的异常在疾病的发生发展及治疗转归上有着更加重要的地位，临床治疗中必须充分重视筋之异常的调理和松解，才能更好地促进脊柱病的康复。"骨错缝"即骨失衡，是指关节位置发生异常。临床上，筋出槽者，未必骨错缝，但骨错缝则必有筋出槽。筋的异常，到一定程度可逐渐导致骨的异常，即骨异常往往是筋异常发展到一定程度后继发的病理改变，且两者可相互影响，即骨的异常反过来可加重筋的异常，病情就会进一步加重。临床研究同样发现，部分病程长、症状重的脊柱病患者，经过松筋手法治疗后临床症状很难缓解，但给予进一步整骨手法后，即可达到满意效果。筋骨失衡是脊柱病的重要病机。"筋出槽"则不能"束骨"，导致骨不正，即"骨错缝"，不能"利关节"，则脊柱运动失调。日久可发生传变，表病及里，筋病入骨。骨与关节的病理性改变，导致脊柱失衡，出现神经与脊髓的压迫及刺激，可见相应症状；骨歪则加重筋伤，如此反复，恶性循环，病情逐渐加重。

3. **筋骨调衡是脊柱及相关性疾病的重要治则** 脊柱及相关性疾病的根本原因是筋骨失衡，其中筋失衡为临床多见，骨失衡较为少见。中医推拿治疗强调"谨守病机，察阴阳所在而调之，以平为期"。针对上述两种失衡，治疗手法可分为松筋和整骨两部分，松筋主要采用弹拨、点按等手法以活血止痛、分离粘连，达到筋松痛止的目的，手法操作时应做到"持久、有力、柔和、均匀、深透"；整骨是通过各种运动关节类手法（如定点旋转扳法等）以改变突出组织和受压神经根的位置关系，达到骨正、筋柔、痛消的目的，操作时应做到"稳、准、巧、快"。整骨可以调整脊柱的静力性平衡，松筋则可调节脊柱的动力性平衡，二者相辅相成，相互配合，协同作用。临床运用应重视"筋骨一体论"和"筋骨并重"思想，纠正"骨错缝、筋出槽"的病理状态，重塑"骨张筋，筋束骨"的生理状态，根据受术者的病情可采用两类手法中的不同组合进行辨证论治。

二、临床应用

适应证：主要是脊柱疾病、脊柱相关性疾病和慢性筋骨病。

三、技法操作

（一）施术前准备

1. **施术部位选择** 受术者在接受治疗前，应注意着宽松衣物，充分暴露背部，不宜在破损、溃疡以及化脓性皮肤病等部位操作。

2. **体位选择** 根据推拿的部位，选择可以使受术者舒适、施术者便于操作的治疗体位。

常用体位：仰卧位、侧卧位、俯卧位、坐位。

3. **环境选择** 环境卫生要求应符合《医院消毒卫生标准》（GB15982-2012）的规定，保持环境安静，光线充足，清洁卫生，避免污染，温度适宜。

4. **消毒** 施术者双手应用肥皂或洗手液清洗干净，再把双手用速干消毒剂消毒。

（二）施术流程与方式

1. 精准评估　脊柱评估一般从症状、相关体征、专科触诊以及相关影像学检查四个方面综合考量。症状主要是指受术者此次就诊最主要的疼痛和功能障碍；相关体征包括脊柱的外形、活动度以及神经系统检查；专科触诊分为静态触诊和动态触诊，静态触诊一般用施术者手指寻找压痛点（大小、深度、形状等）以及牵涉部位；动态触诊一般用施术者双手配合受术者呼吸寻找活动受限关节的松紧度和弹性区间；影像学检查一般包括脊柱 X 线片、CT 三维重建、MRI 等。

2. 脊柱松解手法　松解手法是指在使用整脊手法前后，根据脊柱疾病的具体病理改变采用的手法，其目的是增加局部组织的痛阈和耐痛阈，改善脊柱周围肌肉的血液循环，缓解脊柱周围肌肉的高张力状态，为整脊手法的顺利实施创造条件，可以说整脊之前松解手法的使用是整复成功的基础。松解手法应具备持久、有力、均匀、柔和，且达到深透的要求。施术者应该熟悉局部的解剖结构，充分利用其解剖结构特点，灵活选用手法，同时要注意力量的变化，注意力量与技巧的有机结合，真正达到"法之所施，使受术者不知其苦"。临床常用的基本操作手法，包括一指禅推法、拿捏法、按法、揉法、擦法、点法、拨法等。

3. 脊柱调衡手法

（1）颈椎手法操作　以调整枢椎为例，受术者取仰卧位，施术者立于其头后右上方，与受术者呈 45°；令受术者下颌上仰 30°、左旋 45°；施术者左手自然托住受术者下颏，掌心固定下颏，左手前臂自然托住受术者左侧枕颞部；右手呈"握杯"状，示指指腹桡侧面抵住颈椎 C_2 右侧横突后结节后面与棘突右侧面，拇指按压受术者乳突，其余手指以杯状罩于枕骨部；随即固定右手指间关节、掌指关节及腕关节，肩部及上臂伸肌群发力使肘关节水平向左运动，力量通过固定的腕关节、掌指关节、指间关节传递到示指指腹桡侧面，推动 C_2 作高速、低幅的水平侧屈，位移 2～3mm；操作的瞬间施术者可触知关节位移感或闻及关节位移的弹响声，则操作完成。整复左侧与上述操作相同，但方向相反，操作完成后，重新评估上下节段椎体。整复其他颈椎时，操作相同，但施术者示指指腹着力点位置应着力于椎体病变侧，且发力方向不同（C_1 朝眼睛方向，C_2 朝鼻子方向，C_3 朝嘴巴方向，C_4 朝椎体垂直方向，C_5 朝对侧肩膀方向，C_6 朝对侧乳头方向）。

（2）胸椎手法操作　以调整第 6 胸椎（T_6）为例，受术者取低枕仰卧位，双臂交叉抱住对侧肩膀，施术者站于其右侧，并以剑突下压受术者双肘；施术者左手勾拉受术者对侧肩膀使其身体向右侧旋转；同时右手呈拇指伸直，其余四指握拳插于受术者 T_6 棘突两侧，然后让其重新躺平；此时施术者左手掌从受术

筋骨调衡手法——
胸椎手法操作

者头后握住其颈部，并轻轻向上托起受术者颈项部使胸椎前屈，当胸椎前屈的紧张感到达右手T_6棘突之上时，施术者上半身轻向前俯，嘱受术者吸气，在呼气末以体重的压力向前下按压受术者身体，力通过受术者双肘传递到T_6，操作的瞬间施术者可触知关节位移感或闻及关节位移的弹响声，则操作完成，重新评估上下节段椎体。整复其他胸椎时，操作相同，注意将下压之力移至调整胸椎节段。

（3）腰椎手法操作　以调整第3腰椎（L_3）为例，受术者取左侧卧位，右侧下肢屈膝屈髋，左侧下肢自然伸直。施术者面对受术者而立，左手拇指抵住L_3棘突，右手牵拉受术者左侧手臂使上段脊柱旋转，当脊柱旋转至L_3上时，此时左手拇指能感觉到明显的紧张感，并嘱受术者保持上半身姿势；施术者再以右手拇指抵住L_3棘突，左手掌根抵住受术者髂后上棘并使骨盆带动下段脊柱向左侧旋转，当脊柱旋转至L_3下时，此时右手拇指能感觉到明显的紧张感，嘱受术者保持下半身姿势，施术者重新站立，右手肘或手掌按压住受术者肩前处，左手肘或手掌按压在受术者右侧股骨大转子处，双手相对用力，将受术者腰部及肩前部旋转至最大限度后，做一高速、低幅的有控制的扳动，操作的瞬间施术者可触知关节位移感或闻及关节位移的弹响声，则操作完成，重新评估上下节段椎体。整复其他腰椎时，操作相同。

（4）骨盆手法操作　根据受术者症状，施术者完善其体格检查与骨盆平片检查，确定受术者骶髂前、后错位情况。以右侧骶髂前错位为例，受术者取左侧卧位，左侧下肢自然伸直，施术者面对受术者而立，右手示指位于受术者右侧骶骨处，拇指位于同侧髂后上棘处，左手驱动受术者右侧下肢被动地屈髋直至感觉到髂骨相对于骶骨运动，嘱受术者保持下半身姿势；施术者再以左手拇、示二指代替右手抵住髂后上棘及骶骨，同时右手牵拉受术者左侧手臂使上段脊柱旋转，直至感觉到骶骨相对髂骨运动，并嘱受术者保持上半身姿势；若骶髂关节前错位，则以左手鱼际触摸坐骨结节，右手置于同侧肩部，两手相对运动至最大限度时，右手作一向肩外的力，左手作一自下向上、自后向前的力，二者均为"寸劲"，即完成调整；若骶髂关节后错位，则以左手鱼际触摸髂后上棘，右手置于同侧肩部，两手相对运动至最大限度时，右手作一向肩外的力，左手作自髂后上棘向耻骨联合，二者同为"寸劲"，即完成调整，重新评估骨盆。

4. 内功擦法　受术者取俯卧位，施术者立于其一旁，并用同侧手掌全掌附着于受术者脊柱骶骨面，由骶骨经腰椎、胸椎至第七颈椎来回直线摩擦，操作时手指稍伸开，整个指掌贴在治疗部位，手掌中指应在脊柱正中矢状线上，以肩关节为支点，上臂主动带动手掌做前后往返运动，呼吸自然，不可屏气，以局部透热为度，操作时必须借助介质（如冬青膏），以防皮肤破损，施术者需要长期练习才能达到较好的疗效。

5. 功能锻炼 脊柱病和脊柱相关性疾病患者的发病及病情复发多是由于不良的姿势及生活习惯导致，致使脊柱及脊周肌群抗疲劳性下降以及肌群运动模式紊乱，即脊柱处于一个"上下失衡""前后失衡"及"内外失衡"的状态。所以，手法治疗后在中医导引、功法指导与自我康复训练相结合下，加强脊周肌群的锻炼有助于维持脊柱的稳定性，改善和维持关节活动范围，增强肌力，缓解疼痛，增强运动的协调性。因此，康复锻炼是延缓脊柱劳损退变进程，减少疾病复发，防治脊柱相关性疾病和慢性筋骨病极其重要的一环，且所占比重越来越大。常见的功法有易筋经、太极拳、八段锦等；其现代康复训练可以参照相关脊柱功能锻炼方法。

（三）施术后处理

协助受术者穿好衣着，整理床单，受术者取舒适体位短暂休息。

四、禁忌证

（1）各种急性传染病患者。

（2）各种恶性肿瘤的局部。

（3）各种溃疡性皮肤病患者。

（4）烧伤、烫伤部位。

（5）各种感染性、化脓性疾病和结核性关节炎患者。

（6）严重心脏病、肝病患者。

（7）严重精神病患者（不能合作、不能安静）。

（8）月经期、妊娠期妇女。

（9）胃、十二指肠溃疡急性穿孔者。

（10）年老体弱的危重病患者。

（11）诊断不明，不知其治疗要领的疾病，也应视为禁忌证，严防治疗失误。

（12）诊断不明确的急性脊柱损伤或伴有脊髓症状者，手法可能会加剧其脊髓损伤。

五、注意事项

（1）术者态度和蔼、严肃，治疗前与受术者有效沟通，解释治疗过程中可能出现的反应，避免引起不必要的恐慌和疑虑。

（2）术者注意个人卫生，不佩戴手饰，修剪指甲，推拿前后予以温水洗手，操作前搓热手掌，以免受术者受寒凉刺激。

（3）明确诊断，避免误诊漏诊：诊断先行、治疗跟上是一个临床基本原则，对症治疗才会有疗效，整脊疗法治疗脊柱病也需遵循此原则。

（4）根据病情选择合适的手法：法无优劣、契机则妙，每种整脊手法都有其最佳适应证，临床应用时应根据病情选择最安全、合适且有效的整脊手法来治疗疾病。

（5）手法熟练，发力适度：每种整脊手法操作的成功都需要术者掌握其基本原理和步骤，勤加练习，才能在面对不同受术者时得心应手地进行治疗。

（6）手法设计须符合基本力学原理：整脊手法本质上是一种外力，当外力作用到机体时，施术者一定要熟悉局部解剖结构和关节正常活动范围，才能保障其安全性、成功率与舒适度。

（7）合理制订疗程：运用整脊疗法治疗脊柱病需要根据受术者病情制订一个可以操作的治疗计划，疗程治疗才能真正达到较好的临床疗效。

（8）医患体位适当：整脊疗法重视医患的体位与相互配合，只有双方都处在舒适的体位，施术者才能用最小的力来达到最好的临床效果。

（9）严格掌握整脊疗法的适应证与禁忌证：整脊疗法有其禁忌证，临床操作时一定要根据触诊、病史、体格检查与影像学结果来共同分析。

参考文献

叶勇，汤伟，李里，等."筋骨调衡"手法理论溯源与临床应用探讨［J］.中国中医药信息杂志，2017，24（1）：108-109.

（注：本技法由湖南中医药大学第一附属医院叶勇团队提供）

第三节　冯氏正脊手法

一、技法简介

（一）技法定义

冯氏正脊手法是在中医外治法基础之上加以创新，以肘关节运动为主，治疗颈肩腰腿痛等疾病的一种推拿手法。

（二）技法特点

本手法治疗以肘关节运动为主，如肘震、肘推、肘揉等，结合各种复位方法，如颈、腰椎旋转扳法等，以纠正小关节错位，缓解肌肉痉挛。

（三）理论基础

本手法主要基于筋骨理论，"筋出槽、骨错缝"是其病理基础，"骨正筋柔、气血自流"是其治疗的原则。

二、临床应用

适应证主要有颈、腰椎病，如：腰椎小关节错位、椎间盘突出症、急性腰扭伤、颈椎病等脊柱相关疾病。

三、技法操作

（一）施术前准备

1. 施术部位选择　受术者在接受治疗前，应注意着宽松衣物，充分暴露背部，不宜在破损、溃疡以及化脓性皮肤病等部位操作。

2. 体位选择　根据推拿的部位，选择可以使受术者舒适、施术者便于操作的治疗体位。

常用体位：仰卧位、侧卧位、俯卧位、坐位。

3. 环境选择　环境卫生要求应符合《医院消毒卫生标准》（GB15982-2012）的规定，保持环境安静，光线充足，清洁卫生，避免污染，温度适宜。

4. 消毒　施术者双手应用肥皂或洗手液清洗干净，再把双手用速干消毒剂消毒。

（二）施术流程与方式

1. 手摸心会　受术者取俯卧位，全身放松，暴露腰部，施术者立于受术者的左侧，用大拇指缘触摸其棘突两旁，了解两旁肌肉的紧张度、腰椎后小关节的位置关系、病变节段反应点（可触及筋节）及压痛点，可根据需要配合后伸腰或做跟臀试验进一步了解腰部的情况，做到心中有数。

2. 松腰舒筋　受术者取俯卧位，全身放松，暴露腰部，用治疗巾覆盖其腰部及双下肢。施术者坐于其左侧床缘，用手掌在其腰椎棘突两侧揉推1~2分钟，然后从腰骶部向头侧做平推法2~3次；再将手前臂平放，以前臂上段至肘部区域于腰椎棘突两侧肌肉来回行擦、揉、拨法约2~3分钟，使受术者充分放松。之后施术者站立，用掌根或肘关节沿腰腿部膀胱经循行部位行揉法、推法，注意手法力度适中，持续2~3分钟，以疏通经脉，行气活血。

3. 肘震正脊

（1）受术者取俯卧位，全身放松，暴露腰部，施术者立于受术者侧方，手前臂与肩呈约30°夹角，用肘关节（尺骨鹰嘴）部，沿其腰椎棘突旁做平推运动，要求力度适中，以探明其病变腰椎节段的局部情况。

（2）探明部位后，先健侧，后患侧，由轻到重，术者逐渐增加压力，以腕关节做左右摆动，用肘关节（尺骨鹰嘴）部以适当压力做振动，沿受术者棘突旁交替进行推、按治疗约3～5分钟。

（3）以患侧为主，术者以肘关节（尺骨鹰嘴）部适当用力，一边振动，一边向上推压并快速向下拉至骶部，反复5次，再于最痛点处用力振动，按压2次，或用肘尖直接按压反应点，同时另一手握住受术者踝部做快速屈膝、外旋、内旋动作，必要时配合呼吸及咳嗽协调复位。

（4）完成上述操作后，摇晃受术者腰部，并拍击3次，以观察腰部及下肢的放松情况并通过反应点、压痛点的减轻或消失及肘关节下感觉的松软程度，以了解手法是否到位。如未到位，重复实施上述手法，但不能过于强求。

4. 整肌理筋　术者用一手的大拇指平行于受术者腰椎棘突，用另一手掌跟压住大拇指，沿棘突上下平推理筋，用肘揉、压、擦、弹指法或手指点按、拿、揉等手法放松腰、臀、腿紧张的肌肉筋膜，术毕。

（三）施术后处理

协助受术者穿好衣着，整理床单，受术者取舒适体位短暂休息。

四、禁忌证

（1）疾病急性期患者应慎做手法，如行此手法，力度宜轻不宜重。

（2）患有高血压、冠心病、陈旧性骨折者应慎用。

（3）皮肤破损、腰椎真性滑脱、肿瘤、结核、骨质疏松症患者禁用。

五、注意事项

治疗时强调手摸心会，触诊要精细，心中要明了，要有整体观，如治疗腰椎病时要注意腰椎左右、前后及上下的张力平衡，肘振以手指带动腕关节，要控制好频率节奏（有时操作要配合呼吸，比如咳嗽时瞬间用力），不快不慢，渗透力要强，操作到位时振动波能从腰部传播到全身，上到头部，下到足趾。

（注：本技法由邵阳市中西医结合医院罗书跃团队提供）

第四节 CMTT康复推拿技术体系

一、技法简介

（一）技法定义

CMTT康复推拿，即Chinese medicine training therapy，是在中医推拿学和现代康复医学理论指导下，借鉴康复医学中的评定、德国MTT（Medical training therapy）康复治疗训练等原理和方法，阐述和研究合理运用或改进中医传统推拿手法和功法训练来防治疾病、促进康复的方法规律和原理的一项新技术体系。

（二）技法特点

彭亮教授在通过学习并取得德国MTT运动康复认证后，在推拿临床实践中将德国MTT运动康复与中医推拿融合运用，从而逐渐形成了CMTT推拿康复技术体系。该体系旨在采用现代康复理念来分析中医推拿，并尝试改进中医传统推拿手法，促进推拿发展与时俱进；将中医推拿应用于现代康复治疗，即用于康复医学中的推拿，让推拿在康复中发挥应有的作用。其主要思路包括以下方面：引入康复评定，并结合经筋学说；与现代康复技术结合运用；吸收现代康复技术理念改良推拿手法；吸收运动学等优化推拿功法练习；磨合并形成康复推拿方案。

（三）理论基础

CMTT推拿康复技术体系作为一门交叉的新技术，其理论基础来源于康复与推拿，包含生物力学、肌筋膜链理论等现代康复理论基础，以及中医经筋学说相关理论。

1. 生物力学理论 生物力学是应用力学原理和方法对生物体中的力学问题进行定量研究的学科，是生物物理学的一个重要分支，主要研究作用于或发生于人体及其他各种生物体上不同形式"力"的学科，被称之为生物力学。其研究范围从生物整体到系统、器官，从静态、动态到体液的运输等。生物力学的基础是能量守恒、动量定律、质量守恒三定律并加上描写生物性的本构方程，其研究的重点是与生理学、医学有关的力学问题。依据研究对象的不同，生物力学一般可分为生物流体力学、生物固体力学和运动生物力学等。

推拿无论是手法的应用还是功法的练习，都是运动力量的使用效应，涉及运动生物力学范畴，可以利用生物力学原理来分析推拿手法及功法，以及它们作用于人体产生的力学相关效应，这将有利于康复推拿的转化升级。

2. 肌筋膜链理论 在标准的解剖学描述之中，肌肉–骨骼的概念是以一个关于运动的纯机械式的模式呈现的。大多数研究者习惯于孤立地看肌肉，将运动分割成独立的功能区，而忽视了它在生理上是一个无缝连接的整体。当人体某一部分运动时，整个身体都在响应。功能上，只有一种组织能协调这种效应，那就是结缔组织。当我们学习骨骼肌肉相关知识时，往往是肌肉或者是对骨骼的孤立思考，忽视了对肌筋膜网络的起源和特质的理解，而正是这种结构，将肌肉和骨骼连接成整体，无论肌肉如何单独工作，它总会通过筋膜网对整体的连续性有功能上的影响，医者需要跳出肌肉孤立论的框架来思考整体的问题，这就是肌筋膜链主体的思想，由此形成了所谓的"解剖列车"的概念。

肌筋膜链理论认为，纤维系统是一个全身反应性的生理网络，其重要性和应用范围与循环系统和神经系统相当。肌筋膜经线是非常有用的模式，可以在纤维系统的运动部分被辨认出来。肌筋膜链学说提出的"张拉整体结构"是一种生物力学的结构模型，是肌筋膜链学说认识人体的重要思维模式。张拉整体结构，指机体结构保持完整性，是因为其内部交织的总张力与相对应的总收缩力达到了平衡。张拉整体结构的特点就是局部压力和周围持续的张力保持平衡。身体如何平衡张力和收缩力，对于结构的稳定性至关重要。张拉整体结构在一定程度上可以被认为是人体张力分配器。

3. **经筋理论**　对于推拿手法而言，与之直接相关的中医基础理论来自于经络学说，特别是与运动功能相关的"经筋"，其次是人体表面的"皮部"。经筋是十二经脉的附属部分，是十二经脉之气"结、聚、散、络"于筋肉、关节的体系。经筋具有联络四肢百骸、主司关节运动的作用。《说文解字》解释作"肉之力也""力，筋也"。段玉裁注说："筋者其体，力者其用也。"说明筋是能产生力量的肌肉；而"腱"是"筋本"，是筋附着于骨骼的部分。"筋"，是肌肉的总称，经筋的活动有赖于十二经脉气血的濡养和调节，全身筋肉按十二经脉分布划分为十二组肌肉群，以手足三阴三阳名之为十二经筋。对经筋学说进行深入研究，深度发展经筋学说，是现代推拿治疗理论基础的必然要求，包括经筋的走向连接、功能变化、与组织器官脏腑的关系、病理基础等方面均亟待发展，同时需要将经筋理论与现代康复学中的肌筋膜链理论相比较，是中医学理论发展的重要环节。

二、临床应用

CMTT推拿康复技术体系主要适用于慢性疾病和康复医学领域。

三、技法操作（以颈项部为例）

颈项部不适是临床常见的问题，其病因主要包括急性损伤、慢性劳损，以及因车祸、撞击等导致的急性外伤。一般慢性劳损性颈项部问题主要与患者的职业、姿势、起居习惯、所处环境等因素密切相关，部分与急性损伤或颈椎关节位置变化没有得到及时治疗有关。对于急性损伤或颈椎关节错缝没有得到及时治疗的受术者，对其病史的追踪和现状的评估至关重要，干预起来更加复杂，亦可以参考此部分的讨论内容，结合受术者实际情况进行尝试性治疗。

由于结构和功能上的密切联系，颈项部评估与治疗往往需要将肩部复合体一并进行考虑。

（一）评估与诊断

1. 静态评估　颈项部静态评估主要包括颈项部肌肉外观、颈椎生理曲度的变化等内容。

（1）颈项部肌肉外观　颈项部外形上可以观察浅表肌肉的轮廓，以判断肌肉对于颈椎的影响等因素。这些肌肉可能涉及斜方肌、斜角肌、胸锁乳突肌、头夹肌、冈上肌等。部分受术者可因长期保持固定姿势，颈项部出现纤维组织增厚及脂肪堆积，出现俗称的"富贵包"。

（2）颈椎生理曲度　颈椎生理弯曲是在婴儿自主抬头活动中逐渐形成，正常为30°~35°伸展位，这一角度为颈椎矢状面运动的中立位。颈椎生理曲度可以通过侧面观察进行初步评估。常见的变化有生理曲度过大、变直或反弓。

纵向上，颈项应基本保持在正中线。可以结合在不同颈椎屈曲角度下观察和触诊的方法，判断是否存在颈椎小关节偏向、旋转移位。如出现颈项偏移，则应考虑肌肉紧张度的影响、颈椎侧向移位等因素。同时在受术者前面、后面观上，还应注意是否伴随有颈项头部旋转等下意识的异常姿势。

2. 关节活动度与经筋　颈椎活动由多节颈椎关节活动联动组成，一般难以单独出现个别关节活动。因此颈椎关节活动度以颈项部整体为观察角度。

颈椎整体可以完成三个自由度的活动，包括屈伸、侧屈、旋转，以及联动配合出现的环转、前后侧向平移的动作。

术者需要对受术者进行主动运动、被动运动活动度（ROM）的评估。出于安全考虑，一般建议先进行主动评估，再进行被动评估。在进行侧屈、旋转等评估时还需要进行双侧对比，一般双侧差异在5°~10°或以上可以认为显著差异，有临床意义。同时，询问受术者是否伴发疼痛。被动评估时也需询问是否伴发疼痛。

颈项活动度与经筋的关系主要体现在活动异常的部位、功能和疼痛上。

（1）颈项后侧（屈伸）功能障碍　颈项后伸活动度受限或活动度增大，伴发颈项后部疼痛——足太阳经筋、手太阳经筋。

（2）颈项侧面（侧屈）功能障碍　颈项侧屈活动度受限或活动度增大，伴发颈项侧面疼痛——手少阳经筋。

（3）颈项侧前（旋转）功能障碍　颈项向同侧旋转活动度受限，伴发颈项侧前疼痛——手阳明经筋。

3. 疼痛

（1）疼痛性质　疼痛是颈项部最为常见的症状。需要从以下几个方面了解颈项疼痛性质。疼痛感受：胀痛、刺痛、跳痛、放电样疼痛；疼痛与活动的关系：静息痛、活动时疼痛、活动后疼痛；疼痛时间性：持续痛、阵发性疼痛、瞬间疼痛、夜间痛。

（2）疼痛分级　一般采用视觉模拟评分法（VAS）、数字评定量表（NRS）、McGill疼痛问卷来评估受术者的疼痛程度。VAS以疼痛线段长度计量，而NRS以受术者估计数值（0~10）估量，都是用于量化受术者在一定时间内疼痛程度的常用测量方法，也可以用于治疗前后对比。对于中医推拿治疗而言，一般不太注重计量，而以与受术者的充分交流来了解受术者疼痛程度。当与康复评估方法结合使用时，可以适当加入这些计量的疼痛分级方法，也是体现推拿与康复结合的一个方面。

（3）痛点与穴位　痛点具体分为以下几种：①痛点：受术者直接描述某一点疼痛，可用手指指出具体定位；②半隐性痛点：受术者自述某一块区域疼痛，由施术者触诊找出具体疼痛点；③隐性痛点：由施术者在受术者非疼痛区域找到的隐性疼痛点。

这些痛点在颈项部问题表现中往往与中医经络学说中的常见穴位吻合。例如：颈项局部的风池穴、颈百劳穴、颈夹脊穴、肩中俞穴、肩外俞穴、肩井穴等；循经远处的曲池穴、三间穴、中渚穴、后溪穴、合谷穴、外关穴等。

4. 肌力评估　
颈项部肌力评估对于施术者了解颈项部稳定有重要意义。当怀疑受术者颈项出现失稳情况时，例如，受术者较瘦，有疲劳表现时，肌力评估可以使治疗师初步掌握神经肌肉状态。

5. 辅助检查　
如臂丛神经牵拉试验、椎间孔挤压（叩顶）试验等。

（二）技术方法

1. 常规推拿手法　
常用于颈项部治疗的推拿手法包括：

（1）应用于软组织层以疏松肌筋的掌推法、捏拿法、配合颈项屈曲侧屈或牵伸预摆位的滚法或揉法揉肩等。疏松肌筋一般应沿着功能障碍所涉及的经筋进行。

（2）应用于痛点以行气活血止痛的一指禅推法（推摩法推颈项三线）、按法（如拇指按肩井穴等）。止痛手法可应用于痛点、隐性痛点，需要耐心寻找与受术者功能障碍有关经筋上的穴位或隐性痛点。

（3）应用于关节以整复错缝的屈伸法、摇法（环转摇颈法）、扳法（颈项部斜扳法、颈椎定位旋转扳法）、拔伸法等。

2. 关节松动术 针对由于颈椎小关节僵硬而产生的功能障碍或疼痛，可以选用以下关节松动手法：

（1）俯卧位P–A 受术者取俯卧位，施术者采用相叠的拇指指腹向下推动受术者棘突，力度以施术者体会到适当颈椎之间滑动为宜。如果棘突疼痛则用拇指和弯曲的示指桡侧面推动受术者两侧横突向下。该方法也是颈项稳定性评估方法，一般应用于当受术者屈伸颈项部出现功能障碍或疼痛时，每次治疗一般松动5～10次，治疗后评估受术者疼痛是否有所缓解。

（2）侧向颈椎松动 受术者取侧卧位，施术者采用示指掌指关节桡侧推动受术者疼痛处颈椎横突侧面向下，侧向松动受术者颈椎。该方法一般应用于当受术者侧屈颈项部出现疼痛时，每次治疗一般松动5～10次，治疗后评估受术者疼痛是否有所缓解。

（3）生理关节面松动 受术者取坐位，坐在一个靠背椅上，用椅背固定住身体躯干。施术者站立于受术者侧后方，用手臂固定受术者前额，用手掌抱住其枕后稍向上牵引受术者头部，同时将小指留于治疗节段上一节段棘突上。另外一手大鱼际抵住该小指侧下方，用朝向受术者眼球方向的力量推小指的侧下方，以滑动关节。该方法一般应用于当受术者屈伸颈项部出现疼痛时，每次治疗操作6～10次，治疗后评估受术者疼痛是否有所缓解。

（4）动态关节面松动 受术者取坐位，坐在一个靠背椅上，用椅背固定住身体躯干。施术者站立于受术者侧后方，用一手拇指固定疼痛节断横突或上关节突。另一手示、中指或拇指向关节面方向施以适当的滑动，嘱受术者缓慢重复有问题的运动（一般为旋转），最后一次给予加压。该方法一般应用于当受术者颈项部旋转出现疼痛或受限时，每次治疗操作6～10次，治疗后评估受术者疼痛是否有所缓解。

3. 易化牵伸术 易化牵伸术（PNF）在颈项部的应用主要涉及与颈项侧屈、旋转、屈伸功能障碍相关的斜方肌上部、肩胛提肌、斜角肌等，主要用以缓解因这些肌肉痉挛而产生的活动受限。

以斜方肌上部牵伸为例：受术者一般取坐位（或仰卧位），施术者于其身后用一手前臂压住患侧肩峰部，另一手轻抚头侧。①嘱受术者深呼吸，在其呼气时，引导受术者自主将头向健侧侧屈，屈至稍有牵伸感觉即可，并固定于此角度20～30秒。②嘱受术者深呼吸，在其呼气时，引导受术者自主将头缓缓低下，至稍有牵伸感觉即可，并固定于此角度20～30秒。③再嘱受术者深呼吸，在其呼气时，引导受术者自主将头向患侧方向旋转，至稍有牵伸感觉即可，并固定于此角度20～30秒。④最后施术者将手置于受术者下颌及枕后，令受术者适度用力将头反向旋转与施术者手相对抗6秒，此操作可重复2～3次。注意牵伸时，动作均需受术者自主完成，施术者只给予方向上的引导和指令，不能有施术者用力牵伸，以免出现伤害。

4. 筋膜松解手法 受术者取仰卧位，施术者坐在床头侧。施术者双手掌面朝上，置于受术者功能障碍节段的关节突下面，上抬受术者颈后部组织，力度控制在仅按压皮肤及皮下浅筋膜部，并保证双手不在受术者皮肤上滑动。施术者监测颈项上下运动、左右旋转及扭转活动时是否出现松紧对称或不对称的关系。在确定存在松紧不对称后，施术者还应在松紧障碍处施以直接或间接手法。力度保持在非常轻柔到中等强度范围，施力应保持20～60秒，或触诊到软组织松解。施术者也可以继续操作，进一步松解组织，直到再没有松解产生。深吸气或其他有利于松解的方法有助于该操作的实施。

5. 神经松动术 对于颈项部问题主要涉及在椎间孔狭窄处、斜角肌处以及肩部存在臂丛神经受压出现上肢放射样疼痛时，可以采用神经松动技术，包括对于正中神经、尺神经、桡神经的松动。

（1）正中神经松动术 受术者取仰卧位，将患侧肩关节外展至出现症状或局部组织张力增加的位置，施术者站在患侧，用一只手固定受术者的拇指和其他手指，用另一侧上肢的肘和大腿固定患侧上臂，腕关节背伸并确保肩关节的位置不动；前臂旋前并确保肩关节位置不动；肩关节外旋至出现症状或感觉局部组织张力增加；肘伸直到出现症状；嘱受术者颈椎向对侧偏。

（2）尺神经松动术 施术者一手按肩胛骨下沉固定，另一手抓手指，使指伸（环指、小指尤为重要）肘伸展，腕背伸前臂旋前。肩外展110°，逐渐屈肘，使患侧手掌面靠近耳朵。

（3）桡神经松动术 受术者取仰卧位，术者站于患侧并将肩置于床外侧，施术者用大腿将肩胛骨向下肢方向推；施术者一手放于患侧肘关节，另一手握住腕关节将其肘伸直并牵伸；握手腕的手将肩关节内旋；肩外展；腕关节尺偏并掌屈，大拇指内收，颈椎向对侧偏。

6. 运动康复训练

（1）重复性运动 受术者在固定躯干的情况下，自主进行颈项各方向的运动练习，包括屈伸、侧屈、旋转、前后平移。根据受术者功能障碍类型进行训练动作的选择，每次重复动作5～6次。重复运动后，受术者症状应有改善或中心化趋势，如无改善，或有症状加重，则不应开展重复性运动。对于第一次进行练习的受术者需要有施术者进行引导教学。

（2）稳定性训练

第一阶段：局部稳定-深感觉，包括深层颈椎肌群激活、关节重置训练。

第二阶段：静态稳定，包括动眼运动训练、颈部肌肉静态维持。

第三阶段：动态稳定，包括无负荷、轻负荷、较重负荷下的颈项肌肉力量训练。负荷可以是重力、瑞士球、弹力带或其他阻力器具。

（3）推拿功法训练　推拿功法训练是运动康复的重要组成部分，可加入第三阶段的稳定性训练之中，或供受术者进行日常锻炼使用。例如：五禽戏—"猿提""鹿抵"；八段锦—"五劳七伤往后瞧"；易筋经—"九鬼拔马刀""倒拽九牛尾"；马王堆导引术—"雁飞""鹤舞"等。

（三）干预方案路径

以下以线路图（见图4-1）的方式将技术方法模块中的各项方法应用于颈项部病例的康复治疗，提出供参考的临床康复推拿干预路径。

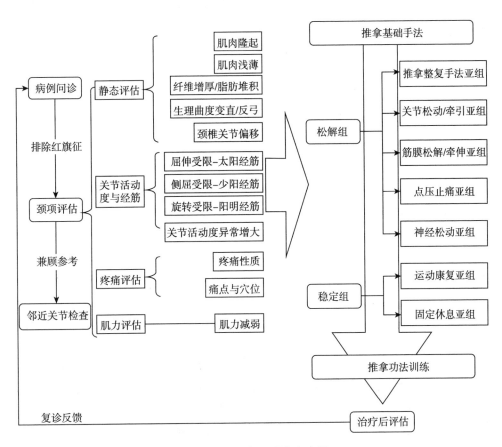

图4-1　颈项部干预方案路径

1. 评估诊断　主要涉及静态、关节活动度、疼痛症状和肌肉力量，并结合经筋功能障碍进行评估判断。

2. 灵活性与整体原则 鉴于颈项部症状的复杂性，强调临床个性化治疗，需要施术者灵活运用干预手段。颈项部问题的干预治疗手段层出不穷，施术者可以不断丰富治疗方案，如针灸疗法、肌内效贴布等。

3. 路径分组干预 本技术路径中的干预方法将有利于不同亚组的治疗手段融入到推拿治疗过程中，主要步骤包括：①推拿基础手法；②松解组或稳定组治疗干预；③推拿功法训练。松解组或稳定组又细分不同亚组，由不同手法技术为主进行干预。治疗师可以根据评估、判断、确认的结果选择不同的亚组干预方法，组合成康复推拿治疗套路进行干预。建议干预后进行评估，疗程结束后进行系统评估。

4. 功法与康复训练 推拿功法干预的标准强度动作一般适用于疼痛症状和功能障碍得到一定缓解的受术者，不用于NRS疼痛评分大于4分的受术者。但可以允许受术者慢慢尝试在无痛范围内进行小幅度、低强度的练习。例如五禽戏中的"猿提"，提肩缩脖的程度及旋转颈项的幅度均可以减小进行练习。

四、禁忌证

（1）急性创伤，不能进行头部运动，椎体敏感者。

（2）强直性脊柱炎，急性类风湿性关节炎等患者。

（3）脊髓压迫症状，意识障碍，听力及视觉障碍者。

（4）恶性肿瘤患者，夜间盗汗，食欲降低或不明原因的体重减轻者。

（5）有手术史者。

（6）长时间的综合治疗无效，夜间疼痛，改变运动方向，变化体位不能缓解疼痛者。

（7）头晕，复视，吞咽障碍，昏厥；构音障碍，言语困难；恶心，眼球震颤者。

五、注意事项

（1）康复与推拿的融合程度是CMTT康复推拿应用的关键，主要依赖于施术者对康复推拿理念的深入理解和不断实践，使之融会贯通。

（2）施术者需要考虑颈项与邻近部位之间的关系，特别是背部胸椎、肩及手臂等部位的关节、软组织功能障碍和病理因素可能影响到颈项部的症状和功能。

（3）施术者需对颈项部推拿功法训练有一定的经验，对其动作的原理和强度要有一定认识。

（注：本技法由湖南中医药大学彭亮团队提供）

第五节　理筋治筋骨推拿手法

一、技法简介

（一）技法定义

理筋治筋骨推拿手法是指在中医理论指导下，通过理筋达到解除受术者疼痛的推拿手法。

（二）技法特点

理筋手法有许多重要的调理作用，是其他疗法无法代替的，在筋伤疾病的调理中占有重要的地位。其作用除与手法有关外，还与所选取的经络、穴位和某些特定部位有一定关系。

《素问·生气通天论篇》："骨正筋柔，气血以流，腠理以密，如是则骨气以精，谨道如法，长有天命。"通过理筋实现筋柔骨正，自然就可以解决很多筋伤疾病。

（三）理论基础

1. 中医学理论　经络腧穴是推拿学的重要组成部分，推拿治疗与经络腧穴密切相关。经络是人体气血运行、联络脏腑及全身各部、沟通上下内外的通道。腧穴是脏腑经络气血输注于体表的部位，也是疾病的反应点和推拿的治疗点。

十二经筋，简称"经筋"，是十二经脉连属的筋之总称。最早见于《灵枢·经筋》，在《素问·厥论篇》和《灵枢·官针》里也有部分内容。《说文解字》曰："筋为肉之力，腱为筋之本。"经筋与运动功能密切相关。十二经筋位于十二经脉相应区域的皮部深层。每条经筋均由大小形状不一的"大筋、小筋、膜筋"等构成，一律呈向心性分布，即各起自四肢末端，结聚于关节和骨骼等部位，有的进入体腔，但并不直接连属脏腑，最后多终止于头面部。手、足三阳经的经筋，其性多刚，主要分布在肢体外侧和躯干背面；手、足三阴经的经筋，其性多柔，主要分布在肢体内侧和躯干前面。

筋束骨，骨张筋，《素问·五脏生成篇》曰："诸筋者皆属于节"。说明人体之筋都附着于骨上，大筋联络关节，小筋附于骨外。《灵枢·经脉》曰："筋为刚。"《素问·痿论篇》曰："宗筋主束骨而利机关也。"筋性韧劲有力，连属关节，络缀形体，使全身关节活动自如，主一身之运动。

2. 解剖学理论　自从显微镜被发明以来，在西医学中倾向于把事物分解得越来越细小，以研究它们所扮演的角色和作用。比如现在几乎所有的解剖教科书在阐述肌肉的功能时，都孤立地看待骨骼上的单块肌肉，而忽略了其上下之间的连接，剥夺了神经与血管的连接，脱离了临近的组织结构，这是一种"肌肉孤立论"，由于人们一直禁锢于"肌肉孤立论"，把它当作一种"标准分析"，且简单地认为：只要将单块肌肉的功能简单叠加，就可以得出人类动作和稳定时所需要的复杂功能。而托马斯·迈尔斯等人提出，尽管肌肉可以孤立运作，但它总会通过肌筋膜网对整体的连续性有功能的影响。所谓肌筋膜是指肌肉组织和伴随它的结缔组织网之间的成束而又不可分割的特性。通过解剖发现，一些纵贯于全身的结缔组织、薄膜和线条将人体的肌肉有序的连续起来，形成了有迹可循的肌筋膜"经线"，这些线类似地球的经线和纬线，围绕人的身体，故曰"经线"。肌筋膜的经线是基于解剖学的一种拉力线，负责传递张力和弹力，通过包绕骨骼的肌筋膜来协助运动并提供稳定性，反映人体动态的张拉整体结构。简而言之，有效的肌筋膜经线必须有直接的纤维连接，可以传递作用力并且方向与深度保持一致。

二、临床应用

理筋手法不仅可整复移位的组织，而且有行气活血化瘀、消肿止痛解痉、舒筋活络、滑利关节、理筋顺络、整复错位、驱邪蠲痹、温经散寒等作用。

适应证主要是筋伤疾病，如：颈椎病、落枕、腰肌劳损、肩周炎、腕管综合征、膝关节疾病、踝关节扭伤等。

三、技法操作

（一）施术前准备

1. 施术部位选择　受术者在接受理筋推拿治疗前，应注意着宽松衣物，充分暴露背部，不宜在破损、溃疡以及化脓性皮肤病等部位操作。

2. 体位选择　根据推拿的部位，选择受术者舒适、施术者便于操作的治疗体位。

常用体位：仰卧位、侧卧位、俯卧位、坐位。

3. 环境选择　环境卫生要求应符合《医院消毒卫生标准》（GB15982-2012）的规定，保持环境安静，光线充足，清洁卫生，避免污染，温度适宜。

4. 消毒　施术者双手应用肥皂或洗手液清洗干净，再把双手用速干消毒剂消毒。

（二）施术流程与方式

（1）施术者在施术部位涂抹橄榄油、精油和润滑剂等，用大拇指指腹、掌根部或指间关节紧贴患处，作与经筋平行直线平推动作，以受术者耐受为度，不可暴力。直至痉挛点或条索状变软。

（2）施术者用指腹、掌根部或掌尺缘紧贴患处，与经筋垂直弹拨动作，以受术者耐受为度，不可暴力。

（3）施术时间视病情而定，不可损伤受术者皮肤。

（三）施术后处理

协助受术者整理衣着，整理床单，受术者舒适体位短暂休息。

四、禁忌证

（1）年老体弱、伴有严重器质性疾病者。

（2）急性筋伤伴较大血肿或开放损伤出血者，孕妇，伴有骨折、脱位的急性筋伤者等均需慎用。

（3）恶性肿瘤患者。

（4）骨强度明显降低者。

（5）骨、关节化脓性感染、结核等感染性疾病患者。

（6）严重的软组织感染者。

（7）内伤属脏腑损伤者。

（8）凝血机制障碍或血管脆性增加者。

五、注意事项

（1）操作前一定要确诊，排除禁忌证。

（2）操作要柔和，不要粗暴，以安全为第一要义。

（3）要注意调摄，受术者宜卧床，避风寒。

（注：本技法由怀化市中医医院谌筱晗团队提供）

第六节　远端拨按手三阳经筋法治疗颈型颈椎病

一、技法简介

（一）技法定义

远端拨按手三阳经筋法可有改善颈型颈椎病患者颈椎活动功能、上斜方肌软组织张力和疼痛的作用，其中，循筋拨按远端手太阳经筋和手少阳经筋相较于手阳明经筋，其改善颈型颈椎病受术者功能的效应更优。

（二）技法特点

1. 疏通经脉气血和调整经筋整体功能　《灵枢·经筋》篇侧重于从整体阐述经筋功能，经筋的各部分作为一个整体，生理上相互联系，病理上相互影响。因此，经筋病治疗主要调之于筋。根据经筋循行，手阳明经筋"起于大指次指之端，结于腕，上循臂……从肩髃上颈"；手太阳经筋"起于小指之上，结于腕，上循臂内廉……上绕肩胛，循颈"；手少阳经筋"起于小指次指之端……上肩，走颈，合手太阳"，可见手三阳经筋主要加强上肢、肩与颈项部联系。治疗上可以沿手三阳经筋上肢部分作弹拨法以调整经筋整体，达到治疗颈项部经筋病变的目的，临床实际操作时还可以根据五输穴的治疗规律，阳经输穴可以治疗关节酸楚疼痛类疾病，在对应经脉按压输穴以激发经气，提高疗效。同时，中医"标本"理论强调经脉腧穴部位的上下对应关系，阐明四肢部与头面、躯干部之间经气循行的升降出入。因此临床治疗可以取四肢的穴位或部位（即"本"）来治疗头面、躯干（即"标"）的疾病。因此，循筋远端拨按的理论指导主要是经筋理论和"标本"理论，意在疏通经脉气血和调整经筋整体功能。

2. 改善颈椎活动度和局部软组织张力　经筋的功能是"主束骨而利机关"，经筋功能障碍会导致关节的运动异常。当颈项部受到风寒湿邪侵袭或长期伏案工作、慢性劳累、跌打损伤等病因影响后，引发循行经过颈项的经筋绷紧、牵拉、痉挛、掣痛，使关节活动不利，即《灵枢·经筋》篇中谓之"支、引、转筋、筋急、挛、纽痛"，西医学认为此时已经产生颈部肌肉纤维组织受损，局部软组织产生无菌性炎症，大量代谢物聚集，肌肉纤维变性等病理变化，继而使筋膜软组织张力改变。同时，由软组织劳损导致的局部软组织张力改变是颈椎病发病机制的关键环节。软组织张力改变，筋膜内压力增高，神经受到应力刺激，产生的张力性疼痛也是大部分受术者颈痛的重要原因。由此可知，经筋的整体功能是主束骨、利机关，局部绷紧、牵拉、痉挛、疼痛和活动障碍是经筋病变。颈椎的活动功能和局部软组织张力能反映颈项部经筋的整体功能。

（三）理论基础

1. 中医经筋理论　中医学认为颈型颈椎病的病位在颈项部经筋，属于中医经筋病的范畴，推拿可以直接作用于受损经筋，舒筋活血，恢复经筋气血濡养，消除疼痛，调节患者整体身心状态，治疗优势明显，且简单易行，安全可靠，是颈型颈椎病患者的首选方法。指导其临床应用的核心理论是经筋理论。

经筋是十二经脉之气结、聚、散、络于筋肉、关节的体系。根据《灵枢·经筋》篇可知，手足三阳经筋均循行于颈项部，在颈项部的循行分布大致是足阳明经筋在正前方，至缺盆而结，上颈，上挟口；手阳明经筋在侧前方，从肩髃上颈；

足太阳经筋在正后方，上挟脊上项，结于枕骨；手太阳经筋在侧后方，走腋后廉，上绕肩胛，循颈，出足太阳之筋前，结于耳后完骨；手少阳经筋在手太阳经筋前方，上绕臑外廉，上肩，走颈，合手太阳；足少阳经筋在手阳明经筋后方，循耳后，上额角。可见，手三阳经筋主要加强上肢、肩与颈项部的联系，足三阳经筋主要加强下肢、躯干与颈项部的联系。这些颈项部的经筋通过"结、聚、交、合"的分布特点约束和联缀维持颈椎的平衡稳定。《灵枢·经筋》篇侧重于从整体阐述经筋功能，经筋的各部分作为一个整体，生理上相互联系，病理上相互影响。因此，当颈项部受到风寒湿邪侵袭或长期伏案工作、慢性劳累、跌打损伤等病因影响后，引发循行经过颈项的经筋绷紧、牵拉、痉挛、掣痛，谓之"筋急"，根据手三阳经筋加强上肢、肩与颈项部联系的特点，可以在手三阳经筋上肢部分作弹拨法治疗颈项局部经筋损伤，临床实际操作时还可以根据五输穴的治疗规律，阳经五输穴可以治疗关节酸楚疼痛类疾病，在对应经脉按压腧穴以激发经气，以提升疗效。

2. **中医标本理论**　循筋远端拨按治疗颈项部疾病的另一个理论依据是"标本理论"。"标本"理论始见于《灵枢·卫气》篇，"标"原义指树梢，引申为上部，后泛指头胸腹部及背部的相应经脉区域，亦是气血弥散之处；"本"原义指树根，引申为下部，后多泛指四肢末端至肘膝这一段经脉，亦是气血聚集之处。可见，"标本"理论强调经脉腧穴部位的上下对应关系，阐明四肢部与头面、躯干部之间经气循行的升降出入。因此，临床治疗可以取四肢的穴位或部位（即"本"）来治疗头面、躯干（即"标"）的疾病。临床研究证实膝骨性关节炎循经筋远端阿是穴灸法镇痛优于传统经穴灸法；采用经筋远端刺法对颈型颈椎病具有良好的止痛效果，并且即时止痛效果优于电针治疗；还有研究表明循筋远端刺激能改善正常的生物应力结构，一定程度上纠正过度牵拉的"应力线"，缓解疼痛。

二、临床应用

适应证：主要针对颈型颈椎病。

三、技法操作

（一）施术前准备

1. **施术部位选择**　受术者在接受推拿治疗前，应注意着宽松衣物，充分暴露施术部位，不宜在破损、溃疡以及化脓性皮肤病等部位操作。

2. **体位选择**　根据推拿的部位，选择受术者舒适、施术者便于操作的治疗体位。

常用体位：仰卧位或坐位。

3. 环境选择　环境卫生要求应符合《医院消毒卫生标准》(GB15982-2012)的规定，保持环境安静，光线充足，清洁卫生，避免污染，温度适宜。

4. 消毒　施术者双手应用肥皂或洗手液清洗干净，再把双手用速干消毒剂消毒。

（二）施术流程与方式

1. 手少阳经筋

（1）施术者用左手大拇指按压左侧腧穴中渚穴，力度由轻到重，当受术者产生酸、麻、胀、重等感觉时持续按压，每次持续按压约1分钟后逐渐减压放松，如此反复操作，按压10次。

（2）按压同时以右手弹拨法弹拨受术者左侧前臂手少阳经筋在前臂循行的部分，力度以受术者耐受为度，由阳池弹拨至肘尖计为一次弹拨，如弹拨时在前臂部分有压痛或指下触到筋结，则重点操作此部位。如此反复操作10次。

（3）行上述操作的同时，嘱受术者缓慢主动活动颈部（依次屈伸、侧屈、旋转至最大限度）。整个推拿治疗时间约10分钟。

2. 手阳明经筋

（1）施术者用左手大拇指按压受术者左侧腧穴三间，力度由轻到重，当受术者产生酸、麻、胀、重等感觉时持续按压，每次持续按压1分钟后逐渐减压放松，如此反复操作，按压10次。

（2）按压同时以右手弹拨法弹拨受术者左侧前臂手阳明经筋在前臂循行的部分，力度以受术者耐受为度，由阳溪弹拨至曲池计为一次弹拨，如弹拨时在前臂部分有压痛或指下触到筋结，则重点操作此部位。如此反复操作10次。

（3）行上述操作的同时，嘱受术者主动缓慢活动颈部（依次屈伸、侧屈、旋转至最大限度）。整个推拿治疗时间约10分钟。

3. 手太阳经筋

（1）施术者用左手大拇指按压左侧腧穴后溪，力度由轻到重，当受试者产生酸、麻、胀、重等感觉时持续按压，每次持续按压约1分钟后逐渐减压放松，如此反复操作，按压10次。

（2）按压同时以右手弹拨法弹拨受术者左侧前臂手太阳经筋在前臂循行的部分，力度以受术者耐受为度，由阳谷弹拨至小海计为一次弹拨，如弹拨时在前臂部分有压痛或指下触到筋结，则重点操作此部位。如此反复操作10次。

（3）行上述操作的同时，嘱受术者主动缓慢活动颈部（依次屈伸、侧屈、旋转至最大限度）。整个推拿治疗时间约10分钟。

（三）施术后处理

协助受术者穿好衣着，整理床单，受术者舒适体位短暂休息。

四、禁忌证

（1）心、肝、肾功能不全，合并有血液、呼吸、内分泌系统等严重疾病及精神病患者。

（2）施术部位皮肤破损、溃疡、烧伤、烫伤等。

（3）颈椎有肿瘤、结核、骨髓炎、严重骨质疏松症者，椎体节段明显不稳定或有外伤、手术史者；各种感染性、化脓性疾病和结核性关节炎患者。

（4）月经期、妊娠期妇女。

（5）过敏体质、皮肤敏感者或身体虚弱者。

（6）诊断不明，不知其治疗要领的疾病，也应视为禁忌证，严防治疗失误。

五、注意事项

（1）操作前一定要确诊，排除禁忌证。

（2）在操作过程中注意力度，使受术者感到轻松舒适为宜。

（注：本技法由湖南中医药大学李江山团队提供）

第七节　颈腰共轭推拿法治疗颈型颈椎病

一、技法简介

（一）技法定义

颈腰共轭推拿法体现了筋骨并重思想，通过放松手法来调筋，使用脊柱调整手法来正骨。即通过使用放松手法调节颈肌与腰肌的张力，重构脊柱的动力平衡；使用脊柱调整手法，同时调整颈腰椎椎体的力线，以达到脊柱的静力平衡。综合起到行气活血、贯通上下、疏通经络、调理经气的作用，从而达到治疗颈型颈椎病的目的。

（二）技法流程与特点

第一步放松准备手法，主要针对斜方肌、胸锁乳突肌、颈椎旁肌、髂肋肌等肌群，通过按揉、弹拨等放松手法，有利于受术者接受手法的良性刺激，松解这些肌肉的痉挛状态，缓解患处肌肉的压力，改善局部血液循环，通过颈腰同调，达到有效改善颈型颈椎病的运动功能障碍与疼痛症状的目的。借助点按风池、颈夹脊、肾俞、阿是穴等穴位，激发机体的阳气，促进阳气蒸腾而上，带动气血运行，调畅气机，这就是古人所说的"按之则热气至，热气至则痛止矣"。另外放松颈部及腰臀部的肌肉，也可以为第二步脊柱调整手法打下安全的操作基础。

第二步脊柱调整手法，主要针对颈椎及腰椎的病理性脊柱结构改变，通过颈椎旋转扳法及腰椎斜扳法，可有效调整脊柱力线，纠正小关节紊乱，调整脊柱的静力平衡。

第三步放松结束手法，主要针对接受手法应力刺激后肌肉自身可能出现的保护性痉挛。故通过柔和的拍法，使受术者局部保护性痉挛的肌肉逐渐缓解，同时也能令受术者的感受更加舒适，有利于增加受术者对施术者的认同。

由于颈曲与腰曲皆属于脊柱的一部分，两者存在相关联的前凸性生理弯曲，且在临床过程中发现部分颈型颈椎病受术者存在颈痛的同时伴有相对应的腰部疼痛点，因而两者联系密切，共同构成共轭关系，互为因果，一旦一方病变则常累及到另一方，而被累及的一方病变后又会反过来加重前者的病变程度，形成一种恶性循环。故相较于普通推拿手法仅调整颈椎的力学平衡不同，颈腰共轭推拿通过三步手法，使筋柔骨正，并疏通上下经气，达到颈腰同调的作用，及时打破所形成的恶性循环。除此之外，作为一个共轭平衡体，调整颈椎可促进颈型颈椎病的恢复，而调整腰椎又可进一步巩固颈型颈椎病的治疗，且可有效降低颈型颈椎病复发率。综上所述，同时调理颈部与腰部，对于脊柱生物力学平衡的恢复大有助力，可以促进颈型颈椎病的康复。本手法是基于共轭理论，遵循先柔后刚再柔的手法特点，追求颈腰共调、刚柔并济，使颈腰椎达到动静力平衡，最终以治疗颈型颈椎病并降低复发率为目的。

（三）理论基础

1. 脊柱力学共轭理论　颈腰共轭推拿，以脊柱力学"共轭理论"为指导。若在同一个水平轴上同时出现平移和转动，或者两个不同的轴面，一方发生平移或转动，与此同时，另一方也会相伴着出现平移或转动，学者们称此为共轭现象。许多医家发现由于寰枢关节特有的双凸形状以及齿突的方向，经常可在同一个纵轴上同时出现旋转与平移运动；而腰椎的侧屈和屈伸运动也是其最常见的共轭运动之一，这些都属于脊柱的共轭现象。另外有学者认为脊柱是一个整体，一旦其中一个椎体位置发生改变，另一个椎体的位置也会随之变化；腰曲变化可影响到颈曲，这些都表明颈部与腰部联系密切。颈型颈椎病属于脊柱病的范畴，而脊柱的稳定是由前文所述及的动静力平衡系统来维持的，前者主要是指肌肉系统，后者指脊柱及其韧带结构。正常情况下，这两者始终处于一种动态平衡状态下，一旦颈椎的力学平衡被改变，必然破坏脊柱的平衡，导致腰椎失去稳定性，即颈椎的平移、旋转，同时伴有腰椎的平移和旋转，这体现了脊柱力学"共轭理论"。

2. **中医经络理论** 在中医古籍中，我们也可以发现颈项与腰部的紧密联系。《针灸大成》："令人腰痛，引项脊尻背如重状"，提出腰痛可以累及颈项。而《素问·热论篇》："故头项痛，腰脊强"，也提到颈项疼痛可累及到腰脊。《难经·二十八难》提到："督脉者，起于下极之俞……上至风府。"督脉作为阳脉之海，走行于身后正中线，沿脊柱向上，颈部与腰部处于督脉的走行路线中，一旦一方的经脉不通、气血运行不畅，将累及另一方，从经络方面提出颈部与腰部联系密切。

3. **肌筋膜链学说** 从肌筋膜链学说中，我们也可发现颈部与腰部之间的联系。肌筋膜作为机体最大的感觉器官，由一层结构紧密且韧性十足的包围覆盖肌肉与骨骼的组织构成。其中的后表链从下方的足底屈肌向上一直延伸到帽状腱膜，对人体的姿势及动作进行协调控制。通过后表链我们不难发现颈腰之间的密切联系，尤其是其中的竖脊肌，作为背部肌肉之一，自骶骨至颞骨乳突部，纵贯了整个脊柱，并可自内向外分出棘肌、最长肌、髂肋肌三条肌群，将沿途的各个椎骨联系起来，并与颈、腰部前方的肌肉构成了整条脊柱曲线的深度，将颈部与腰部联系起来。

二、临床应用

适应证：主要针对椎动脉型颈椎病、神经根型颈椎病、颈型颈椎病。

三、技法操作

（一）施术前准备

1. **施术部位选择** 受术者在接受间歇性拔伸法治疗前，应注意着宽松衣物，充分暴露操作部位，不宜在破损、溃疡以及化脓性皮肤病等部位操作。

2. **体位选择** 根据推拿的部位，选择受术者舒适、施术者便于操作的治疗体位。

常用体位：坐位、俯卧位。

3. **环境选择** 环境卫生要求应符合《医院消毒卫生标准》（GB15982–2012）的规定，保持环境安静，光线充足，清洁卫生，避免污染，温度适宜。

4. **消毒** 施术者双手应用肥皂或洗手液清洗干净，再把双手用速干消毒剂消毒。

（二）施术流程与方式

颈腰共轭推拿手法可分为三步：放松准备手法、脊柱调整手法、放松收尾手法。

1. 放松准备手法 受术者取坐位，施术者用按揉法、一指禅推法、弹拨法放松颈椎旁肌、胸锁乳突肌、斜方肌等肌群，使用滚法和拿法放松斜方肌，点按颈部和上肢部的肩井、风池、颈夹脊、天宗及阿是穴。然后嘱受术者取俯卧位，使用一指禅推法、滚法放松腰臀部肌肉，点按肾俞、大肠俞及腰臀部阿是穴。共用时约20分钟。

2. 脊柱调整手法 嘱受术者取坐位，放松姿势，施术者位于受术者后方，一手托住下颌，另一手抵住最痛点所对应的颈椎棘突，逐渐向另一侧被动旋转颈部至弹性限制位，稍作停顿后，进行突发有控制的扳动，与此同时，另一手拇指用力顶推棘突。然后让受术者取侧卧位，下方的下肢自然伸直，处于上方的下肢屈膝屈髋，将上肢置于身后，施术者用手掌向后推受术者肩前部，另一手掌向外上方前扳受术者的臀部，当腰椎旋转至弹性限制位后，稍作停顿，进行突发有控制的扳动。以上手法左右各行一次。

3. 放松收尾手法 受术者取俯卧位，施术者用拍法放松颈部及腰部肌肉，用时约3分钟。

（三）施术后处理

协助受术者穿好衣着，整理床单，受术者取舒适体位短暂休息。

四、禁忌证

（1）心、肝、肾功能不全，合并有血液、呼吸、内分泌系统等严重疾病及精神病患者。

（2）施术部位皮肤破损、溃疡、烧伤、烫伤等。

（3）各种感染性、化脓性疾病和结核性关节炎患者。

（4）月经期、妊娠期妇女。

（5）胃、十二指肠等急性穿孔者。

（6）年老体弱的危重病患者。

（7）诊断不明，不知其治疗要领的疾病，也应视为禁忌证，严防治疗失误。

（8）诊断不明确的急性脊柱损伤或伴有脊髓症状者，手法可能会加剧其脊髓损伤。

五、注意事项

（1）操作前一定要确诊，排除禁忌证。

（2）施术者在进行本法操作时，须结合人体的生理解剖结构进行规范操作，勿使用粗暴的蛮力，也不可刻意追求弹响声。

（注：本技法由岳阳市中医医院王艳锋团队提供）

第八节　胡式按压法

一、技法简介

（一）技法定义

胡式按压法是在双手重叠按压法的基础上结合整复手法，并配合冲击疗法及气门运用，其手法核心是"即发即收、发而不透"。

（二）技法特点

胡氏按压法结合了中医学经络循行和解剖学知识，按压力量作用于腰椎椎体和局部的肌肉、韧带，从而达到治疗效果。

胡氏按压法不仅仅只是施术者在治疗床上为患者治疗的二十多分钟，还包括施术者与受术者在治疗前后一系列的治疗过程。该手法发挥疗效的关键在于两个方面：①施术者临床操作的积累以及平时气功的练习，操作手法是施术者的基本功，大量临床实际操作的积累以及施术者在操作过程中对疾病的思考感悟，才能有利于施术者的手法技巧不断成长，并能够针对不同体质的受术者开展合适治疗方案。气功的练习是以太极拳、五禽戏等传统功法为主，施术者长期的练习不仅能够强身健体，还可以安神定志、思想集中，并使受术者的"神意"和施术者的"神意"达到高度的统一。②受术者的积极配合，强调受术者自我锻炼和情绪调控，这包括了三个治疗的时间节点，一是在为受术者进行推拿治疗之前，尤其是初次接触推拿治疗的患者一定要解释清楚，使受术者放下心中的疑虑，这样有利于操作的进行和疗效提升；二是在对受术者进行治疗时，不单是只注重于受术者最终的疗效，也要在推拿过程中适当和受术者进行交流，使其身心放松；三是在治疗后，受术者要多进行室外活动，多参与慢跑、游泳之类的有氧运动，增强抵抗力，即所谓"正气存内，邪不可干"，腰腹部肌肉的锻炼也有利于加强腰椎病治疗后的自我稳定。

（三）作用机制

胡氏按压法不仅对椎体起到整复作用，还通过手法对腰椎的肌肉、韧带起到松解作用，达到筋骨并重的治疗效果，大多数的整复手法往往只注重于病变椎体的复位，缺少对局部软组织的调节，而腰椎结构的稳定是由椎体和软组织共同参与的，椎体在其中起到主导作用，椎体的复位固然重要，但软组织的治疗既能缓解疼痛，也能反作用于椎体，使其稳定平衡。

胡氏按压法的作用机制可归纳为：①缓解局部肌肉痉挛。手法复位前施术者首先可以通过放松类手法解除受术者局部肌肉组织痉挛和紧张。②调节受累脊柱的局部环境。当受术者腰部肌肉放松后，施术者利用快速向下的冲击力使其椎体和椎间盘发生轻度位移，增宽椎体间隙，解除肌肉痉挛。③镇痛及改善局部循环的作用。受术者的受累椎体发生轻度移位后，会使被卡压的神经根产生"逃逸"的效果，从而解除相应椎体对神经根的压迫状态，并改善局部微循环，达到止痛的目的。借用手法通过向下的力量亦可以缓解肌肉的紧张，促进局部无菌性炎性物质的吸收和分解；达到局部消除水肿、血肿的效果，促进组织修复；松解粘连、促进受累椎体功能的恢复。④脊柱与骨盆形成平衡关系。腰椎部疾病发生有大、小环境两方面的因素。大环境是由于脊柱与骨盆位置关系不平衡所致，脊柱顶点与骨盆两侧髂骨的连线成等腰三角形，脊柱即是垂线，长期劳损及不良姿势可破坏三角关系，引起腰椎力学改变，从而导致腰部肌肉、韧带等软组织及小环境的病理性改变。小环境指脊柱的椎体、小关节、椎间盘等内部结构，小环境的改变也可导致大环境发生病理改变，如椎间盘退变、纤维环破裂使髓核突出压迫神经根，并产生炎性物质，使三角关系被动适应，导致腰椎周围软组织代偿性劳损，从而导致平衡失调。治疗过后受累椎体功能逐渐恢复，改变局部解剖位置，其他椎体及骨盆对其代偿作用逐渐减少，从而使脊柱与骨盆形成力学平衡。

二、临床应用

适应证主要针对腰部疾患，如：腰椎间盘突出症（膨出、突出型）、腰椎滑脱症（腰椎滑脱的程度均为Ⅲ度以下）、小关节紊乱、腰肌劳损等。

三、技法操作

（一）施术前准备

1. 施术部位选择　受术者在接受推拿治疗前，应注意着宽松衣物，充分暴露操作部位，不宜在破损、溃疡以及化脓性皮肤病等部位操作。

2. 体位选择　根据推拿的部位，选择受术者舒适、施术者便于操作的治疗体位。

常用体位：俯卧位。

3. 环境选择　环境卫生要求应符合《医院消毒卫生标准》（GB15982-2012）

的规定，保持环境安静，光线充足，清洁卫生，避免污染，温度适宜。

4. 消毒　施术者双手应用肥皂或洗手液清洗干净，再把双手用速干消毒剂消毒。

（二）施术流程与方式

（1）受术者取俯卧位，嘱受术者的双手在床边自然垂放，施术者针对受术者开展腰部及腿部的放松处理，施术者用一指禅推法在受术者脊柱两侧膀胱经、臀部及下肢后外侧施术，持续5分钟。

（2）根据症状可选取腰阳关、肾俞、大肠俞、夹脊、环跳、居髎、委中、承山及阿是穴等，以阿是穴为重点部位，采用一指禅推法或肘推法，以受术者可以忍受、有酸胀感为度，由上而下重复操作，持续10分钟左右，使受术者有轻快感为宜，腰部肌肉能够处于放松状态。

（3）受术者腹下垫15cm厚枕头，施术者用一手的掌根置于向后滑脱的椎体上（向前滑脱则置于滑脱椎体下一椎体棘突上的位置）或腰椎间盘突出的部位，另一手置于前手的上方，双手贴实，双肘伸直，与受术者保持垂直。嘱受术者全身放松，施术者声力齐发，并发出"嘿"的声音，当"嘿"发出的瞬间身体同时向下垂直发出爆发力，形成冲压力，反复上述动作2～3次，若施术者感受到椎体的弹响声后，停止动作，提示复位成功，施压力度大小应根据受术者的耐受情况及滑脱程度改变。结束后予以腰部肌肉放松，采用掌根揉法，按顺时针方向进行，操作时间为2分钟，频率为每分钟50次左右。（在胡氏按压法治疗前嘱受术者排空小便、忌憋尿），在操作结束后告知受术者注意休息，避免过于劳累。

（4）结束后予以放松，以摩、揉腰部肌肉，最后配合拍法收尾，操作时间为2分钟。

（三）施术后处理

协助受术者穿好衣着，整理床单，受术者取舒适体位短暂休息。

四、禁忌证

（1）Ⅲ度及以上的退行性腰椎滑脱或其他类型的滑脱，或有腰椎滑脱手术指征者。

（2）其他腰椎椎体病变，如腰椎结核、腰椎肿瘤、严重的骨质疏松等患者。

（3）心、肝、肾功能不全，合并有血液、呼吸、内分泌系统等严重疾病及精神病患者。

（4）施术部位皮肤破损、溃疡、烧伤、烫伤等。

（5）各种感染性、化脓性疾病和结核性关节炎患者。

（6）月经期、妊娠期妇女。

（7）胃、十二指肠溃疡急性穿孔者。

（8）年老体弱的危重病患者。

（9）诊断不明，不知其治疗要领的疾病，也应视为禁忌证，严防治疗失误。

（10）诊断不明确的急性脊柱损伤或伴有脊髓症状者，手法可能会加剧其脊髓损伤。

五、注意事项

（1）操作前一定要明确诊断，排除禁忌证。

（2）在操作过程中要控制按压力度的大小，不可使用蛮力，以免造成腰椎椎体损伤。

（3）该手法要注意嘱受术者配合自我锻炼和情绪调控。

（注：本技法由衡阳市中医医院郭永华团队提供）

第九节　踩跷推拿技术

一、技法简介

（一）技法定义

踩跷推拿技术是基于"筋骨并重"的治疗理念，用足作为手段治疗疾病的一种中医特色疗法，其在踩跷基础上结合推拿手法和人工牵引。

（二）技法特点

人工牵引方法可使椎间盘形态呈纵向拉伸，突出的椎间盘向椎体中心回缩，牵引亦可使椎间隙增宽，椎间盘内压会随着牵引力的增加而降低（即负压增大）。

在牵引基础上施以点踩法，可在椎间盘垂直方向上予以下压力量，使椎间孔和神经根管扩大，有利于减轻或消除突出物对神经根的压迫或刺激；搓踩法、颤踩法、摇踩法可放松腰部紧张的肌肉，改善局部血液循环，增强肌肉的新陈代谢，利于损伤组织的修复。此技术将牵引的纵向拉力与踩跷的垂直力、冲击力相叠加，促使病变的椎间隙向前反复张开，使得突出的椎间盘产生波动，从而复位或部分复位，达到治疗腰椎间盘突出症的目的。该法具有定位稳而准、着力点集中、刺激量大、渗透性强等特点。整个治疗期间受术者取俯卧位，不需要时常变换体位，既方便施术者治疗，又可增强受术者的舒适度。

（三）作用机制

1. 减轻肌紧张，消除肌痉挛　点踩、搓踩、颤踩、摇踩腰部肌肉，由于趾压力量深透、柔和，可以使腰背部深层次的肌肉进一步松解。踩跷时腰椎曲度扭转变化，使紧张或痉挛的肌肉得以牵张拉长，反复持续一定时间的牵拉使肌肉解除其紧张或痉挛状态，改善椎间盘的压力。

2. 改善椎间隙的压力　腰椎间盘突出是由于椎间隙压力增高，纤维环破裂引起，降低椎间隙的压力，有助于髓核的回纳。足趾垂直患处踩腰力量深透强大，直接作用于腰背部肌肉，压力传递至后纵韧带，有挤压突出的髓核使其向前移动的作用。同时在松开的瞬间，会产生一个几乎和压力相当的回弹力，如此反复的椎间盘前后快速力学变化，使突出髓核有形变的可能，有利于髓核的回纳。

3. 改变椎间盘与神经根的位置关系　该踩跷法具有强大的冲击力，这个冲击力是由上而下发出的，再加趾压踩颤腰腿具备的震颤特点，通过对突出椎间盘的牵拉，改变其与神经根的位置关系，从而减轻髓核对神经根的压迫性刺激，改善患者的临床症状。

4. 调整解剖结构位置异常　腰椎间盘突出症患者多有腰椎序列异常，调整腰椎序列有助于恢复其腰椎生理曲度。踩跷的压力作用在附着于椎体的前后纵韧带以及附着于椎体附件上的黄韧带、棘间棘上韧带、横突间韧带以及脊柱旁的竖脊肌、腰大肌等肌肉韧带上，与压力相当的回弹力，通过力学杠杆平衡原理，达到整复腰椎后关节，纠正小关节错位，调整腰椎序列关系，促进腰椎生理曲度恢复正常的作用。

二、临床应用

适应证：主要针对腰椎间盘突出症。

三、技法操作

（一）施术前准备

1. 施术部位选择　受术者在接受治疗前，应注意着宽松衣物，充分暴露腰背部，不宜在破损、溃疡以及化脓性皮肤病等部位操作。

2. 体位选择　根据推拿的部位，选择受术者舒适、施术者便于操作的治疗体位。

常用体位：俯卧位。

3. 环境选择　环境卫生要求应符合《医院消毒卫生标准》（GB15982–2012）的规定，保持环境安静，光线充足，卫生清洁，温度适宜，避免污染。

4. 消毒　施术者双手应用肥皂或洗手液清洗干净，再把双手用速干消毒剂消毒。

（二）施术方式

踩跷推拿技术

采用踩跷推拿技术，在踩跷基础上结合推拿手法，配合人工牵引方法治疗。

1. 人工牵引　先嘱受术者取俯卧位，并抓紧治疗床前端，另嘱助手握住受术者患侧或双侧脚踝，进行持续地牵引直至完成踩跷。

2. 点踩法　施术者站立于治疗床上，一脚站于受术者一侧作支撑，另一脚的足指端垂直下压$L_{4\sim5}$棘突及腰部背俞穴5分钟。

3. 搓踩法　以足掌垂直于腰椎的轴线进行由上至下的来回搓踩5分钟。

4. 颤踩法　以足趾置于$L_{4\sim5}$棘突及腰部背俞穴吸定，进行较快频率的上下脚颤法3分钟。

5. 摇踩法　以足趾置于$L_{4\sim5}$棘突及腰部背俞穴吸定，进行较快频率的左右摆动的脚摇法3分钟。

（三）施术后处理

协助受术者穿好衣着，整理床单，受术者取舒适体位短暂休息。

四、禁忌证

（1）心、肝、肾功能不全，合并有血液、呼吸、内分泌系统等严重疾病及精神病患者。

（2）施术部位皮肤破损、溃疡、烧伤、烫伤等。

（3）各种感染性、化脓性疾病和结核性关节炎患者。

（4）月经期、妊娠期妇女。

（5）胃、十二指肠溃疡急性穿孔者。

（6）年老体弱的危重病患者。

（7）诊断不明，不知其治疗要领的疾病，也应视为禁忌证，严防治疗失误。

（8）诊断不明确的急性脊柱损伤或伴有脊髓症状者，手法可能会加剧其脊髓损伤。

五、注意事项

（1）操作前一定要诊断明确，排除禁忌证。

（2）在操作过程中注意力度，使受术者感到轻松舒适为宜。

（注：本技法由岳阳市中医医院张氏正骨流派团队提供）

第十节　小飞穴推拿治疗粘连性肩关节周围炎

一、技法简介

（一）技法定义

段式小飞穴推拿技法治疗粘连性肩周炎，采用飞速点按患肩周围的穴位、筋经的方法，可以快速松解肩关节周围粘连，促进局部组织血液循环，恢复肩关节活动度。

（二）技法特点

段氏小飞穴推拿技法是段祥余主任医师从医三十多年，在中医筋经理论指导下，从临床实践中提炼总结出来，行之有效且操作简便的一种推拿技法。段式小飞穴旨在打破肩关节不同软组织层之间形成的粘连，使肌肉运动不受阻碍，此法操作简便，可快速见效，达到舒筋通络、滑利关节、松解粘连的目的。

段式小飞穴推拿治疗肩关节周围炎主要着眼于镇痛及扩大肩部活动范围两方面。在大面积放松局部肌肉的基础上，寻找压痛点、穴位进行点拨，并采取迅速松解牵拉手法扩大肩部活动幅度。可以起到松筋解痉、疏通气血、濡养筋脉、滑利关节的作用。

（三）理论基础

1. 中医筋经理论　粘连性肩周炎在中医概念中属于"漏肩风"，亦因其严重影响肩关节活动称为"肩凝症""冻结肩"。发病原因与年龄有关，也包括了风寒湿侵袭、肩部活动减少、肩部急慢性损伤、神经损伤等因素。发病机制涉及慢性炎症、退行性改变、微循环障碍、纤维增生、肩周肌群痉挛、蛋白多糖成分改变、自由基代谢失调等。中医学认为该病是风寒湿邪侵袭肩部，寒凝气滞或因跌仆损伤、劳伤筋节致局部气血流通不畅，气血瘀滞，络脉不通，筋脉拘急不用而致肩关节周围疼痛及活动受限，或久病因实致虚，局部筋脉失养，虚实兼夹致肩部疼痛和拘急不用。段氏小飞穴推拿重视局部快速点按、拨、推等操作，多选取快速的手法操作达到疏通经络、活血荣筋的目的，使肩部气血通畅。

2. 肌筋膜疼痛触发点理论　触发点是骨骼肌或肌筋膜高张力束内最易受激惹的区域。该区域有压痛反应，可引起特异性的牵扯痛以及引起自主神经反应。该观点最早来源于Janet Travell在1942年提出的"肌筋膜触发点"理论。其定位常常位于肌肉的中部或肌腹上，常常可以触及到紧张的条索，顺其条索走行的方向触诊则可以触及最敏感的点即触发点。研究发现，其实质为肌肉纤维的紧张挛缩，即肌肉纤维内大量的收缩节。一方面可以压迫周围的血管，使血流量减少，局部产生麻木、疼痛感；另一方面，收缩节是肌肉持续地局部收缩所造成，反之亦限制了周围肌肉、韧带、肌腱的活动度，肌肉僵硬血流减少、肌肉缺乏营养和氧气，久之导致关节活动范围的受限及疼痛。

在行段式小飞穴推拿操作前，施术者心中要熟谙肩关节的解剖、生理、病理状态，以及受术者肩关节粘连的部位。肩周炎的病理变化是以纤维组成的关节囊为主的一种多滑囊、多部位的病变，主要涉及肩峰下滑囊、三角肌下滑囊、肩胛下肌下滑囊、肱二头肌长头腱鞘、盂肱关节滑膜腔，同时可累及冈上肌、肩胛下肌、肱二头肌长头腱、喙肩韧带、喙肱韧带等。肩关节周围炎以肩肱关节粘连性关节囊炎为主体，其病变会涉及到肩部多关节、多肌肉（即肩关节复合体）。当肩肱关节出现粘连，其活动将由肩关节复合体中的其他关节以及肘关节来代偿。粘连性肩关节周围炎早期压痛点明显，主要集中在喙突、喙突与小结节之间、结节间沟、肩峰下和冈下肌等处。后期压痛点广泛，但压痛不明显。肩关节的运动及其相关肌肉有，前屈：三角肌前部、喙肱肌、胸大肌锁骨部；后伸：背阔肌、大圆肌、三角肌后部；外展：三角肌中部、冈上肌、前锯肌（稳定肩胛骨）；内收：胸大肌、背阔肌；外旋：冈上肌、小圆肌、三角肌后部；内旋：肩胛下肌、胸大肌、背阔肌、大圆肌、三角肌前部；肩胛骨固定：斜方肌、前锯肌、菱形肌；肩胛骨回缩（向内滑动）：大小菱形肌；肩胛骨提升：斜方肌、肩胛提肌。

二、临床应用

适应证：主要针对粘连性肩周炎。

三、技法操作

（一）施术前准备

1. 施术部位选择　受术者在接受推拿治疗前，应注意着宽松衣物，充分暴露操作部位，不宜在破损、溃疡以及化脓性皮肤病等部位操作。

2. 体位选择　根据推拿的部位，选择受术者舒适、施术者便于操作的治疗体位。

常用体位：仰卧位。

3. 环境选择　环境卫生要求应符合《医院消毒卫生标准》（GB15982–2012）的规定，保持环境安静，光线充足，卫生清洁，温度适宜，避免污染。

4. 消毒　施术者双手应用肥皂或洗手液清洗干净，再把双手用速干消毒剂消毒。

（二）施术流程与方式

受术者仰卧床上，头下垫一薄枕，先让受术者将健手上举，并放于薄枕上，观察健手的活动幅度，然后再将健手回放于床上，自然伸直。

施术者飞速点按患肩周围的穴位与筋经，嘱患肩放松，然后让受术者屈曲患侧肘关节，施术者手握患侧肘关节部位，轻柔上举患侧上臂，待受术者感觉患肩出现疼痛，不能继续上举患肩的时候，停留片刻，与受术者交流沟通，分散受术者注意力，使受术者放松患肩，快速将患肩上举至接近健手能够上举到的位置，这时候施术者能够听到患肩粘连被撕开的撕裂声音，受术者也会感觉到一阵疼痛。让受术者卧床休息片刻，疼痛会很快消失，患肩活动范围明显改善，操作完成。

四、禁忌证

（1）心、肝、肾功能不全，合并有血液、呼吸、内分泌系统等严重疾病、骨质疏松及精神病患者。

（2）施术部位皮肤破损、溃疡、烧伤、烫伤等。

（3）各种感染性、化脓性疾病和结核性关节炎患者。

（4）月经期、妊娠期妇女。

（5）胃、十二指肠溃疡急性穿孔者。

（6）年老体弱的危重病患者。

（7）诊断不明，不知其治疗要领的疾病，也应视为禁忌证，严防治疗失误。

五、注意事项

（1）操作前需完善患肩的影像学检查，如X线检查等，评估患肩情况。

（2）对于患肩粘连严重，活动范围严重受限，比较怕痛的患者，可以在操作前，在患肩关节腔内注射2%的利多卡因注射液5ml加0.9%的氯化钠注射液3ml，待出现药效后，进行操作。

（3）粘连撕开的时候，受术者会明显感觉一阵疼痛，此时让受术者卧床休息片刻，疼痛可迅速消失。

（4）操作前，将操作过程中会出现的情况，与受术者沟通到位，经得受术者同意。操作前一定要确诊，排除禁忌证。

（注：本技法由邵阳市中医医院段祥余团队提供）

第十一节　徒手冲击疗法治疗肩周炎

一、技法简介

（一）技法定义

徒手冲击疗法是一种以患者病情轻重为依据，施术者以拳头掌面或小鱼际面为着力点，使用相应力度快速叩击患者肩关节周围，治疗肩关节周围疼痛，改善肩部活动受限及软组织粘连的推拿手法。

（二）技法特点

徒手冲击疗法治疗肩关节周围炎由谢辉在总结大量肩周炎病例和多年手法治疗经验的基础上，结合该病以肩关节周围疼痛和活动受限为主症、以肩周软组织粘连为主要病理变化的特点所提出。

徒手冲击疗法基于中医的推拿手法，结合了现代康复治疗技术，注重施术前病情分级评估，采用快速、短促的外力冲击方式治疗骨关节软组织病症，促使患者病变关节及软组织恢复解剖位置，与中医正骨理论中"欲合先离，离而后合"理念不谋而合；该疗法具有不借助工具与药物、实行治疗手法分级、手法操作简单易学、施术时间短等特点。操作时施术者根据已评估的受术者病情级别施以相应的冲击手法，能促进肩关节周围软组织炎性水肿消退、加强气血循环、缓解疼痛，较好、较快地恢复受术者关节活动功能。

徒手冲击疗法使用轻度的手法使患者肩部局部肌肉松解，达到疏通经络、松解筋膜的作用，并且在治疗肩周炎的手法治疗中，在不同肩关节位置，比如外展、内收、伸展等位置不断进行快速的冲击。这样不仅能够改善肩部血液循环，而且还可以提高疼痛阈值，缓解患者的痛苦，松解肩关节局部肌肉的痉挛紧张状态，促进解除身体的活动受限，从而达到预防、恢复、改善的目的。

徒手冲击疗法以推拿治疗理论为指导，扩大肩部受限的活动范围，增强肩关节周围肌肉组织的肌力，巩固其治疗肩周炎的临床疗效。从徒手冲击疗法的角度而言，关于肩周炎等慢性损伤的机制目前还不明确，根据前期研究认为冲击治疗的机制以力学刺激为主要因素，并产生相应病理生理改变。

徒手冲击疗法作用的力学刺激形成电效应及空化效应，通过不断改善局部血液循环、松解粘连，最终改善肩关节功能。肩部在受到突然的反复持续的冲击刺激的情况下，促使局部组织疼痛接收器的敏感度下降，引起局部传入神经传导受阻，最后达到缓解肩部疼痛的最终效果。肩部神经末梢在较强程度的刺激下，可以不断改变内环境，促进相关的抑痛因子和化学介质不断释出，调节和改变对疼痛信号传递的传导，最终达到缓解肩部疼痛的目的。

（三）理论基础及作用机制

徒手冲击疗法的理论主要来源于中医推拿及正骨疗法，推拿疗法是中医最古老的外治法之一，《周礼注疏》中记录了扁鹊用推拿方法，治疗赵太子暴疾尸厥症。推拿作为中医外治法的重要组成部分，具有行气活血、疏经通络、调和脏腑、理筋整复的作用。此外，应用一定的冲击手法治疗，可显著提高疼痛阈值，早在

《素问·举痛论篇》中记载："按之则气血散，故按之痛止"，该篇是史上最早关于推拿镇痛的记录。西医学研究证实推拿通过松解痉挛状态或肌群紧张，可以缓解疼痛。

徒手冲击疗法基于中医传统推拿手法，可以减少组织间的摩擦，进而通过增进关节润滑液的分泌，使其更好地润滑关节。肩周炎引起的肌肉僵硬或肌肉张力，反复使用徒手冲击疗法进行手法刺激，可以缓解紧张和痉挛。徒手冲击疗法最后都会以力的方式作用于人体，恢复骨关节之间的力学平衡，使肩关节韧带、肌肉、骨之间的正常生理结构位置得以重新整复，据此改变人体结构的异常，在古代文献中论述了其治疗的方法及作用机制。《素问·举痛论篇》中提到："寒气客于背俞之脉则脉泣，脉泣则血虚，血虚则痛，其俞注于心，故相引而痛。按之则热气至，热气至则痛止矣。"西医学研究证实通过徒手冲击疗法反复刺激，可以改变肩部局部的血液循环，最终达到缓解肩痛的治疗效果。

二、临床应用

适应证：主要针对肩关节周围炎。

三、技法操作

（一）施术前准备

1. 施术部位选择　受术者在接受推拿治疗前，应注意着宽松衣物，充分暴露操作部位，不宜在破损、溃疡以及化脓性皮肤病等部位操作。

2. 体位选择　根据推拿的部位，选择受术者舒适、施术者便于操作的治疗体位。

常用体位：坐位或健侧卧位。

3. 环境选择　环境卫生要求应符合《医院消毒卫生标准》（GB15982–2012）的规定，保持环境安静，光线充足，卫生清洁，温度适宜，避免污染。

4. 消毒　施术者双手应用肥皂或洗手液清洗干净，再把双手用速干消毒剂消毒。

（二）施术流程与方式

根据患侧肩关节功能评定量表（Melle）量化评价，评分结果将受术者分为三级（重度：11分及以上；中度：6～10分；轻度：5分及以下）。见表4–1。再依据受术者病情轻重选用相应级别的手法，如轻度受术者选用Ⅰ级手法治疗，中度受术者选用Ⅱ级手法治疗等。

徒手冲击疗法
治疗肩周炎

表 4-1　肩关节功能评定量表（Melle）

动作 \ 分值	肩关节活动情况				得分
	3	2	1	0	
肩外展	<30°	30°~89°	90°~120°	>120°	
肩中立位外旋	0	1°~20°	>20°		
手到颈项	不能	困难	较容易	正常	
手到脊柱	不能	第1骶椎水平	第12胸椎水平	第12胸椎水平以上	
手到嘴	完全喇叭征	部分喇叭征	0°~40°	0°	
总分					

Ⅰ级：适用于病情分级为轻度的受术者，如肩周炎疼痛期受术者。施术者左手固定肱骨中远端，右拳头掌面或小鱼际面（拳头侧面）以患侧肩关节活动的起始端为着力点（分别为肩前、肩后、肩上方肱骨距离肩关节约1~2cm处三个着力点），小范围内以每分钟120~150次的频率节律性地行较轻力度的叩击，每个部位冲击时间约半分钟。

Ⅱ级：适用于病情分级为中度的受术者，如肩周炎僵硬期受术者。施术者左手固定肱骨中远端，右拳头掌面或小鱼际面以患侧肩关节活动的起始端为着力点（分别为肩前、肩后、肩上方肱骨距离肩关节约1~2cm处三个着力点），在受术者关节较大被动活动范围内（以被动活动到最大范围但不引起受术者疼痛为度），以每分钟90~120次的频率节律性地行中等力度的叩击，每个部位冲击时间约半分钟。

Ⅲ级：适用于病情分级为重度的受术者，如肩周炎解冻期受术者。施术者左手固定肱骨中远端，右拳头掌面或小鱼际以患侧肩关节活动的起始端为着力点（分别为肩前、肩后、肩上方肱骨距离肩关节约1~2cm处三个着力点），在受术者关节最大被动活动范围内（以被动活动到最大范围且受术者局部产生能忍受的轻度疼痛感为度），以每分钟60~90次的频率节律性地行较重力度的叩击（以受术者耐受为度，施术者能感到关节周围软组织的紧张），每个部位冲击时间约半分钟。

具体操作步骤分为三步：

第一步，受术者取坐位，施术者站于受术者背后，以按、弹拨、拿、揉等手法施术于受术者颈、肩、背部肌肉的起止点，明确受术者具体病变部位并充分放松软组织，时间约3~5分钟；

第二步，受术者取健侧卧位，施术者站于受术者胸前，前胸抵住受术者患侧肩部，双手示指、中指、环指、小指并拢弯曲，用指尖部由患侧肩胛骨内下缘沿肩胛骨与肋骨之间向同侧肩峰方向缓缓插入并左右摇动，以尽量松解肩胛骨（指尖插入肩胛骨与肋骨之间约1~2寸），持续约1分钟，然后缓缓将手收回，休息半分钟，如此重复2~3次，时间约3~4分钟；

第三步，根据已评估的受术者病情级别，施术者施以相应的冲击手法，如此重复2~3次，每两次之间休息半分钟，时间约3~5分钟。上述操作均由同一位施术者完成，1个疗程结束后进行疗效评价。每日1次，每次约10~15分钟，每周治疗5次（周一至周五），共治疗10次。

（三）施术后处理

协助受术者穿好衣着，整理床单，受术者取舒适体位短暂休息。

四、禁忌证

（1）心、肝、肾功能不全，合并有血液、呼吸、内分泌系统等严重疾病及精神病患者。

（2）施术部位皮肤破损、溃疡、烧伤、烫伤等。

（3）各种感染性、化脓性疾病和结核性关节炎患者。

（4）月经期、妊娠期妇女。

（5）胃、十二指肠等急性穿孔者。

（6）年老体弱的危重病患者。

（7）诊断不明，不知其治疗要领的疾病，也应视为禁忌证，严防治疗失误。

五、注意事项

（1）操作前一定要确诊，排除禁忌证。

（2）在操作过程中注意力度的把控，使受术者感到轻松舒适为宜。

（注：本技法由郴州市第一人民医院康复医学科谢辉提供）

第十二节　运动疗法治疗膝骨关节炎

一、技术简介

（一）技术定义

运动疗法治疗膝骨关节炎主要包括关节松动术、肌肉能量技术、本体感觉训练等。关节松动术通过关节松动可促进关节液的流动，增加关节软骨和软骨盘无血管区的营养。肌肉能量技术是用力量长收缩后产生肌肉放松的生理效应，进而继续牵伸、延长肌肉长度、扩大关节活动范围。本体感觉也称深感觉，是指肌、腱、关节等运动器官本身在不同状态时产生的感觉，主要包括：关节静态位置的感知能力；关节运动的感知能力；反射和肌张力调节回路的传出活动能力。

（二）技术特点

在基础治疗上加用运动疗法的关节松动术、肌肉能量技术、肌力训练、本体感觉训练做主动及被动的肢体训练。

（三）作用机制

膝骨关节炎属于中医学"膝痹"范畴，为本虚标实之证，其病机特点是以脏腑功能亏虚为本，风、寒、湿、瘀为标，治以温经散寒、通络除痹止痛。膝骨关节炎患者由于退行性变，往往伴随有废用性肌萎缩、本体感觉下降、关节活动范围受限及疼痛等功能障碍。运动疗法治疗膝骨关节炎是在温针灸的基础上采用以关节松动术、肌肉能量技术、肌力训练和本体感觉训练为主，多种运动疗法相结合的治疗方法来改善功能障碍。

通过关节松动术可促进关节内滑液循环，增加关节软骨内无血管区的营养，抑制脊髓和脑干致痛物质的释放，提高痛阈，起到消肿止痛的作用。关节松动术可有效缓解关节内粘连，改善屈伸活动范围，牵张刺激关节周围肌肉韧带，促进本体感觉反馈。

肌肉能量技术是在肌肉最大牵伸的基础上，令受术者按施术者口令用最大力量的20%~30%等长收缩后产生肌肉放松的生理效应，进而继续牵伸，延长肌肉长度、扩大关节活动范围并缓解疼痛，肌肉抗阻训练可有效提高肌肉力量和耐力，增强关节稳定性及灵活性，有助于关节功能恢复。

采用上肢或下肢振动康复训练器是利用其垂直振动的机械波，当人体在视觉模拟量表（VAS）评分低于3分时，屈膝维持0°~30°站立在振动平台上，利用6~11Hz振动频率，可有效刺激关节周围肌肉韧带以及关节囊中丰富的本体感受器，提高受术者的本体感觉，对膝关节控制力均有促进作用。

二、临床应用

适用于膝骨关节炎。

三、技法操作

（一）施术前准备

1. 施术部位选择 受术者在接受推拿治疗前，应注意着宽松衣物，充分暴露背部，不宜在破损、溃疡以及化脓性皮肤病等部位操作。

2. **体位选择** 根据推拿的部位，选择受术者舒适、施术者便于操作的治疗体位。

常用体位：仰卧位、侧卧位、俯卧位、坐位。

3. **环境选择** 环境卫生要求应符合《医院消毒卫生标准》（GB15982-2012）的规定，保持环境安静，光线充足，卫生清洁，温度适宜，避免污染。

4. **消毒** 施术者双手应用肥皂或洗手液清洗干净，再把双手用速干消毒剂消毒。

（二）施术方式

1. **关节松动术** 主要采用Maitland关节松动术，利用关节生理运动及其附属运动，先采用Ⅰ、Ⅱ级手法缓解疼痛，再用Ⅲ、Ⅳ级手法扩大关节活动范围。具体操作如下：①髋股关节：利用分离牵引、侧向滑动、上下滑动、斜向滑动促进髋股关节的活动；②股胫关节：利用长轴牵引、前后向或后前向滑动、侧向滑动、伸膝外旋摆动或屈膝内旋摆动促进股胫关节活动；③胫腓近端关节：利用前后向或后前向滑动改善髂胫束和外侧副韧带等组织张力；④相邻关节：在下肢长轴牵引力的状态下摆动相邻髋关节和踝关节，促进下肢整体灵活性。每次15分钟，每天1次。

2. **肌肉能量技术** 对膝关节屈曲受限者，在保持股胫关节牵引力的状态下，屈膝至关节范围终末端牵伸，再令其以20%～30%的力伸膝等长收缩对抗5～10秒后，再继续缓慢屈膝牵伸，如此重复3次，整个过程以受术者能耐受为度；对膝关节伸直受限者按相反方向操作即可。每次10分钟，每天1次。

3. **肌力训练** 令受术者端坐位练习伸膝力量，在胫骨末端绑5kg沙袋，令其抗阻伸膝，关节终末端保持10秒，10个为1组，每次做2组，组间休息2分钟，每天2次；同理在俯卧位抗阻屈膝练习屈膝力量。

4. **本体感觉训练** 采用Wellengang excellence med型上肢或下肢振动康复训练器，让受术者双手抓紧拉手，在屈膝0°～30°范围内（VAS＜3分）保持静蹲训练，频率为6～11Hz，每次1分钟，每组5次，每天2组。

四、禁忌证

（1）耐受性差、依从性差、认知能力差者。

（2）皮肤存在破损、溃疡等部位。

（3）合并有类风湿关节炎、痛风等关节疾病患者。

（4）伴有严重心肺功能不全及凝血功能异常者。

五、注意事项

运动疗法需要配合温针灸、中药等基础治疗，才能缓解疼痛、改善关节活动范围及提高运动功能。

参考文献

［1］刘桂先，刘小卫，李武，等.温针灸结合综合运动疗法治疗膝关节骨性关节炎30例疗效观察［J］.湖南中医杂志，2020，36（5）：84-85，105.

［2］王俊卿，周筱燕.针刺加本体感觉训练治疗膝骨性关节炎50例临床观察［J］.西北国防医学杂志，2012，33（5）：572-573.

［3］池锐忠，李建陆，罗明坤，等.综合康复治疗膝关节骨性关节炎疗效观察［J］.新中医，2014，46（6）：102-104.

（注：本技法由湖南中医药大学李江山团队提供）

第十三节　徒手冲击疗法治疗膝骨关节炎

一、技术简介

（一）技术定义

徒手冲击疗法是以解剖学理论为基础，结合中医推拿、正骨理论，以力学传导为体现的外治手法。

（二）技术特点

徒手冲击疗法以中医推拿结合解剖学为理论基础。该技术注重以关节解剖结构变化，关节周围肌力、肌肉紧张度失衡及人体体态生物力线改变为评估依据，根据患者病情严重程度进行分级评估，通过徒手冲击产生的力学传导，进行反复、快速、有节律地冲击患者特定部位，使肢体及关节病变部位产生不同程度的振动、滑动、挤压、分离等现象，以松解粘连，恢复关节解剖结构，平衡关节周围肌肉紧张度，纠正生物力线，增加本体感觉的输入等。

（三）理论基础与作用机制

1. 理论基础　徒手冲击疗法是谢辉主任医师在长期临床工作经验中总结的一套外治手法，用于肩周炎的治疗并取得了较显著的临床疗效。该手法与中医传统推拿手法相比，具有简便、省时省力、作用持久、疗效显著等特点。

徒手冲击疗法主要集中了中医推拿、正骨与西医解剖学的理论思想。推拿和正骨都是中医学的特色外治疗法之一，具有舒经通络、理气活血、消炎止痛、滑利关节等作用。推拿手法最早出自秦汉，《导引图》记载了捶背、搓腰、揉膝等基础推拿手法，在《素问·举痛论篇》中提出"痛则不通、通则不痛"的观点，认为疼痛是气滞血瘀、经络不通所致，通过推拿、正骨手法治疗其痛点可以疏通经络、调节气血，此外还可以调节骨骼结构、改善局部微循环系统、解除粘连和缓解痉挛。《素问·举痛论篇》曰："寒气客于背俞之脉，则脉泣，脉泣则血虚，血虚则痛"，人体经络贯穿上下、沟通内外、联络脏腑，寒气等外邪阻滞经络气血运行，而推拿和正骨通过对经络、穴位的刺激来调和气血、阴阳以治疗疾病。《灵枢·经脉》云"骨为干，脉为营，筋为刚，肉为墙"，强调了膝关节的骨骼、筋膜、肌肉等解剖关系，通过推拿、正骨调节人体关节解剖结构以发挥治疗作用。徒手冲击疗法以力学传导为体现，有振动、冲击、拍打等作用，这与中医理论中拍法、振法等相似，具有舒筋通络、活血化瘀、行气止痛、滑利关节等功效。生理学认为，外界力学刺激人体感受器，调节感受器的兴奋性或抑制性，使机体产生良性调节作用，从而达到镇痛、改善功能等作用。

2. 作用机制

（1）解剖生物力学作用机制　膝骨关节炎的生理病理机制复杂且不明确，研究主要认为徒手冲击疗法治疗膝骨关节炎的机制可能是力学传导刺激膝关节，部分改善了膝关节的异常解剖结构及关节粘连程度，解剖结构影响人体的动力学状态，动力学状态又影响其生物运动学状态，产生相互作用。关节内的软骨、韧带及周围的肌肉等组织共同作用于膝关节的静态与动态功能稳定，任何一个环节出现问题均会影响其他环节，进而形成恶性循环，导致炎症反应与疼痛等。

膝关节的解剖结构特点决定了膝关节在应力负荷、功能运动、结构稳定性等生物力学的复杂性，在思考膝关节的解剖生理运动学时，其复杂性往往无法完全被模拟出来，因此本疗法侧重分析了膝关节的机械轴的生物力学特点。正常状态下，下肢的机械轴通过膝关节中心或其中心稍偏内侧；膝骨关节炎患者伴有"O"型腿时，其膝关节的中心会在机械轴的外侧，其内侧间室的负荷增加，外侧间室负荷减少；膝骨关节炎患者伴有"X"型腿时，膝关节的中心会在机械轴的内侧，外侧间室的负荷会增加。正常情况下，膝关节约60%负荷通过内侧间室支撑，约40%的负荷通过外侧间室负重，伴有膝内、外翻时，膝关节的负重点出现偏移其内、外侧间室的负荷比例会出现变化，这一负荷的失衡会造成恶性循环，加重膝关节的负荷与损伤。徒手冲击疗法通过对膝关节进行力学冲击传导，调整其失衡的生物力线结构与异常解剖结构，并通过调整其失衡的结构以释放膝骨关节炎患者膝关节的内外侧间室的过度负荷以及膝关节的粘连。Ⅰ型感受器及深层的Ⅱ型感受器敏感性高，阈值低，而附着于关节内外韧带中的Ⅲ型感受器及Ⅳ型感受器，阈值较高，适应迟缓。在不断的徒手冲击下，膝关节内不断地产生挤压、分离、滑移等现象，外力对关节的刺激产生的位置觉、振动觉、运动觉等信息主要是通过关节周围组织的肌肉、韧带、皮肤本体感受器的收集传导进入中枢神经，以提高膝关节的本体感受器，增加人体对于下肢的感觉输入，以逐渐调整膝关节解剖结构及内部各种感受器的敏感性，降低膝关节痛觉接收器的敏感度，并激活产生内源性镇痛物质，改变痛觉信号的传导，最终缓解疼痛。

（2）舒经通络、滑利关节　中医理念中的舒经通络、滑利关节与西医中的松解关节粘连，改善血运流动及功能状态的观念有其共性。从中医整体理论上分析膝骨关节炎的"筋、骨、肌肉"关系，以"骨为干""筋为刚""肉为墙"，三者相互影响，相互作用，动静相合，共同维持膝关节的功能，经筋束骨利关节，是维持肌肉力量和紧张度平衡的重要因素，肌肉力量和紧张度的过高及过低均会影响膝关节的稳定性与灵活性。徒手冲击治疗先评估膝关节的解剖异常结构状态及经筋结点所在并放松膝关节周围的肌肉筋膜组织，再以徒手冲击产生的冲击作用力以调节膝关节的异常解剖结构，平衡肌肉力量和紧张度，纠正下肢解剖生物力线，以达到舒经通络、松解筋膜、镇静止痛的作用。徒手冲击过程中产生的振动性效应与冲击效应则形似中医推拿的抖法和拍法，具有疏松脉络、滑利关节等作用，有助于松解膝关节及周围组织的粘连，调节生物力学及组织结构，促进软骨组织恢复，从而加速周围血液循环，改善疼痛阈值，提高下肢肌力及功能。

（3）改善膝关节感受器的传导功能　关节感受器能通过外界环境的刺激而转化为不同能量并通过神经冲动作用于人体的特殊结构，主要从本体感觉及痛觉分析其作用机制。本体感受器广泛分布在关节、肌腱、肌肉等运动器官处，对人体的方向、空间、速度等信息进行传导并做出反应；痛觉感受器是损伤性感受器，其主要分布在皮肤等游离末梢。膝关节内有丰富的本体感受器，从解剖结构分析，其本体感受器主要是对肢体起控制作用，通过其神经反射使局部关节、肌肉张力等与人体功能活动产生协调作用；从生理机制分析人体感受器接受来自外在的力学刺激时，感受器激活某些离子，促使离子通道开放，从而产生神经活动；从运动参与程度分析，膝关节本体感受器通过对膝关节周围的肌群、关节、张力等调节来产生动作并维持动作的平衡。患有膝骨关节炎时，患者膝关节内部的结构产生变化，使关节内部本体感觉下降，痛觉感受器出现不同程度的变化，使神经系统的调节功能下降，继而再次加重关节损伤与炎症反应。感受器的变化是通过徒手冲击疗法使力学机械效应在膝关节传导中部分形成了电效应与空化效应而产生作用。其机械效应产生的应力、剪切力及极限应力等直接松解关节粘连，释放关节卡压的神经肌肉等；其电效应与空化效应间接的改变了局部血运，加快代谢，促进组织愈合、康复、再生。其附着于关节囊外层的 I 型感受器及深层的 II 型感受器敏感性高，阈值低，而附着于关节内外韧带中的Ⅲ型感受器及Ⅳ型感受器，阈值较高，适应迟缓，在不断的徒手冲击下，膝关节内不断地产生挤压、分离、滑移等现象。研究表明，外力对关节的刺激产生的位置觉、振动觉、运动觉等信息主要是通过关节周围组织的肌肉、韧带、皮肤本体感受器的收集传导进入中枢神经，以提高膝关节的本体感受器，增加人体对于下肢的感觉输入，以逐渐调整膝关节解剖结构及内部各种感受器的敏感性，降低膝关节的痛觉接收器的敏感度，并激活产生内源性阵痛物质，改变痛觉信号的传导，最终缓解疼痛。

二、临床应用

适用于膝骨关节炎。

三、技法操作

（一）施术前准备

1. **施术部位选择**　受术者在接受推拿治疗前，应注意着宽松衣物，充分暴露膝部，不宜在破损、溃疡以及化脓性皮肤病等部位操作。

2. **体位选择**　根据推拿的部位，选择受术者舒适、施术者便于操作的治疗体位。

常用体位：仰卧位、侧卧位、俯卧位、坐位。

3. **环境选择**　环境卫生要求应符合《医院消毒卫生标准》（GB15982-2012）的规定，保持环境安静，光线充足，卫生清洁，温度适宜，避免污染。

4. **消毒**　施术者双手应用肥皂或洗手液清洗干净，再把双手用速干消毒剂消毒。

（二）施术流程与方式

1. **评估与放松**　通过观察影像学资料了解膝关节的解剖结构，对比两侧肌肉力量和紧张度、关节活动度、疼痛、下肢内外旋、内外翻等解剖生物力线结构进行初步评估，然后边触诊边揉按放松，以揉按受术者膝关节周围软组织及肌肉起止点（肌腱部位），明确受术者具体病变部位及疼痛点，充分放松软组织，每次5分钟左右。

2. **徒手冲击松动手法**　应视具体病情严重程度选用相应手法以松解骨骼肌肉关节的粘连，缓解疼痛。病情严重程度根据视觉模拟量表（VAS）评价疼痛程度，评估为轻、中、重三级，轻度在3分及以下，中度在4~6分，重度在7分及以上。手法运用分为3级，轻度膝骨关节炎患者采用Ⅰ级手法徒手冲击，中度膝骨关节炎患者采用Ⅱ级手法徒手冲击，重度患者采用Ⅲ级手法徒手冲击，具体操作如下。

Ⅰ级手法，以受术者无不适感为度，适用于轻度膝骨关节炎患者。受术者仰卧位，伸膝并使双下肢稍打开约30°，在患侧膝关节的起始端进行小范围节律性的徒手冲击，施术者用自己的一侧小腿固定腓骨上端外侧缘，左手掌贴紧股骨远端内侧缘，右手握空心拳以小鱼际或掌面冲击左手手指背侧，将徒手冲击的力量传入关节进行松动，同样当固定胫骨近端内侧缘时徒手冲击股骨远端外侧，固定大腿远端内、外侧时，徒手冲击腓骨近端外侧与胫骨近端内侧；其次对髌骨底部向下冲击以及足跟底部向胫骨长轴方向冲击；俯卧位时，徒手冲击腘窝及腘窝上下端。均以每分钟120～150次的频率冲击，每个部位冲击30秒后休息10秒，重复5次。

Ⅱ级手法，受术者以轻度疼痛为度，适用于中度膝骨关节炎患者。受术者仰卧于治疗床上，双下肢稍打开约30°，在膝关节伸直及不同屈曲角度（30°、60°、90°）下对膝关节周围进行大范围节律性的徒手冲击，将徒手冲击的力量传入关节进行松动，其着力点与Ⅰ级手法部位相同（膝关节上下端的内、外侧四个部位及髌底与足底两个部位）；俯卧位下，施术者左手握住患侧小腿远端并轻轻向上托起，使膝关节在（30°、60°、90°）屈曲并稍离开床面后，右手握空心拳冲击腘窝及腘窝上、下两端。均以每分钟90～120次的频率冲击，每个部位冲击30秒后休息10秒，重复5次。

Ⅲ级手法，受术者以明显疼痛但能忍受为度，适用于重度膝骨关节炎患者。受术者的体位与施术者的操作同Ⅱ级手法，以小范围、节律性、大强度的徒手冲击着力点，将徒手冲击的力量传入关节进行松动，均以每分钟60～90次的频率进行冲击，每个部位冲击30秒后休息10秒，重复5次。

徒手冲击结束后，再次行第一步放松手法，结束治疗。

四、禁忌证

（1）合并严重的心脑血管病（心肌梗死、心力衰竭等）、肝肾功能不全的患者及其他危及生命的相关疾病患者；

（2）膝关节急性损伤或伴有韧带、半月板等软组织损伤者，以及重度膝关节间隙狭窄等符合手术指征需要手术者。

五、注意事项

首先，诊断准确是疾病治疗的前提条件。其次，手法的质量至关重要。

参考文献

胡金鲁.徒手冲击疗法治疗膝骨性关节炎的临床观察［D］.长沙：湖南中医药大学，2020.

（注：本技法由郴州市第一人民医院康复医学科谢辉提供）

第十四节　温阳通痹手法治疗膝骨关节炎（阳虚寒凝证）

一、技术简介

（一）技术定义

温阳通痹手法以温补阳气、驱散寒滞、通经活络为治疗原则，结合对推拿治疗八法中"温""通"的理解，辨证的采用温热感强的手法，作用于某些具有温阳作用的腧穴上，制订出了一套系统的包括手法穴位在内的常规治疗手法。

（二）技术特点

温阳通痹手法是以"整体观念""辨证论治"及骨伤科"筋骨并重、柔筋正骨"为特色，运用温阳散寒、通经活络、蠲痹止痛的手法，作用于膝关节及全身，祛邪与扶正兼顾，辨证治疗膝骨关节炎（阳虚寒凝证）。

（三）理论基础与手法解析

1. 理论基础　推拿手法为中医学中的一门古老的传统外治疗法，最早于殷商时期的甲骨文里发现了按摩诊治的记录，后来在先秦期间《五十二病方》里记录的操作手法已超过了十几类，《黄帝内经》论述"慓悍者，按而收之，实者，散而泻之"的按摩总则。《医学心悟》里云："论病……则又以汗、和、下、消、吐、清、温、补八法尽之。"深得治病精髓，在手法治疗理论与实践积累中，又巧妙地把这治病八法演化为"温、通、补、泻、汗、和、散、清"，名虽有异，理却相同，且更有深意。如《幼科铁镜》："寒热温平，药之四性；推拿掐揉，性与药同，用推即是用药。推上三关，代却麻黄、肉桂；退下六腑，替代滑石、羚羊。"说明了通过手法治疗同样可以获得中药的寒热温凉之临床疗效，这就是中医治疗八法在手法治疗中随手取效的概括。

温法，临床使用中主要针对虚寒病症，起温阳气、散寒滞之功效，其手法操作构成中摆动类、摩擦类、挤压类占多数，使局部产生的温热刺激作用于筋肉、经络，"寒者温之"。《素问·举痛论篇》有"寒气客于背俞之脉……按之则热气至，热气至则痛止矣"，说明手法可温经散寒止痛。经典手法操作如擦肾俞、命门穴等可调补肾之阳气，常用于治疗阳虚腰膝酸软不适。

通法，临床常运用于祛除壅滞，起到通经络之功效，其手法操作中以挤压类、叩击类手法居多，相对于其他治法，通法的特点为手法作用较为强烈。《医宗金鉴》："按其经络，以通郁闭之气。"一般作用于上下肢，常用操作方式为拿法、揉法等。

《素问·调经论篇》云："阳虚则寒。"中医理论中气为血之帅，阳气虚衰，鼓动无力，阴寒内生，寒性凝滞，以至于气血循行涩滞、经脉瘀痹。作用于膝关节和全身，产生温补阳气、驱散阴寒、通经活络、蠲痹止痛的效果，故名"温阳通痹"手法。

2. 所选穴位及手法运用解析

（1）所选穴位解析

百会穴：别名"天满"，定位于头顶，前发际正中直上5寸。中医学认为头是"诸阳之会"；百会恰好在头的巅顶部，相对其他身体部位来说是在最高之所，其又隶属于督脉，故在百会行手法操作可激发阳经及督脉之经气，可产生补阳之功效。

命门穴：定位于两侧肾俞连线的中点，第2腰椎棘突下凹陷处，带脉恰好由此出，所以这里又有"生命之门"之称。《难经·三十六难》曰："命门，诸神精之所舍，原气之所系也。"《针灸甲乙经》曰："督脉气所发。"此穴又与肾经联系密切，所以在命门处使用手法操作可起到温阳之效果。

肾俞穴：又称为"高盖"，定位在第2腰椎棘突下旁开1.5寸。中医学认为，此穴与肾相系，为肾经经气在背输注转运之处，既可以温补元阳，又能够滋养元阴，起到补虚培元之效果。

关元穴：属于任脉，定位在脐下三寸。清代吴砚丞的《神灸经纶》指出："面青……四肢如冰……关元穴于脐下三寸，用大艾炷二七壮，得肢体温暖、脉至、知人事"，从以上医家论述可知在关元行灸疗能够回阳救脱，令阳气逐步恢复。故得知关元可温阳散寒。关元又是任脉和足三阴经的交会穴，故可调养全身。

阳陵泉穴：定位于腓骨头前下方凹陷处。《难经·四十五难》云："筋会阳陵泉。"《素问·脉要精微论篇》："膝者筋之府。"《针灸大成》记载："阳陵泉……主膝伸不得屈，髀枢膝骨冷痛。"故据此可知应用阳陵泉穴治疗膝骨性关节炎理论依据充足。阳陵泉位于膝周，并满足针灸治疗局部取穴原则。

阿是穴：《备急千金要方》云："有阿是之法，言人有病痛，即令捏其上，若里当其处，不问孔穴，即得便快成（或）痛处，即云阿是，灸刺皆验，故曰阿是穴也。"由此可知，阿是穴即是我们常说的痛点。在阿是穴行手法操作能够起到活血逐瘀之功效，从而达到"通则不痛"的效果。

（2）手法运用解析

擦法：顾名思义，利用摩擦生热原理，施术者用手的各个部位作为操作点（常用部位是大小鱼际），在需要治疗的患处做反复来回摩擦，产生的热量不仅在皮肤表面，甚至可传导入患处软组织深部。擦法具备显著的温热效果，合理运用下能够产生温阳散寒通痹之良效。在肾俞与命门之间行擦法是临床上重要的温阳方式。需要注意的是，擦法实施过程中会降低患者痛阈值，并易损伤患处皮肤，故一般配合外用介质以保护表皮软组织。

㨪法：术者用上臂进行发力，以前臂为轴，将力量源源不断的传导至手部，手部呈半握拳状，一般是用小鱼际为操作接触面，操作时肘腕部要尽量放松，使手部在治疗部位形成反复㨪动。在各种手法医疗操作中，㨪法特点鲜明，其治疗范围广、力度强劲，能够产生显著渗透。㨪法具备温阳散寒、舒筋通络、活血化瘀等功效。使用㨪法作用在患膝周围软组织，能够有效的解痉止痛。

合掌擦法：施术者将两手手指互相交叉，以两手掌面夹放在施术部位，一般将其用于身体解剖突出处（如膝、肩部），然后做张合的动作。操作过程中可产生较强的温热消散之功。在临床研究中，在患膝使用合掌擦法，能够起到温阳气散寒滞之效果。

一指禅推法：较之前面几种手法，一指禅的特色是接触面小，故可产生较大压强作用，施术者不易产生疲劳，可持久地作用在操作部位。故该法广泛适用于全身各部，能够起到平衡阴阳、调和营卫、通经络之疗效。

揉法：施术者可用上肢多个部位进行揉法操作，较常用的有掌根、全掌等，此法操作要点主要是要注意"吸定"，即需要带动皮下软组织同时活动，不可只让表皮活动，让软组织内部互相摩擦产生热效能。揉法操作柔缓，作用力持久而温和，易让人产生明显舒适感，主要适用在肌肉较丰厚处。揉法能够产生温经通络、祛风散寒、活血止痛等疗效。

点法：术者适用上肢突起部作为接触面，常用的有拇指、肘尖等，借助术者自身体重，将按压力量作用在患部。此法施术面积较小，力量大且深沉，故可透达深部软组织。具备开闭塞、通经络之功效，一般在痛点局限处使用。临床观察中，将该法主要施术在阿是穴，"以痛止痛"，产生疏通经络，解痉止痛之功用。

弹拨法：术者可使用上肢多个部位作为操作面，如拇指掌面、指间关节凸起处、肘尖等，在"筋节"明显部位，做垂直方向反复活动，类似于弹拨琴弦。本法适用于全身大部分的肌肉、韧带等中医所认为"筋"处，尤其是对已形成条索状反应物的部位疗效更佳。弹拨法能够产生解除粘连、解痉止痛之疗效。"膝为筋之府"，故在临床观察中使用弹拨法，能够显著改善膝部软组织之挛痛不适。

综合以上内容，温阳通痹手法是在中医理论指导下，使用温热感强的手法操作施术于某些具备温阳功效的经穴上，产生温补阳气、驱散阴寒、通经活络、蠲痹止痛的效果，以治疗阳虚寒凝证之膝痹的中医外治法。

二、临床应用

适用于膝骨关节炎（阳虚寒凝证）。

三、技法操作

（一）施术前准备

1. 施术部位选择 受术者在接受推拿治疗前，应注意着宽松衣物，充分暴露膝部，不宜在破损、溃疡以及化脓性皮肤病等部位操作。

2. 体位选择 根据推拿的部位，选择受术者舒适、施术者便于操作的治疗体位。

常用体位：仰卧位、侧卧位、俯卧位、坐位。

3. 环境选择 环境卫生要求应符合《医院消毒卫生标准》（GB15982-2012）的规定，保持环境安静，光线充足，卫生清洁，温度适宜，避免污染。

4. 消毒 施术者双手应用肥皂或洗手液清洗干净，再把双手用速干消毒剂消毒。

（二）施术流程与方式

（1）受术者取仰卧位，施术者用匀称有力、持久渗透之㨰法作用于患侧大腿正面及两侧，操作重点位于股四头肌近膝关节部，反复操作5遍；再用均匀柔和的掌揉法作用于上述部位，反复操作4遍，以放松膝部周围肌肉；最后用拇指点法及弹拨法作用于患膝周围痛点阿是穴，操作重点主要是内外侧副韧带起止点、股胫关节间隙及髌周，时间约3分钟。

（2）推揉髌骨法，受术者取仰卧位，施术者用拇指和示中指拿髌骨左右两侧，轻柔地推动髌骨先做左右方向的活动5个来回，再行旋转活动5个来回；之后施术者用拇指、示中指分别拿捏髌骨上下端，做5次上下方向活动，时间约1分钟。

（3）受术者取仰卧位，施术者先用拇指点按患侧阳陵泉穴约1分钟，再用均匀有力的一指禅推法和柔和渗透的拇指揉法作用于腹部关元穴及头顶百会穴，操作总计约为2分钟。

（4）受术者取俯卧位，施术者先用持久有力的㨰法作用于患膝后部（腘窝、大小腿后侧近膝处），往返操作5遍；再以深重的掌根揉法作用于上述部位5遍；最后采用作用力强的点法和弹拨法施术在患膝后部阿是穴，注意观察受术者耐受程度，总计作用时间约5分钟。

（5）屈伸膝部法，受术者取俯卧位，施术者使用一只手固定患膝腘窝，另一手扶握踝关节，两手配合被动屈曲患膝，以受术者可承受为度，切忌暴力操作，以免加大膝部损伤，活动至最大屈膝角度时停留10秒，然后再伸直关节，逐步轻微增加屈膝程度，反复操作5遍。

（6）受术者取俯卧位，施术者先予一指禅推法施术于腰部肾俞和命门各1分钟，再用示指近端指间关节凸起处点揉法作用于上述两穴各1分钟，最后用介质，在两侧肾俞与命门之间施行快速均匀之小鱼际擦法，透热即止，操作时间1分钟左右。

（7）受术者取屈膝屈髋仰卧体位，双足自然放于床面，使用介质，在患膝周围行合掌擦法，操作重点是髌骨两侧及内外侧副韧带，以透热为度，时间为1分钟左右。

四、禁忌证

（1）患膝局部有化脓性病变者。
（2）哺乳、妊娠或正准备妊娠的妇女。
（3）同时患有严重内科疾病及精神疾病者。
（4）膝关节肿瘤、类风湿、结核及并发症影响到关节结构者，或伴有牛皮癣、梅毒性神经病、代谢性骨病、急性创伤等患者。

五、注意事项

诊断准确及辨证论治是膝骨关节炎治疗的前提条件；手法的质量至关重要，并在治疗时注意保暖。

参考文献

胡军.温阳通痹手法治疗膝骨关节炎（阳虚寒凝证）的临床观察［D］.长沙：湖南中医药大学，2018.

（注：本技法由湖南中医药大学第一附属医院叶勇团队提供）

第十五节　辨证选用手法治疗肩周炎

一、技术简介

（一）技术定义

施行手法前对肩周炎进行辨证，根据辨证分型对不同分型的肩周炎行推拿手法。

（二）技术特点

辨证论治是中医的特色，施行手法治疗肩周炎仍应像药物内服一样，按中医特点辨证分型。正如《理瀹骈文》所言："外治之理即如内治之理一所异者法耳"，根据不同证型选择不同的手法更能体现中医"因人制宜"的治疗思想。

（三）理论基础及作用机制

中医把肩周炎归为"痹证"范畴，其病因病机表现为素体营卫虚弱，筋骨衰颓，风寒湿邪乘虚而入，伤及肩周筋脉，致使气血不通而痛；或由于过力劳伤，血瘀气滞，导致肩痛凝滞。肩痛日久，气血亏虚，筋脉失养，则见肩部肌肉萎缩，关节僵硬。而手法治疗肩周炎疗效佳，不良反应小，近年来被广泛应用于临床。根据中医"通则不痛，痛则不通"理论，手法治疗肩周炎有疏通经络、活血止痛、松解粘连、滑利关节的作用。研究亦证实，中医的推拿理伤手法，在改善功能活动度、缓解痉挛等方面都具有较好的治疗效果。

二、临床应用

适用于肩周炎。

三、技法操作

（一）施术前准备

1. 施术部位选择 受术者在接受治疗前，应注意着宽松衣物，充分暴露肩部，不宜在破损、溃疡以及化脓性皮肤病等部位操作。

2. 体位选择 根据推拿的部位，选择受术者舒适、施术者便于操作的治疗体位。

常用体位：仰卧位、侧卧位、俯卧位、坐位。

3. 环境选择 环境卫生要求应符合《医院消毒卫生标准》（GB15982-2012）的规定，保持环境安静，光线充足，卫生清洁，温度适宜，避免污染。

4. 消毒 施术者双手应用肥皂或洗手液清洗干净，再把双手用速干消毒剂消毒。

（二）施术流程与方法

1. 辨证分型 根据《中医病证诊断疗效标准》将肩周炎分为以下3型：①风寒湿型：肩部窜痛，遇风寒痛增，得温痛缓，畏风恶寒，或肩部有沉重感，舌质淡，舌苔白或腻，脉弦滑或弦紧，此型相当于急性期或早期；②瘀滞型：肩部肿胀，疼痛拒按，以夜间为甚，舌质暗或有瘀斑，苔白或薄黄，脉弦或细涩，此型相当于中期；③气血虚型：肩部酸痛，劳累后加重，伴头晕目眩，气短懒言，心悸失眠，四肢乏力，舌质淡，苔少或白，脉细弱或沉，此型相当于末期、晚期或恢复期。

2. 治疗方法

（1）风寒湿型　治以祛风活血、温通经络。

准备手法：受术者取端坐位，施术者以右手手掌根或大小鱼际先在背部、患侧肩部、胸外上部大面积反复推、揉10余次，使肩部周围肌肉得到放松，经络通畅。

治疗手法：施术者一手握住患肢肘部，另一手用擦法或指揉法施术于患侧肩部及上肢，配合患肢外展、外旋、内收、后伸等活动；再以拇指指腹在患肩痛点处由轻到重进行推、按、弹、拨、分理筋法。

结束手法：以双手合掌，十指交叉置于患肩前后，同时掌根用力挤按，微微将肩上提，再以双掌擦肩至局部微微发热而结束。上述手法每天1次，每次治疗时间约20分钟，10次为1疗程，一般连续治疗1~3个疗程。

（2）瘀滞型　治以行气活血、通络止痛。

准备手法：同风寒湿型。

治疗手法：受术者取坐位，施术者采用指针法点按患肩一侧合谷、曲池、缺盆、肩髃、肩贞、肩髎、肩井、天宗、曲垣、阿是穴等，从上到下，可分组进行，每穴各1~2分钟。然后拿捏肩前、肩后、肩外软组织，力达组织深部。再以掌握患侧手腕，在受术者能忍受的情况下进行轻摇和牵引抖动，并猛地向前提拉1~2次。

结束手法：施术者用搓法由肩部到前臂反复搓动。上述手法每天1次，每次治疗时间约30分钟，10次为一疗程，一般连续治疗2~4个疗程。

（3）气血虚型　治以调和气血、松解粘连。

准备手法：同风寒湿型。

治疗手法：先用捏法、拿法松解患肩肌筋，然后受术者取坐位，屈曲患肢肘关节，施术者一手握住患肢肩部，另一手握住患肢肘部，以肩关节为轴顺时针或逆时针方向缓慢转动肩关节，幅度由小到大，反复环绕10次。然后，施术者站在受术者患侧稍前方，一手握住患侧腕部，以肩顶住受术者患侧肩前部，握腕之手将患臂由前方扳向背后，逐渐用力使之后伸，反复4~5次。接着站在受术者健侧稍后方，一手扶健侧肩，另一手握住患侧腕部，从背后将患肢向健侧牵拉，逐渐用力，加大活动范围，以受术者能忍耐为度，切忌暴力。

结束手法：用单手或两手握住患肢远端，轻轻用力作小幅度连续上下或左右抖动，用力均匀而有力，幅度由小渐大，频率逐渐增快。上述手法每天1次，每次治疗时间约20分钟，10次为一疗程，一般连续治疗2～6个疗程。

四、禁忌证

（1）各种急性传染病患者。

（2）各种恶性肿瘤的局部。

（3）各种溃疡性皮肤病患者。

（4）烧伤、烫伤部位。

（5）各种感染性、化脓性疾病和结核性关节炎患者。

（6）严重心脏病、肝病患者。

（7）严重精神病患者（不能合作、不能安静）。

（8）月经期、妊娠期妇女。

（9）胃、十二指肠溃疡急性穿孔者。

（10）年老体弱的危重病患者。

（11）诊断不明，不知其治疗要领的疾病，也应视为禁忌证，严防治疗失误。

五、注意事项

在治疗的同时，嘱受术者注意患肩防寒保暖，局部可以配合热敷，饮食忌寒凉生冷，并适当做功能锻炼，也有利于提高治疗效果。功能锻炼方法：患者面对墙壁，用双手或单手沿墙壁缓缓向上爬动，使上肢尽量高举，然后再缓缓向下回到原处，反复进行，每次20分钟，每天2次。

参考文献

刘小卫，余霜泉，唐曦.辨证选用手法治疗肩周炎100例［J］.中医药导报，2010，16（2）：50-51.

（注：本技法由湖南中医药大学李武团队提供）

第十六节　推拿结合功能锻炼治疗跟痛症

一、技术简介

（一）技术定义

推拿结合功能锻炼治疗指的是施术者以"动静"手法结合受术者适度休息、主动功能锻炼和被动活动来治疗疾病。

（二）技术特点

医患双方共同协作实施"动静结合"具体的方法。

（三）理论基础及作用机制

跟痛症是一种以足跟部疼痛、行走困难为主要临床表现的一组症候群。动静结合理论是中西医结合治疗骨折的四大原则之一，亦是筋伤疾病的核心治则。跟痛症为骨伤科常见病，与足跟脂肪纤维垫炎、跟骨骨刺、跖筋膜炎等因素有关。中医药治疗跟痛症具有良好的疗效。

"动静结合"原则是治疗骨折的四大原则之一，亦是中医思维在骨伤筋伤的体现。在临床中应用"动静结合"原则，医患双方共同协作，治疗多种骨伤软组织疾患均取得了较好疗效。"动静结合"是在医患双方的共同努力下，施术者"动静"手法结合受术者适度休息、主动功能锻炼和被动活动，起到舒筋活络、消肿止痛、软坚散结、柔筋壮骨的作用，改善受术者疼痛症状。受术者穿软垫鞋用足后跟蹬地200次，其作用机制可能为足跟着地时与地面的作用力，导致局部滑囊破裂，减轻滑囊内压力，同时磨平跟骨骨刺。

二、临床应用

适用于足跟痛。

三、技法操作

（一）施术前准备

1. 施术部位选择　受术者在接受治疗前，应注意着宽松衣物，充分暴露足部，不宜在破损、溃疡以及化脓性皮肤病等部位操作。

2. 体位选择　根据推拿的部位，选择受术者舒适、施术者便于操作的治疗体位。

常用体位：仰卧位、侧卧位、俯卧位、坐位。

3. 环境选择　环境卫生要求应符合《医院消毒卫生标准》（GB15982-2012）的规定，保持环境安静，光线充足，卫生清洁，温度适宜，避免污染。

4. 消毒　施术者双手应用肥皂或洗手液清洗干净，再把双手用速干消毒剂消毒。

（二）施术方式

1. 推拿　"动"手法有掌跟及大拇指足底从前向后推法，踝关节被动背伸、跖屈、内翻、外翻以及牵拉法。"静"手法有局部痛点的拇指点按揉法、小鱼际拍法、手背扣法及手掌拍法；每次30分钟，每周3次。

2. 功能锻炼 "动"的方面包括以患足穿软垫用足后跟连续蹬地，以疼痛可忍受为宜，练习200次，每天2个周期，然后患足主动练习背伸、跖屈、内外翻、旋转踝关节，每天1次。"静"的方面包括注意休息，减少长距离负重行走，睡觉时下肢稍抬高。共治疗2周。

四、禁忌证

（1）跟骨结核以及由类风湿关节炎、强直性脊柱炎、骨关节炎、肌腱端病和痛风所致的跟痛症患者；

（2）伴有严重心、肺疾病，重症糖尿病，足部皮肤感染，发热患者以及不能配合治疗者。

五、注意事项

换穿软底鞋，鞋子松紧适中，注意足部保暖，避免长距离负重行走，建议2周后继续坚持蹬腿练习，每天1次。

参考文献

邝高艳，卢敏，柴爽，等.推拿结合功能锻炼治疗跟痛症的临床研究［J］.中医药导报，2016，22（15）：71-72.

（注：本技法由湖南中医药大学第一附属医院叶勇团队提供）

第十七节　循经点按穴位法治疗慢性腰肌劳损

一、技法简介

（一）技法定义

循经点按穴位法是指沿着两侧膀胱经及督脉的循行点按其上腧穴以疏通膀胱经、督脉经气的技法。

（二）技法特点

循经点按穴位法主要通过点按督脉及两侧膀胱经穴位，达到疏通经络，调和气血的作用。

（三）理论基础

慢性腰肌劳损属中医学"腰痛""腰脊痛"范畴，《诸病源候论·腰背病诸候》

云："肾主腰脚，而三阴三阳十二经八脉，有贯肾络于腰脊者，劳损于肾，动伤经络，又为风冷所侵，血气相搏，故腰痛也"，可见"劳损于肾"为基本，"动伤经络，又为风冷所侵"是诱发因素，"血气相搏"是病机，腰痛为病候。《景岳全书·腰痛》认为"腰痛之虚证十居八九，但察其既无表邪，又无湿热，而或以年衰，或以劳苦，或以酒色所伤，或七情忧郁所致者，则悉属真阴虚"，说明肾虚是腰痛发病的根本。肾与膀胱相表里，肾俞为肾之背俞穴，肾脉贯脊，可调益肾气，腰为肾之外腑，按压肾俞可强腰健肾，行气活血。《素问·宣明五气篇》云："久视伤血，久卧伤气，久坐伤肉，久立伤骨，久行伤筋是谓五劳所伤"，指出劳逸不当，气血筋骨活动失调，可造成组织劳损，若长期腰部姿势不良或长期从事腰部持力及弯腰等工作，可引起腰背筋肌肉劳损，或筋膜松弛，或有瘀血凝滞，或有细微损裂，以致腰痛难愈。《灵枢·本脏》曰："经脉者，所以行血气而营阴阳，濡筋骨，利关节者也"，《灵枢·官能》曰："察其所痛，左右上下，知其寒温，何经所在"，由此可见，腰脊为督脉所过，膀胱经挟脊络肾，所以点按督脉腰俞、腰阳关、命门、两侧膀胱经穴位可疏通经络，调和气血；委中穴为膀胱经下合穴，"腰背委中求"，是临床治疗腰背痛的要穴；太溪为肾经原穴、输穴，有温肾壮阳的作用，主治肾虚腰痛。十二经联系脏腑器官，通行气血，是脏腑间病变相互影响的重要渠道，故在膀胱经和督脉施术治疗慢性腰肌劳损临床有效。

二、临床应用

适应证主要是慢性腰肌劳损。

三、技法操作

（一）施术前准备

1. **施术部位选择** 受术者在接受治疗前，应注意着宽松衣物，充分暴露背部，不宜在破损、溃疡以及化脓性皮肤病等部位操作。

2. **体位选择** 仰卧位。

3. **环境选择** 环境卫生要求应符合《医院消毒卫生标准》（GB15982-2012）的规定，保持环境安静，光线充足，卫生清洁，温度适宜，避免污染。

4. **消毒** 施术者双手应用肥皂或洗手液清洗干净，再把双手用速干消毒剂消毒。

（二）施术流程与方式

施术者双手拇指螺纹面依次点按督脉腰俞、腰阳关、命门，两侧膀胱经第一条侧线三焦俞、肾俞、气海俞、大肠俞、关元俞、小肠俞、膀胱俞，两侧膀胱经

第二条侧线志室、胞肓、委中、昆仑，肾经太溪，华佗夹脊穴、阿是穴，每次每穴点按30秒至1分钟，按时受术者感觉酸、麻、胀后施术者沿经脉走向上下方向用力加强，力量以受术者耐受为度，点按过程中发现条索状物或疼痛敏感时可停留2分钟。

（三）施术后处理

协助受术者穿好衣着，整理床单，受术者舒适体位短暂休息。

告知受术者在日常生活和工作中需纠正习惯性姿势不良，尽可能变换体位，勿过度疲劳；腰部注意保暖、睡硬板床。

四、禁忌证

（1）各种急性传染病患者。

（2）各种恶性肿瘤的局部。

（3）各种溃疡性皮肤病患者。

（4）烧伤、烫伤部位。

（5）各种感染性、化脓性疾病和结核性关节炎患者。

（6）严重心脏病、肝病患者。

（7）严重精神病患者（不能合作、不能安静）。

（8）月经期、妊娠期妇女。

（9）胃、十二指肠溃疡急性穿孔者。

（10）年老体弱的危重病患者。

（11）诊断不明，不知其治疗要领的疾病，也应视为禁忌证，严防治疗失误。

（12）诊断不明确的急性脊柱损伤或伴有脊髓症状者，手法可能会加剧其脊髓损伤。

五、注意事项

（1）操作前一定要确诊，排除禁忌证。

（2）操作要柔和，不要粗暴，以安全为第一要义。

（3）要注意调摄，受术者宜卧床，避风寒。

参考文献

贾元斌，李中正，汤伟，等.循经点按穴位治疗慢性腰肌劳损72例［J］.按摩与康复医学，2014（9）：40-41.

（注：本技法由湘西土家族苗族自治州民族中医院王鹏团队提供）

第十八节 "振腹疗法"调治慢传输型便秘

一、技法简介

(一)技法定义

振腹疗法是以腹部为施术部位,运用振腹为主,摩腹、运腹、搓腹和按腹为辅的手法,力量由轻到重,作用层次由浅及深,使手法产生的热能与机械能充分渗透至腹内,达到温补脾胃、调畅大肠气机的目的。

(二)技法特点

"振腹疗法"以振腹为主,配合其余四种手法,如摩腹、运腹和按腹所表现出来运动的方向性又可影响肠道所固有的运动方向。在手法的作用下,局部压力顺着结肠走向逐渐向远端转移,结肠会因机械性压力作用发生形变或位移,可使肠内容物发生形变而变得蓬松,又可使肠道产生被动或主动运动,继而推动肠内容物运行。通过手法温热感和振动感的渗透,既能促进肠液分泌,润滑肠道,软化肠内容物,改善大便性状;还能加强肠道收缩力和恢复结肠各节段之间的协调运动,增加排便次数,改善排便费力等便秘症状。

(三)理论基础及作用机制

1. 行气作用 大肠气滞既可表现为宿便壅塞,又可表现为大肠传导失职。通过振腹的调节,可导宿便之滞、行大肠之气。腹腔压力较为恒定,在手法作用下,势必会改变系统内能,其中包括肠道血管内的压力和肠腔内的压力。有研究表明腹压增加可以改变肠道血液灌注以及左心室的前后负荷,从而重新调配腹内脏器的血液分布。在外力作用下,腹压上升,肠道血管发生形变,被动收缩当外力减弱,腹压下降,再加上血管弹性恢复的作用下,肠道血管重新充盈。当以一定频率振腹时,腹腔好比一风箱,对肠道血管形成有节奏的鼓荡,血液循环加快,可促进肠液的分泌,润滑肠道,软化干结的肠内容物,还可恢复肠道气机的运行。如清代的唐容川在《血证论》中记载"血行则气行"。振法产生的震颤还可以由施术部位向深层组织和远处传导,直接作用于肠道,使结肠管腔发生形态和运动功能的变化,既可使肠内容物发生形变而变得蓬松,又可使肠道产生被动收缩,其作用类似于心脏按压或是胃肠起搏器,当按一定频率对肠道平滑肌产生刺激,可使肠道进行自我调节,恢复正常的推进性运动。再加上摩腹、运腹、搓腹和按腹的辅助,可加强振腹的行气作用。摩腹是中医推拿的传统和基本方法,主要用于保健和防治脾胃消化系统疾病,唐代的王焘在《外台秘要》中记载"两手相摩,令热以摩腹,令气下",证明了摩腹有行气,引气下行的功效;隋代的巢元方在

《诸病源候论》中记载，摩腹还能运用于"风湿痹、虚劳、腹痛"等疾病。另外，摩法具有轻柔、和缓的特点，能使受术者处于一种身心放松的状态，有利于作用力的渗透。运腹手法结合了揉法和运法的特点，《厘正按摩要术》中记载"揉法属性周于蕃曰操以和之……可以和气血。可以活筋络，而脏腑无闭塞之虞矣""运法属性，周于蕃曰，运则行之……俾血脉流动，筋络宣通，则气机有冲和之致，而病直告痊矣"。手掌以小圆圈团揉局部，可散局部之郁结，动作整体以大圆圈绕膝推运，可通肠道之闭塞。搓法乃摩法的衍生手法，如《厘正按摩要术》中所载"搓以转之……是以摩法中生术者"。《窍穴图说推拿指南》也有"搓为来往摩无异"的记载。但搓腹比摩腹的刺激更强，而且还结合了揉法的特点，能进一步加强振腹的行气作用。按腹以调为目的，随着受术者的呼吸慢按慢提，引导受术者做腹式深呼吸，腹腔内压随着受试者的呼吸而增大减少，此时腹腔犹如一个天然的泵，不断地调配腹腔内血液分布。每一次按压也相当于间接地给该局部的肠道按摩，帮助结肠各节段依次收缩，有利于推动肠内容物向结肠远端运行。在这四种辅助手法中，摩腹、运腹和按腹所表现出来运动的方向性又可对肠道所固有的运动方向产生影响。胃、小肠、结肠等重要消化器官均能在腹部找到相对应的体表投影，在手法的作用下，局部压力顺着结肠走向逐渐向远端转移，结肠会因机械性压力作用而发生形变或位移，产生被动或主动运动，继而推动肠内容物运行。正如《素问·举痛论篇》所载"按之则血气散"，说明按压类手法有行气的功效。振腹与之结合，可导宿便之滞、行大肠之气。

2. **温通作用** 从推拿治疗功能性便秘的临床报道看，治疗手法多以摩腹、振腹、一指禅法推腹为主，其根本目的就是要产生"热气"，而且许多医者都强调热气要渗透进腹部深层为最好。肠蠕动会伴随腹部深层温度上升而变得更活跃，除去热源后肠蠕动仍能持续一段时间。由此可推测温热作用可以恢复或促进肠道的蠕动。正如《素问·阴阳应象大论篇》所云"少火生气"，《素问·八正神明论篇》又云"是故天温日明，则人血淖液而卫气浮，故血易泻，气易行"，可知手法作用产生的热能，不但能温补中焦、下焦之气，达到温补脾胃的作用，还能加强行气的功效。推拿手法都有一定的热传导作用，但振法产热不仅仅是热传导作用，还有可能是激发了受试者体内的某种产热机制，使作用部位的深层组织也随之发热，继而肠道血管扩张，血液循环加快，既可促进肠液分泌，润滑肠道，有利于肠内容物的排出，又可营养肠道平滑肌，恢复正常的收缩活动。再加上按腹作为收尾手法，可增强振腹的温通作用。《黄帝内经》阐述过按法除了有行气，还有温经、补虚的作用。如《素问·举痛论篇》中有云"按之则热气至"，《素问·调经论篇》又载"虚者聂辟气不足，按之则气足以温之"。

二、临床应用

适应证：主要是慢传输型便秘。

三、技法操作

（一）施术前准备

1. 施术部位选择 受术者在接受治疗前，应注意着宽松衣物，充分暴露腹部，不宜在破损、溃疡以及化脓性皮肤病等部位操作。

2. 体位选择 仰卧位，微微屈髋屈膝。

3. 环境选择 环境卫生要求应符合《医院消毒卫生标准》（GB15982–2012）的规定，保持环境安静，光线充足，卫生清洁，温度适宜，避免污染。

4. 消毒 施术者双手应用肥皂或洗手液清洗干净，再把双手用速干消毒剂消毒。

（二）施术流程与方式

受试者取仰卧位平躺于治疗床，微微屈髋屈膝以便放松腹部，施术者按以下步骤操作：①摩腹：以受试者肚脐为圆心，以掌根或示指、中指、环指指腹为着力面，沿顺时针方向摩腹5分钟；②运腹：从肚脐下方开始，施术者左手以拱手状从手掌根、鱼际、小指尺侧、小指指尖、环指指尖、中指指尖，然后再示指

"振腹疗法"调治慢传输型便秘

指尖、拇指桡侧、大鱼际依次轮流下按，最终又回到掌根，如此交替从小循环进行，沿着摩腹所循行的路线缓慢移动，运腹5分钟；③振腹：施术者双手掌心向下交叠，位于下方的手以掌心劳宫穴处置于受试者脐上，手指自然分开，双侧肘关节轻微地抖动以带动手掌振动，振腹10分钟；④搓腹：施术者手掌心和受术者肚脐相对，稍用力下按，然后水平上下搓揉，按压的力度保持不变，搓腹5分钟；⑤按腹：按腹从脐下方开始，按顺时针方向沿着摩腹所循行的路线，以手掌依次垂直按压受试者腹部，按压时间以受试者的呼气时间为度，力量与频率要以不妨碍受试者呼吸为准，按腹5分钟。

（三）施术后处理

协助受术者穿好衣着，整理床单，受术者取舒适体位短暂休息。

告知受术者在日常生活和工作中需纠正习惯性不良姿势，尽可能变换体位，勿过度疲劳；腰部注意保暖、睡硬板床。

四、禁忌证

（1）各种急性传染病患者。
（2）各种恶性肿瘤的局部。
（3）各种溃疡性皮肤病患者。
（4）施术局部有烧伤、烫伤。
（5）各种感染性、化脓性疾病和结核性关节炎患者。
（6）严重精神病患者（不能合作、不能安静）。
（7）月经期、妊娠期妇女。
（8）胃、十二指肠溃疡急性穿孔者。

五、注意事项

（1）操作前一定要确诊，排除禁忌证。
（2）操作要柔和，不要粗暴，以安全为第一要义。
（3）要注意调摄，受术者宜卧床，避风寒。

参考文献

高煜森．"振腹疗法"调治女大学生慢传输型便秘的临床观察［D］.长沙：湖南中医药大学，2010.

（注：本技法由湖南中医药大学李江山团队提供）

第十九节　湖湘五经配伍"推经治脏"

一、技术简介

（一）技术定义

以湖湘五经配伍"推经治脏"为理论基础，辨证论治，以五经腧穴为操作核心，从整体上调节各脏腑功能。

（二）技术特点

湖湘五经配伍"推经治脏"理论是在五经配伍理论治疗小儿疾病的基础上，结合推拿独特的理论体系扩展到成人推拿，调治五脏六腑。经脉脏腑相关和归经施治是推经治脏的核心，五经指肝经、心经、脾经、肺经、肾经，临床始终以五经腧穴为操作核心，强调经脉脏腑穴位之间的联系。

推经治脏是"湖湘五经配伍针推学术流派"的重要分支，其在小儿推拿"五经配伍"理论指导下结合成人推拿特点，基于湘西刘氏小儿推拿五经配伍对脏腑功能的整体调节思想和传统中医脏腑经络理论发展为成人"大五经"调节脏腑功能，通过从整体上调节各脏腑功能，以治疗慢性疲劳综合征。

湖湘五经配伍腹部推拿主要以湖湘针推学术流派五经配伍理论为基础，是其"推经治脏"的具体体现之一；基于南派一指禅推拿和北派腹部推拿理念和手法风格，经过数年临床实践总结而成，其治疗理念突出腹部任脉及腹部其他经脉对人体的整体调整作用。

（三）理论基础及治疗思路

1. 中医学理论　湖湘五经配伍针推学术流派始源于湘西刘氏小儿推拿并逐步延伸推广至针灸和成人推拿，其学术思想具有鲜明的学派特色。"以五经为主"，是湖湘五经配伍针推学术流派最明显的特点，也是本学派临床诊疗过程中的主体思想，指导着临床的治疗原则及穴位、处方的选择。学派以五经应五脏，五脏应五行，彼此存在着相生、相克的关系为理论基础，认为五经（脾经、肝经、心经、肺经、肾经）相助与相制的治则是根据五行相生与相克的关系而定，并以此作为治疗时的取穴依据。五行制助的关系是指导治疗中主补、主泻或兼治的依据，可指导医者根据这些关系对疾病治标或治本，从而达到良好的治疗效果。辨证论治为湖湘五经配伍小儿推拿的学术特点之一，刘开运老中医也一再强调"不讲辨证论治，就不是推拿，疗效就要大打折扣"。湖湘五经配伍针推学术流派继承并发扬小儿推拿的辨证施治，认为辨证是取穴的基础。归经施治是湖湘五经配伍针推学术流派临床诊疗的重要特色，以五经为主是刘氏小儿推拿最明显的特点，也是该流派推治过程中的主体思想，指导着临床的治疗原则及穴位、处方的选择。除五经为主的特点外，也强调配穴要精巧。如刘氏小儿推拿中揉摩脐部配捏脊、推七节骨、揉龟尾治疗下消化道疾病，可起到调节胃肠道功能的作用等。

经过大量临床实践和基础研究发现，单经单穴对相关本脏有调控效应，五经经穴与脏腑效应存在特异性。五经配伍治脏腑病规律更多地表现为五经经穴功能与脏腑效应的特异性，而经穴与非经穴之间对脏腑作用存在差异，五经不同经穴之间在功能作用上也存在差异。在此研究基础上，湖湘五经配伍针推学术流派形成了"一经司控多脏，多经司控一脏，多经对多脏可交叉调控"的学术观点，即具有以"经"统率的"纵向"关系（一经多脏）、以"脏"统率的"横向"关系（一脏多经）、多经多脏的"纵横"关系（多经对多脏）。

理论拓展湖湘五经配伍针推学术流派传承和发扬了刘氏小儿推拿的中医精髓，

强调辨证立法、重视经络、用穴精少、针灸并重、针推互补、推药同用，注重临床与科研结合，重视针法、灸法和推拿术的技术传承与创新，通过长期的建设和积累，逐渐形成"针经治脏""灸经治脏""推经治脏"等传承脉络体系。其中，"推经治脏"是在本流派"五经配伍"思想指导下的一个分支，其理、法、术、效是根据经脉与脏腑相关，脏腑之间的生克制化理论，补泻兼施、通补并用，注重手法、强调手感，以达到推经调脏、推荣周身。

2. 治疗思路 湖湘五经配伍腹部推拿理念经过不断创新发展，湖湘针推学术流派理念推及针、灸、成人推拿，此五经是指人体经络系统中的肝经、心经、脾经、肺经、肾经五条经脉。五经配伍理论结合了五行学说的相生相克理论、藏象学说及经脉脏腑相关学说等理论，强调经脉经穴及脏腑间的五行配伍、生克制化关系，主张以五经腧穴为核心，运用针刺、艾灸和推拿等方法，对人体经络系统进行合理调节，通过调五经、控五脏、和五行，达到调控人体功能的目的。湖湘五经配伍腹部推拿主要以湖湘针推学术流派五经配伍理论为基础，是其"推经治脏"的具体体现；基于南派一指禅推拿和北派腹部推拿理念和手法风格，经过数年临床实践总结而成，其治疗理论突出腹部任脉及腹部其他经脉对人体的整体调整作用。其中任脉为阴脉之海，主调一身阴脉之经气，有调节五脏功能的作用；其次，腹部与五脏经脉均有不同程度的联系，如脾经、胃经、肝经、胆经、肾经均行经腹部，肺经"起于中焦，下络大肠，还循胃口"，心经"出属心包络，下膈，历络三焦"等，是故五脏经脉皆与腹部有密切联系。十四正经和督脉、任脉、冲脉、带脉均起于腹部或下循腹部；腹部内藏六腑，五脏除心肺以外，亦皆藏于腹部；脾胃居于人体中部，为联结上下的枢纽，五脏六腑、四肢百骸无不依赖脾胃正常功能来灌溉和濡养。

（1）"五经腹推"治疗胃脘痛 胃脘痛是临床常见症状之一，多为上腹部剑突下疼痛，常伴随食欲不振、嗳气呃逆、吞酸吐酸、恶心呕吐、胸膈堵闷、咽部异物、脘腹胀满等症状，其包括了西医学的急慢性胃炎、胃溃疡、胃痉挛、十二指肠溃疡、胃神经官能症等多种疾病。引起胃脘痛的原因很多，如饮食不节，由于暴饮暴食、进食不规律、过食生冷及刺激性食物造成饮食停滞；素来脾胃虚弱，寒从内生，引起脾胃虚寒；忧思恼怒、患得患失使情绪不舒，导致肝气犯胃等。现代人工作、学习压力大，生活节奏快，环境污染严重，以及缺乏适度运动，导致胃脘痛、胃脘不适的人越来越多、年龄越来越小。腹部和经络有着密切关系。用腹部推拿手法可以散开胃肠、肠膜之间的积聚癥瘕，荡去积菀，升清降浊，以调整气机，提高中焦运化功能，中焦气通，上下之气必动，使水谷精微消化吸收，气血津液运行布化，调整全身脏腑功能，使机体保持和恢复正常。因此，腹部推拿防治胃脘痛就是通过刺激体表经穴，经过经络的传导，调整脾胃的消化吸收功能，以便更好地为人体输送水谷精微物质。"脾宜升则健，胃以降则和"，脾胃功能正常则升清降浊，气化正常，气血条达，从而使机体保持阴阳气血相对平衡的状态。

（2）"推经治脏"治疗慢性疲劳综合征　中医学没有慢性疲劳综合征病名的记载，疲劳是慢性疲劳综合征的常见症状，可归属于"虚劳"等范畴。其发病与脏腑虚损、气血失和、经脉失养有关，中医古籍常描述为"懈怠""懈惰""四肢劳倦""四肢不欲动"等。《素问·通评虚实论篇》描述其病因病机为"精气夺则虚"，《素问·示从容论篇》指出"肝虚肾虚脾虚，皆令人体重烦冤"，可见疲劳与肝、肾、脾虚损有关。慢性疲劳综合征病因多为气血不足致经脉失养、脏腑精气虚损，特别是肝、脾、肾亏虚；病位在肝、脾、肾；病机多为本虚标实，以虚为主。慢性疲劳综合征发病是多因素共同作用的结果，与患者体质相关，其中情志、劳累和感受外邪是主要因素，致脏腑虚损，气血功能下降，主要影响肝、脾、肾功能，病程较长。根据湖湘五经配伍"推经治脏"理论，重点调节肝、脾、肾三脏以补益气血、调节脏腑功能。另外，肝与胆相表里、脾与胃相表里、肾与膀胱相表里，推经治脏过程中需调治胆经、胃经、膀胱经，推拿操作以经络循行部位及相关穴位为主。膀胱经循行腰背部和头部，胃经循行下肢前侧和面部，胆经循行下肢外侧和头两侧，肾经、肝经、脾经循行下肢内侧部；穴位选攒竹、玉枕、天柱、肺俞、膈俞、脾俞、胃俞、肾俞、大肠俞、肝俞、肾俞、本神、风池、肩井、环跳、阳陵泉、足三里、涌泉、太溪、三阴交、阴陵泉、太冲、血海、期门；手法包括捺法、一指禅推法、点按法、拿法、揉法、擦法、弹拨法、拍法。

二、临床应用

适用于胃脘痛、慢性疲劳综合征（虚劳）。

三、技法操作

（一）施术前准备

1. 施术部位选择　受术者在接受治疗前，应注意着宽松衣物，充分暴露面部、颈部、腰部，不宜在破损、溃疡以及化脓性皮肤病等部位操作。

2. 体位选择　根据推拿的部位，选择受术者舒适、施术者便于操作的治疗体位。

常用体位：仰卧位、侧卧位。

3. 环境选择　环境卫生要求应符合《医院消毒卫生标准》（GB15982–2012）的规定，保持环境安静，光线充足，卫生清洁，温度适宜，避免污染。

4. 消毒　施术者双手应用肥皂或洗手液清洗干净，再把双手用速干消毒剂消毒。

（二）施术流程与方式

1. 治疗胃脘痛

（1）辨证论治　从脾论治：健脾和胃调升降。此型胃脘痛多表现为脘腹胀满，按之柔软，早饱，嗳气，纳呆，进食后症状加重，胃痛，舌质淡、苔薄白而腻或厚腻，脉细弱或沉细；治疗应健脾和胃，调理气机，使脾升胃降，脾运胃纳；腹推常选用太白、足三里、气海、水分、内关等。以足太阴脾经之原穴太白伍足阳明胃经合穴足三里，可健脾和胃、补中益气；辅以任脉之气海推之，以温养下焦之真气，意在补先天以养后天；脾喜燥而恶湿，脾虚每多生湿，故佐以水分推之，利水除湿；气虚多兼气滞，故取八脉交会穴之内关以理气和胃、除湿降逆。本证型的治疗重在正确处理脾升胃降的关系，区分脾虚与湿邪的轻重，脾虚气滞、胃失和降为其基本病机。

从肝论治：疏肝养肝调气机。此型胃脘痛多表现为胃胀，嗳气频作，呕吐，嗳气后仍感胸胁不舒，呕吐反复发作而量不多，烧心，两胁胀满，与精神因素关系密切，舌质淡、苔薄白，脉弦或弦滑；治疗应疏肝理气解郁、和胃降逆；腹推常选用期门、肝俞、太冲、内关、足三里等。取期门、肝俞、太冲，分别为肝之募穴、背俞穴及原穴，相互配用，有疏肝理气之功；辅以内关通经活络，宽胸止呕；佐以足三里强健脾胃，抑木扶土。若气郁日久，兼有热象者，可加行间、侠溪清肝胆之热。本证型的治疗重在调肝理气，疏泄得宜则胃气和降。

从肾论治：补益肾气调阴阳。此型胃脘痛多表现为纳呆脘闷，腹部不适，腰膝酸软，困乏无力，头晕目眩。肾阳不足者又表现为晨起腹泻，完谷不化、腹部冷痛，舌淡胖、苔白滑，脉沉细；肾阴不足者又表现为大便秘结，或粪便如羊屎状，腹部胀满疼痛，口燥咽干，手足心热，舌红、苔少或苔腻，脉弦细。肾阳不足者应温肾健脾、固涩止泻；腹推方常选用肾俞、神阙、关元、气海、三阴交等。取肾俞、神阙、关元、气海推之，可补肾阳、益肾精、祛病寒，即所谓"益火之源，以消阴翳"；佐以三阴交健脾和营养血。肾阴不足者应滋阴补肾、行气通便；腹推处方常选用肾俞、太溪、照海、内庭、支沟、章门等。取肾俞、太溪、照海滋肾水、补肾阴；内庭亦可养阴生津而治大便秘结；支沟宣通三焦气机则肠腑通调；章门通调五脏气机以治便秘。本证型的治疗应首分阴阳，重在补益肾之精气。

从心论治：清热养阴调心神。此型胃脘痛多表现为胃脘、腹部疼痛（多为隐隐作痛），嗳气，腹胀，食少，心悸，失眠，多梦，口干，口苦，便秘，舌质暗红、苔白腻或苔少，脉弦细或涩；治疗应清热养阴，安神和胃；腹推常选用少府、大陵、三阴交、神门、内关、中脘等。取少府为手少阴心经之荥穴，可清心除烦、宁神定志；大陵为手厥阴心包经之输穴、原穴，属土，根据"实则泻其子"的原则，泻大陵可清心除烦。二穴合用，其清心安神之功益彰。

从肺论治：宣发肃降调肺气。此型胃脘痛多表现为胃脘痞闷不舒，纳呆，体倦乏力，常自汗出，易于外感，怕风、畏寒，常因外感或风吹而致症状加重，屡愈屡发，舌质淡、苔薄白或白腻，脉浮缓或细；治疗应疏风宣肺，健脾和胃；腹推常选用外关、合谷、膻中、中脘、足三里等。合谷为手阳明大肠经之原穴，大肠与肺相表里；外关为手少阳三焦经之络穴，三焦主气所生病，两穴配伍可宣肺理气、解表散寒；中脘为胃之募穴，足三里为胃之下合穴，合募相配，可理气化滞、和中降逆；膻中为气之会穴，佐合谷、外关宣肺理气；佐中脘、足三里和胃降逆。诸穴相伍，可疏风散寒，理气和中。

（2）腹部推拿手法　腹部推拿手法即以湖湘腹部推拿八法为基础（推法、运法、揉法、振法、一指禅推法、搽法、按法、摩法），经过五经辨证，辨证取穴，实施以腹部推拿为主的手法；每次20～30分钟，每日1次，12次为1个疗程。推拿力量由轻到重逐渐增加，再由重到轻。推拿操作顺序一般为：受术者先仰卧位行四肢点穴，最好先左后右；再实施细致的腹部推拿核心手法，最后俯卧位行背腰部推拿；根据辨证需要可配合辅助方法，如腹部艾灸（隔姜灸、填脐隔盐灸、温和灸等）、针刺、埋线等。

2. 治疗慢性疲劳综合征

首先，仰卧位操作：①推前额部，开天门、推坎宫、分推额部；②一指禅推头面部膀胱经和胆经；③点按头面部穴位，点时注意力度由轻到重，每穴保持约5秒，按两遍；④五指腹拿头部五经；⑤擦前额部膀胱经、头部两侧胆经和面部胃经；⑥五指尖击头部、合掌击头面部。仰卧位操作时间为20分钟。

其次，俯卧位操作：①拿揉颈项部，拇指弹拨颈项部，点按颈项部和肩部相关穴位；②平推肩背腰部，按揉肩背腰部，弹拨肩背腰部；③广泛掌根轻柔弹拨、揉肩背腰部；④背腰部穴位作深入、较重的点按，每穴30秒，以局部产生明显得气感为度；⑤擦肩背腰部，以透热为度；⑥从上往下拍击肩背腰部，皮肤微红为度。俯卧位操作时间为40分钟。

四、禁忌证

（1）各种急性传染病患者。

（2）各种恶性肿瘤的局部。

（3）各种溃疡性皮肤病患者。

（4）烧伤、烫伤部位。

（5）各种感染性、化脓性疾病和结核性关节炎患者。

（6）严重心脏病、肝病患者。

（7）严重精神病患者（不能合作、不能安静）。

（8）月经期、妊娠期妇女。

（9）胃、十二指肠溃疡急性穿孔者。

（10）年老体弱的危重病患者。

（11）诊断不明，不知其治疗要领的疾病，也应视为禁忌证，严防治疗失误。

五、注意事项

首先，诊断准确是疾病治疗的前提条件。在治疗过程中，如施术者只注重操作受术者疼痛部位，缺乏正确的疾病诊断及辨证、辨经的过程，质量再高的手法也是徒劳。其次，手法的质量至关重要。

参考文献

［1］李武，彭亮，刘小卫，等.湖湘五经配伍"推经治脏"治疗CFS的理论与应用［J］.按摩与康复医学，2015，6（16）：27-28.

［2］陈恒，李武，彭亮，等.膀胱经及胆经穴位点按为主的保健推拿对慢性疲劳综合症的调节作用［J］.云南中医中药杂志，2014，35（6）：62-63.

［3］彭亮，李铁浪，李江山，等.湖湘五经配伍腹部推拿防治胃脘痛—从理论到实践［J］.按摩与康复医学，2015，6（9）：1-4.

［4］汤伟，邵湘宁，章薇，等.浅议湘西刘氏小儿推拿"推经治脏"的学术思想［J］.中国针灸，2015，35（6）：595-596.

（注：本技法由湖南中医药大学第一附属医院章薇团队提供）

第二十节　任督平衡推拿手法

一、技法简介

（一）技法定义

任督平衡法是针对失眠而总结出来的一套行之有效的经典治疗方案，由任督点穴、八卦头针、火龙药灸和穴位敷贴四大疗法结合而成，体现了阴阳平衡、内病外治的治疗原则。

（二）技法特点

任督点穴手法主要是运用点、按、推、揉、抹等中医传统推拿手法，作用于任脉和督脉上，同时该套手法主要以点按穴位的手法为主，其他推拿手法为辅，故该套手法命名为"任督点穴"。其主要功效为疏通经络、调畅气机、调理脏腑功能，从而达到阴阳平和，改善睡眠的作用。

（三）理论基础及作用机制

1. 阴阳平衡理论　任脉属阴，为阴脉经气所聚之处，又称"阴脉之海"，具有总任全身阴气的作用；督脉属阳，可疏通阳经之经气，为"阳脉之海"，具有督领全身阳气的作用；两者配合，可起到互生互用，阴阳平衡之效。故《景岳全书》云："善补阳者，必于阴中求阳，则阳得阴助而生化无穷；善补阴者，必于阳中求阴，则阴得阳升而泉源不竭。"失眠以阳不入阴，阴阳失交为总的病因病机，通过对任督二脉的调理，以达阴阳平衡。

2. 内病外治理念　任督二脉属于奇经八脉，虽与五脏六腑无直接的属络联系，但其在循行过程中与内在脏腑有较为密切的联系，如督脉可入颅络脑，参与内在精神的调节。任督点穴配合穴位敷贴疗法即通过外在皮肤、经络的传导，作用于内脏，调理五脏六腑，达到平衡阴阳的目的。

3. 作用机制　《奇经八脉考》云："任、督二脉，交于承浆。"两经腹背相对，一阴一阳，互感互藏；若任督二脉一方气机失调，则会影响另一经脉之气，继而阴阳失调，又失眠总归于阴阳失衡的结果，故任督二脉对于平衡阴阳、恢复正常的睡眠起着重要的作用。

在督脉上，通过推揉大椎至腰俞穴，可疏通督脉气血，缓解神经的过度紧张；点按大椎、至阳、筋缩、命门、腰俞这组穴位可畅达督脉及全身之阳气，并在督脉施以推法、揉法、擦法及捏脊法，可缓解睡眠不足导致的肌肉酸痛，增加受术者主动舒展阳气的潜意识；在任脉上，通过点按膻中、中脘、神阙、气海、关元这一组穴位可调畅内在脏腑之经气，同时亦能疏导冲、任、少阴、太阴、厥阴之经气，滋养真阴，且通过刺激受术者的肌筋膜，反馈于大脑皮质从而使兴奋或抑制得到平衡；拇指分抹前额，点按神庭、太阳、印堂可改善受术者额部及头面部气血，达到宁神定志，静心安眠的作用。

根据中医辨证以及俞募配伍的原则，肝郁化火型失眠在以上基础手法上通过加点按背部背俞穴心俞、肝俞，胸腹部募穴巨阙、期门。通过手法的刺激，一方面可激发脏腑之气，条达肝气；另一方面可发挥穴位的双向调节作用，可疏通上下气机，泻火除烦安神；以上手法合用，共助安神之效。

4. 选穴依据　基本选穴：任脉上，选取膻中、中脘、神阙、气海、关元；督脉上，选取大椎、至阳、筋缩、命门、腰俞。辨证选穴：心俞、肝俞、巨阙、期门。常规配穴：太阳、百会、神庭、印堂。

（1）任脉取穴

膻中：气会，手厥阴心包经之募穴，具有宣降气机的作用。

中脘：腑会，胃之募穴，可调节中焦之经气，调畅气机。

神阙：即脐，与十二经脉和内在脏腑相通，可使全身经脉通畅，气血调和。

气海：气海可补人体真气。

关元：关元乃小肠募穴及任脉与足三阴之会，可引气归元。

以上任脉穴合用，可调节内在脏腑气机，疏通全身经脉气血，使真阴得复。

（2）督脉取穴

大椎：督脉之阳穴，可畅达督脉与三阳经之经气。

至阳：督脉阳气最盛的穴位，可舒发阳气运行周身，温和内腑。

筋缩：两肝俞穴之间，该穴可调畅气机，疏通经络。

命门：督脉补阳之要穴，人体性命之本，可固肾温阳。

腰俞：督脉要穴，可将督脉气血由此转输腰之各部，具有温阳强肾之功效。

以上督脉穴合用，可调畅外在诸阳之经气，亦可化生精血，培补元阳。

（3）辨证选穴

心俞：心之背俞穴，是心经之经气输注于背部的穴位，可宁心安神。

肝俞：为肝之背俞穴，可调节肝之气机，清热除烦。

巨阙：心之募穴，是心经之气聚集于腹部的穴位，与心俞配伍，可调理心神阴阳平衡。

期门：肝之募穴，是肝经之气聚集于胸部的穴位，与肝俞配伍，一前一后，可疏达肝经之气，调补肝经之气血。

（4）常规配穴

太阳、印堂：此组穴位主要位于眼眶周围，可疏通眼部气血以及加强眼与脑部的气血联系。

神庭、百会：神庭乃督脉的交会穴，主脑之神明；百会位于巅顶，阳气之会，调节脑部气血，两穴合用，可改善脑部气血，安神助眠。

总之，以上诸穴合用，可调节全身气血、平衡阴阳、清肝除烦、泻火安神。

二、临床应用

适应证：主要是肝郁化火型失眠。

三、技法操作

（一）施术前准备

1. 施术部位选择 受术者在接受任督平衡推拿法治疗前，应注意着宽松衣物，充分暴露施术部位，不宜在破损、溃疡以及化脓性皮肤病等部位操作。

2. 体位选择 根据推拿的部位，选择受术者舒适、施术者便于操作的治疗体位。

常用体位：仰卧位、俯卧位。

3. 环境选择 环境卫生要求应符合《医院消毒卫生标准》（GB15982-2012）的规定，保持环境安静，光线充足，清洁卫生，避免污染，温度适宜。

4. 消毒 施术者双手应用肥皂或洗手液清洗干净，再把双手用速干消毒剂消毒。

（二）施术流程与方式

1. 督脉点穴 受术者采取俯卧位，施术者立于床旁。

（1）单掌推背部督脉的大椎至腰俞一线，30秒。

（2）叠掌揉背部督脉的大椎至腰俞一线，30秒。

（3）拇指依次点按大椎、至阳、筋缩、命门、腰俞穴各30秒。

（4）单手掌指关节滚督脉一线，30秒。

（5）最后沿督脉一线用捏脊法（捏三提一），30秒，手法结束。

2. 任脉点穴 受术者采取仰卧位，施术者坐于其头前。

（1）双手拇指分抹前额的印堂至太阳穴一线，30秒。

（2）点按头面部的印堂、神庭、百会，每穴各30秒。

受术者采取仰卧位，施术者立于床旁。

（3）单掌推任脉的膻中至关元一线，30秒。

（4）叠掌揉任脉的膻中至关元一线，30秒。

（5）拇指依次点按膻中、中脘、神阙、气海、关元各30秒，手法结束。

辨证取穴：督脉点穴加心俞、肝俞；任脉点穴加巨阙、期门，每穴各点按1分钟。

以上手法，每日1次，10天为一疗程，疗程间隔2天，连续治疗2个疗程。

（三）施术后处理

协助受术者穿好衣物，整理床单。受术者舒适体位短暂休息。

四、禁忌证

（1）有全身性疾病，如感染、传染病、皮肤过敏等患者；

（2）年龄＜18岁或＞70岁者；

（3）妊娠或哺乳期妇女；

（4）合并有心血管、肺、肝、肾和造血系统等严重原发性疾病患者，及患有焦虑、抑郁等精神疾病者。

五、注意事项

（1）操作前一定要确诊，排除禁忌证；

（2）操作要柔和，不要粗暴，以安全为第一要义；

（3）注意关注受术者心理。

（注：本技法由湖南中医药大学李铁浪教授团队提供）

第二十一节 "天地人"三步推拿手法

一、技法简介

（一）技法定义

"天地人"三步联合推拿按摩，可加强协同作用，建立和谐状态，达到整体协调平衡、调摄养护，符合"天人相应"中医整体观念的治疗原则。

（二）技法特点

"天地人"三步推拿手法是头、背、腹三部，推拿共用，使人体气机调畅，五脏六腑得到平衡，阴阳调和，上下通达，安神定志，心肾相交，神自安宁。可以起到改善睡眠，缓解抑郁、焦虑情绪的作用。

（三）理论基础

1. 头面部（天）推拿是改善睡眠的首选方法 中医理论认为："五脏六腑之精气，皆上注于头。"说明头部与人体各脏腑器官的功能密切相关，头面部为诸阳经之会，总领一身阳气又络全身阴气。头面部推拿治疗，能安神定志，潜阳而益阴，使阳入于阴，阴阳调和则不寐可愈。再者通过施术头部百会、印堂、太阳、眼眶七穴等穴，加强经气流通，经络通达方能气血通而无阻，使气、血、神相互为用，养其志，安其神。

2. 足部（地）按摩是改善睡眠的根本所在 俗话说"树枯根先竭，人老脚先衰。"失眠是亚健康状态主要临床特征之一，加之现在经济发展、人们生活节律加快，失眠往往不被人们所重视，认为是"小病"，不去医院看病，而足部按摩能够消除疲劳、改善睡眠。中医认为人体有六条经脉达足，又与手六条经脉相联系，内联络五脏六腑，足部按摩，可通过经络的作用，疏通气血，调节脏腑阴阳平衡。再根据全息、神经反射及血液循环学说，认为通过手法刺激足底各脏腑器官相对应的反射区，可以从整体上促进血液循环，改善内分泌系统，调节人体各部位的功能，同时还可以缓解局部肌肉的紧张、收缩状态，使四肢末端温度升高，促进静脉、淋巴回流，改善机体的生理状况，启动机体内部调节机制，通过神经末梢激活大脑、脏器等组织的潜能，起到双向调节的作用，有助于抗衰老和调节睡眠。

3. **背腹部（人）推拿是改善睡眠的重要手段**　背部经脉主要是足太阳膀胱经和督脉。膀胱经为各脏腑的俞穴所在，又称为"背俞穴"，通过对膀胱经各腧穴进行手法刺激，能调节脏腑功能，达到宁心安神的目的；督脉总督诸阳，为阳脉之海，起着调节人体气血阴阳的重要作用，各脏腑通过背部的俞穴而受督脉的支配，按摩督脉各穴能使阴阳平衡、神有所主，则心神得安。运用脊背部推拿治疗失眠，其依据是脊背部为足太阳膀胱经、督脉和华佗夹脊穴之所在，与脊髓位置相接近，按摩脊背能刺激背部的神经末梢和血管，通过反射弧影响脑干网状结构的功能状态，从而调整大脑的兴奋性而达到治疗失眠的目的。腹为脾经、胃经、肾经所在，通过摩腹和松振腹部可调和脾胃功能，达到"胃和则卧安"的目的；同时也能体现"俞募配穴"的特点，腹部和背部前后对应治疗。

二、临床应用

主要适用于失眠、抑郁症、考试应激等。

三、技法操作

（一）施术前准备

1. 施术部位选择　受术者在接受"天地人"三步推拿法治疗前，应先解大小便，换上宽松的睡衣，取位半仰卧在沙发椅上。施术者嘱其静卧，放松心情。

2. 体位选择　根据推拿的部位，选择受术者舒适、施术者便于操作的治疗体位。

常用体位：半卧位，仰卧位。

3. 环境选择　环境卫生要求应符合《医院消毒卫生标准》（GB15982-2012）的规定，保持环境安静，光线充足，清洁卫生，避免污染，温度适宜。

4. 消毒　施术者双手应用肥皂或洗手液清洗干净，再把双手用速干消毒剂消毒。

（二）施术流程与方式

1. 头面部（天）推拿　先中药泡脚，同时进行头面部（天）推拿（10分钟）：施术者站在受术者头顶端，开天门、分阴阳，即用双手拇指由印堂交替直推至神庭，然后从印堂分推前额至两侧太阳穴3~6遍；并用拇指按揉前额及眼眶穴位3~6遍；一指禅推或指按揉头部三经上穴位，从前往后操作3~6遍；扫散五经、拿五经、叩击头顶、拿捏颈项部结束。

2. 足部（地）按摩　足部（地）按摩（左右各15分钟）：在中药泡完脚后，先左后右进行足部常规按摩（手法主要有指、掌的点按揉、推擦刮等，配合捏、拿、叩击和运动踝、趾关节。操作反射区顺序是肾、输尿管、膀胱、额窦、三叉神经、小脑、颈项、颈椎、鼻、大脑、脑垂体、甲状旁腺、甲状腺、眼、耳、斜方肌、肺及支气管、左心脾、右肝胆、胃胰十二指肠、小肠、结肠及直肠肛门、脊椎、髋关节、坐骨神经、肩肘膝关节、上下颌、扁桃体、气管、内耳迷路、胸腹、上下身淋巴系统等），重点按揉大脑、小脑干、额窦、心、脾、肝、肾及失眠点反射区各1分钟。

3. 背腹部（人）推拿　背腹部（人）推拿（背3分钟、腹12分钟）：在做完足部按摩后，让受术者先俯卧，掌按揉腰背部；然后指按揉膀胱经第一侧线上的穴位，重点是心俞、肝俞、胆俞、脾俞、胃俞、肾俞各1分钟；最后进行夹脊推、捏拿、叩击、拍打腰背部；受术者改仰卧位行摩腹和松振腹部5分钟结束。

（三）施术后处理

协助受术者穿好衣着，整理床单，受术者舒适体位短暂休息。

四、禁忌证

（1）与呼吸有关的睡眠障碍，昼夜节律睡眠障碍和睡眠功能紊乱者。

（2）年龄＜18岁或＞70岁者。

（3）妊娠或哺乳期妇女。

（4）合并有心血管、肺、肝、肾和造血系统等严重原发性疾病患者，及焦虑、抑郁等精神疾病患者。

（5）由药物、酒精、咖啡、浓茶等生活因素引发的失眠者。

（6）患全身性疾病及易受外界环境因素干扰者。

（7）恶性肿瘤、严重消耗性疾病患者。

五、注意事项

（1）操作前一定要确诊，排除禁忌证。

（2）操作要柔和，不要粗暴，以安全为第一要义。

（3）注意关注受术者心理。

（注：本技法由湖南省直中医医院唐森团队提供）

第二十二节　脏腑能量平衡推拿手法

一、技法简介

（一）技法定义

脏腑能量平衡推拿疗法在常规手法的基础上，突出捏脊法，并在心脾主穴区域反复擦热，达到强壮脏腑，补益能量的目的。该疗法是将病理过程的形成和消失归结为把失调重新恢复平衡的功能动态变化。

（二）技法特点

能量平衡推拿疗法的研发历时5年，是2009年国家中医药管理局治未病健康工程展示技术之一，入编2009年《国医年鉴》。该专家团队根据中医阴阳整体学说并融合现代康复学、生物力学理论，进行多年的推拿临床和科研教学创立的防治疾病新疗法，集中体现了中医的整体观、阴阳平衡、治病求本及与现代康复医学相结合的思想。

1. **穴位选择及刺激时间**　能量平衡推拿疗法治疗失眠在整体能量平衡的指导前提下，重点运用心俞、脾俞、胃俞等补益心脾、化生气血的腧穴，并在刺激强度和刺激时间上突出运用。以刺激背部腧穴为例，能量平衡推拿疗法根据失眠心脾两虚病机运用一指禅推拿和擦法在脾俞、胃俞反复操作，使之透热，时间6分钟，有效达到健脾和胃，促进水谷精微化生的作用，使之上奉于心，心得所养，心神得安，五脏六腑有主，脏腑能量趋向平衡。常规推拿法则选择肝俞、肾俞、脾俞等为主，操作时间3分钟。

2. **经络选择**　能量平衡推拿疗法选择心、脾经络为主，并采用迎随补法，补益疗效更为显著，常规推拿法主要以膀胱经络为主，心脾经络直接刺激运用相对较少。

3. **手法选择**　能量平衡推拿疗法在常规手法的基础上，突出捏脊法，并在心脾主穴区域反复擦热，达到强壮脏腑，补益能量的目的，与常规推拿法背部以揉、揉、推法为主有别。

4. 融入生物力学平衡理论　能量平衡推拿疗法根据生物力学平衡对神经的影响，通过正脊调整脊柱的紊乱小关节，重新恢复脊柱关节内外的动态力学平衡，减少肌肉张力，降低大脑的兴奋性，改善睡眠，这与常规推拿法以单一中医经络治疗有别。

5. 注重整体能量平衡　能量平衡推拿疗法治疗失眠能从头部能量平衡到经络能量平衡最终实现整体能量平衡，层次逐渐深入，点、线、面、体的整体全局平衡，而常规推拿法以腹部、头部或背部调控为主，在整体能量平衡方面手法调理有待加强。

（三）理论基础

1. 中医整体观　中医学认为人是一个有机整体，五脏六腑与体表各部分组织、官窍紧密相连，同时与季节气候、不同地区、不同环境等因素关系密切，体现了人体统一与天人合一的思想，既强调机体内部统一性，又离不开与外界环境的统一。机体以五脏为中心，通过经络把人体官窍、五脏六腑、四肢百骸相连，由气血、津液而完成人体的生命代谢活动，人体处于失眠状态的时候，会在头部、背部等相关区域有阳性反应，"有诸内，必形于诸外"，因此能量平衡疗法诊治时"审查内外""以右治左，以左治右""病在上者则取下，病在下者则取上"，体现了病症诊治的整体统一性。

2. 中医阴阳平衡观　阴阳是自然运动变化总规律，《黄帝内经》中提到："阴阳者，天地之道也……变化之父母"，对于人体，表现在五脏与六腑、气与血的调和规律上，故先贤有"一阴一阳为之道，偏阴偏阳谓之病"的说法，"善诊者，察色按脉，先别阴阳""阳病治阴，阴病治阳"，体现了阴阳平衡思想，相据失眠的阴阳失交，阳不入阴的基本病机，察其阴阳，辨其虚实，泻其邪气，养其精气，最终达到"阴平阳秘，精神乃治"。

3. 中医治病求本观　心脾两虚是失眠的基础，气血不足容易导致阴不敛阳，心肝阳偏亢，郁而化火。壮火食气，内灼肾精，耗竭胆气，心胆容易气虚。心阳偏尤亢上，肾阴亏虚于下，终成心肾不交之象。抑或脾不健运，痰热内生，终致心神不安，神不守舍而不寐，《黄帝内经》曰："追本溯源，治病求本"。因此，健脾养心为治疗心脾两虚失眠的根本法则。

4. 现代康复医学与生物力学平衡理论　采用现代康复医学与生物力学平衡理论，对筋肉骨节平衡系统引起的失眠，采用调整脊柱的紊乱小关节，理顺筋肉，调整筋骨能量的方法，减少肌肉张力，重新恢复脊柱关节内外的动态力学平衡，缓和受术者的紧张情绪，促进改善睡眠质量。

二、临床应用

适应证：主要是失眠、中风偏瘫、亚健康以及各类疼痛（如：大多数软组织伤痛、神经病痛、慢性内脏痛）。

三、技法操作

（一）施术前准备

1. **施术部位选择** 受术者在接受能量平衡推拿治疗前，应注意着宽松衣物，充分暴露施术部位，不宜在破损、溃疡以及化脓性皮肤病等部位操作。

2. **体位选择** 根据推拿的部位，选择受术者舒适、施术者便于操作的治疗体位。

常用体位：仰卧位、俯卧位。

3. **环境选择** 环境卫生要求应符合《医院消毒卫生标准》（GB15982-2012）的规定，保持环境安静，光线充足，清洁卫生，避免污染，温度适宜。

4. **消毒** 施术者双手应用肥皂或洗手液清洗干净，再把双手用速干消毒剂消毒。

（二）施术方式

1. **头部气血平衡手法（仰卧位）**

（1）抹法：双拇指从印堂穴推至神庭穴，再从印堂穴推至太阳穴。时间1分钟。

（2）拿法：右手拿头部五经5～8遍，扶颈，并拿揉颈椎。时间3分钟。

（3）点按法：百会、四神聪穴和阳性反应点重点按压，每穴30秒。时间2分钟。

（4）扫散法：扫散两侧胆经5～8遍。时间1分钟。

2. **经络平衡手法（仰卧位）** 心经、任脉、脾经均采用先摩揉后点按法。

（1）摩推心经法：先在心经走行方向来回缓慢摩动，然后顺心经走向从上到下推3～5遍，神门穴按压30秒。时间4分钟。

（2）摩推任脉法：在腹部顺时针缓慢摩动任脉，然后沿任脉从下到上推3～5遍，中脘、气海每穴按压30秒。时间4分钟。

（3）摩推脾经法：摩动经络同心经操作，然后顺脾经走向从下到上推3～5遍，三阴交按压30秒，最后足三里穴按压30秒。时间4分钟。

3. **脏腑平衡手法（俯卧位）**

（1）掌推法：依次推督脉、膀胱经从上到下。时间2分钟。

（2）一指禅法：心俞、脾俞、胃俞用一指禅手法来回缓慢推动。时间6分钟。

（3）捏脊法：沿膀胱经从下到上捏提脊柱两侧肌肉，以心俞、脾俞、胃俞为重点，并纠正脊柱紊乱小关节。时间2分钟。

（4）擦法：心、脾、胃俞来回摩擦数次，透热为度。时间1分钟。

（三）施术后处理

协助受术者穿好衣着，整理床单，受术者取舒适体位短暂休息。

四、禁忌证

（1）患全身性疾病，或有手术史者。

（2）妊娠或哺乳期妇女。

（3）合并有心血管、肺、肝、肾和造血系统等严重原发病患者，精神病患者。

五、注意事项

（1）操作要柔和，不要粗暴，以安全为第一要义。

（2）要注意调摄，受术者宜卧床，避风寒。

（3）对于失眠受术者，治疗期间均停止服用相关安眠药物，睡前不进烟酒浓茶等刺激之品。每日进行适当的体力劳动，养成良好规律的生活习惯，定时作息。

（注：本技法由湖南中医药大学李江山团队提供）

第二十三节　系统控制能量平衡推拿手法

一、技法简介

（一）技法定义

能量平衡疗法是根据人体的自动控制系统提出的。其控制过程实际上概括为信息自控与反馈系统，能量平衡疗法就是利用反馈控制原理，从整体探索局部信息，以局部治疗达到整体效果。

（二）技法特点

能量平衡疗法在临床上主要适用于各类疼痛、亚健康的干预、正常保健的调护等。该疗法通过头面部、腰背部、胸腹部操作手法和人体能量调节手法，使气血能通过经络运行全身，营养机体；保证脏腑器官和各部的生理功能协调统一，维持人体阴阳的相对平衡，保卫机体。

1. 整体调节　能量平衡疗法从调治机制上，着眼于亚健康的健康低质状态，以及所呈现出来的活力和对外界适应力降低的特点，以中医辨证为脏腑功能失调或虚损、气血阴阳失调的基本病机，结合中医的整体观念和辨证施治，在推拿方法上，手法操作部位集中在脊柱和两侧，即中医学的督脉和膀胱经第一侧线上，同时辅以四肢关节部和腹部，能充分调动机体的防御及免疫机制，发挥多层次、多环节、多靶点的综合调节作用，从整体调节机体脏腑、经络、阴阳、气血功能，做到"正气内守"，通过自身调节，"泻其有余，补其不足"，达到"阴阳平复"。

2. **平衡调节**　人体的脊柱、肌肉、肌腱、韧带等组织都是处于一种动态的平衡中，由于外伤、慢性劳损、炎症、姿势不当等诸多因素导致上述组织失去平衡后，就会影响其正常的功能而发生疾病。能量平衡疗法在调治手法上注重软组织的无菌性炎症和运动平衡性，根据中医的经络穴位进行操作，同时也很具体地在相关软组织进行手法操作；特定作用于脊柱关节和四肢关节调整的手法，能够恢复脊背与周围脏器之间的动态平衡，使一些被破坏和阻断的联系重新恢复；清除因生理解剖位置失常而引起的病变信息，改变紊乱的信息通道。因此，这套手法大到能综合作用于上述组织，小到作用于人体的单块肌肉，使它们重新趋向新的平衡，以达到治疗疾病、保健强身的目的。

3. **反馈调节**　中医学理论以五脏之间的相互联系协调来调节生命运动，西医学则以神经调节、体液调节和内分泌调节等方式，来实现对生命有序状态的调控。能量平衡疗法中颈椎肌肉能量术的理念便是通过受术者和施术者的互动，让受术者主动运动配合施术者的手法，对亚健康状态的躯体进行调治，可通过经络及神经通路，根据人体组织器官所处的不同状态而起到正反馈和（或）负反馈调节作用。

（三）理论基础

1. **神经血管网络平衡原理**　人体神经系统对血液循环有关键性影响的因素，血液控制和滋养着全身各部位，神经纤维和血管网络分布于全身各部，在这些网络中的任何干扰都可以在局部和远处发生反应。如某个部位发生痉挛，那么通过这个部位的神经都将受到损伤，同样血液供应也是如此；当身体长时间受到某一类刺激，血液供应的数量就会相对减少，在身体某部分得不到足够的营养时，人体便没有足够的免疫力。同样，得不到正常刺激的器官就达不到它本应该达到的功能，但如果做一些工作改善痉挛或劳损的肌肉纤维组织，那么器官的功能便会转向正常，按摩推拿就是这一转机的工具。

2. **阴阳整体学说**　人体自身是由多个系统所组成的有机整体，维持着正常的阴阳动态平衡。早在《黄帝内经》中就有"脏腑相关""形神合一""人体小天地"等论述，这就构成了人体自身的整体观。作为一个有机的整体，当内因、外因、非内外因破坏了阴阳动态平衡所形成的病理过程，必然出现"有内必形诸外"的整体反应原理（中医理论的核心）。人体各个局部的病变实际上是整体病变的局部表现，因为人体的体表与体内，脏与腑都有着必然的内在联系。根据体表的多种变化，从中探索和掌握体内的病理变化，然后进行相应的平衡治疗。

整体能量平衡推拿疗法就是将病理过程的形成和消失归结为把平衡失调达到重新恢复平衡的功能动态变化。所以，能量平衡疗法的理念既符合中医的阴阳平衡思想，也符合西医学对于脊柱以及相关软组织平衡失调导致疼痛的观念。

二、临床应用

适应证主要是亚健康、各类疼痛等，如：各型亚健康受术者及因亚健康状态而产生的失眠、疲劳、肌痛等；大多数软组织伤痛（颈椎病、肩周炎、网球肘、腕部腱鞘炎、腰背肌筋膜炎、腰椎间盘突出症、第三腰椎横突综合征、骶髂关节炎、膝关节炎、陈旧性踝关节扭伤、跟下痛）；神经病痛（带状疱疹后遗痛、三叉神经痛）；慢性内脏痛（胃痛、胆囊炎、泌尿道结石、痛经、附件炎等）。

三、技法操作

（一）施术前准备

1. 施术部位选择　受术者在接受能量平衡推拿治疗前，应注意着宽松衣物，充分暴露施术部位，不宜在破损、溃疡以及化脓性皮肤病等部位操作。

2. 体位选择　根据推拿的部位，选择受术者舒适、施术者便于操作的治疗体位。

常用体位：半卧位，仰卧位。

3. 环境选择　环境卫生要求应符合《医院消毒卫生标准》（GB15982–2012）的规定，保持环境安静，光线充足，清洁卫生，避免污染，温度适宜。

4. 消毒　施术者双手应用肥皂或洗手液清洗干净，再把双手用速干消毒剂消毒。

（二）施术流程与方式

1. 受术者俯卧位

直推督脉：施术者用单手全掌自长强穴沿督脉单方向直推至大推穴，反复操作9遍。

推斜方肌：施术者用双手掌根沿斜方肌上束肌纤维走向自项后分推至肩部；施术者用双手掌根沿斜方肌中束肌纤维走向自脊柱分推至肩胛骨内侧；施术者用双手全掌沿斜方肌下束肌纤维走向自脊柱分推至肩部；每条线路均操作6遍。

推背阔肌：施术者用双手全掌沿背阔肌肌纤维走向自脊柱分推至肩部，反复操作6遍。

按揉左侧腰骶、背部：施术者用双手叠掌按揉受术者左侧腰骶部和背部，由下至上反复操作2遍。

弹拨左侧骶棘肌：施术者用双手掌根或拇指螺纹面弹拨受术者左侧骶棘肌，由下至上反复操作2遍。

推压左侧骶棘肌：施术者用双手掌根先用力按压住受术者左侧骶棘肌内侧，然后将骶棘肌由内向外压推，要求将肌肉推动，而不与皮肤之间产生摩擦，由下至上反复操作2遍。

按揉右侧腰骶、背部：施术者用双手叠掌按揉受术者右侧腰骶部和背部，由下至上反复操作2遍。

弹拨右侧骶棘肌：施术者用双手掌根或拇指螺纹面弹拨受术者右侧骶棘肌，由下至上反复操作2遍。

推压右侧骶棘肌：施术者用双手掌根先用力按压住受术者右侧骶棘肌内侧，然后将骶棘肌由内向外压推，要求将肌肉推动，而不与皮肤之间产生摩擦，由下至上反复操作2遍。

点按背腰部穴位：施术者用双手拇指点按受术者肩井、心俞、肝俞、肾俞、大肠俞、八髎穴，每穴点按10秒。

拿揉颈项部：施术者用五指拿揉颈项部，上下往返操作2遍。

弹拨斜方肌：施术者用拇指螺纹面弹拨受术者项部两侧斜方肌，上下往返操作2遍。

点按颈项部穴位：施术者用双手拇指点按受术者风府、风池、肩中俞，每穴点按10秒。

直推膀胱经：施术者用全掌自大杼穴沿膀胱经单向直推至白环俞穴，由上至下反复操作9遍。

胸、腰椎调节术1：施术者双手叠掌，从第一胸椎沿脊柱逐节向下推压至尾椎，由上至下操作1遍。胸、腰椎调节术2：施术者双手交叉压在同一椎体的左右两横突上，用力分向左右两侧推压，从尾椎沿脊柱逐节向上推压至第一胸椎，由下至上操作1遍。

按振脊柱：施术者双手叠掌，从第一胸椎沿脊柱向下按振至尾椎，由上至下操作1遍。

背臀对角推压：施术者用双手全掌自背部中央分别向对侧的肩部和臀部推压，每条线路反复操作6遍。

抵压臀部：施术者用双手掌根按住受术者臀部外侧，同时用力向中心挤压，亦可边压边揉，反复操作2遍。

点按下肢部穴位：施术者用双手拇指点按受术者承扶、殷门、委中、承山穴，每穴点按10秒。

拿昆仑、太溪穴：施术者用拇指和示、中两指拿揉跟腱部的昆仑和太溪穴，反复操作6遍。

摇扳髋关节：施术者一手压住受术者髂后上棘，另一手托其大腿前部，作顺、逆时针方向的环形摇转髋关节各3周，再双手同时做相反方向用力，后伸扳动髋关节1次。

摇扳膝关节：施术者一手压住受术者膝后部，另一手握住小腿远端，作顺、逆时针方向的环形摇转膝关节各3周，再双手同时做相反方向用力，后伸扳动膝关节1次。

摇扳踝关节：施术者一手扶托住足跟，另一手握住足趾及跖掌部位，作顺、逆时针方向的环形摇转踝关节各3周，再双手同时做相反方向用力，背屈、跖屈、内翻、外翻方向扳动踝关节各1次。

2. 受术者仰卧位

拉拔斜方肌：施术者用单手示、中、环、小指分别拉拔左右两侧的斜方肌，要求将肌肉拉动，而不与皮肤之间产生摩擦，由下至上反复操作2遍。

颈椎调节术：施术者双手掌托住受术者后枕部，中指分别压在同一颈椎的左右两横突上，先用力左右侧屈颈椎，再中指用力向上顶托颈椎，使颈椎后仰，由第七颈椎至寰椎操作1遍。

颈椎肌肉能量技术1：施术者用一手扶住受术者头部侧面，另一手按住其同侧的肩部，双手同时向相反方向用力，使受术者颈椎缓缓侧屈到弹性阻力位，再嘱其主动轻微用力对抗施术者双手的外力，但须保持颈椎不发生运动，维持颈项部肌肉的等长收缩5~7秒，反复操作3遍。左右两侧均同。颈椎肌肉能量技术2：施术者用一手扶住受术者头部侧面，另一手按住其同侧的肩部，双手同时向相反方向用力，使受术者颈椎缓缓侧屈到弹性阻力位，再嘱其主动均匀用力对抗施术者双手的外力，慢慢使头部回到中立位，反复操作3遍。左右两侧均同。

摇颈项部：施术者一手按住受术者对侧肩部，另一手扶其头顶，以前臂托起受术者头枕部，双手协调作顺、逆时针方向的环形摇转颈项部各3周。

拔伸颈椎：施术者一手托受术者枕部，另一手托其下颏部，沿颈椎纵轴方向持续拔伸30秒。

揉腹：施术者用单手或双手叠掌按揉受术者腹部，反复操作2遍。

搓擦腹部：施术者用单手或双手叠掌搓擦受术者腹部关元穴处，以透热为度。

掌振腹部：施术者将单手或双手叠掌放于受术者腹部关元穴处，通过肘关节或腕关节微小的屈伸运动，产生轻微的振动，操作时间5分钟。

点按上肢部穴位：施术者用拇指点按受术者肩髃、臂臑、手三里、内关、合谷穴，每穴点按10秒。

摇肩关节：施术者一手托住受术者肘关节，另一手握住其腕部，作顺、逆时针方向的环形摇转肩关节各3周。

抖上肢：施术者用双手握住受术者手腕部，稍用力作连续性小幅度抖动，操作时间10~15秒。

点按下肢部穴位：施术者用拇指点按受术者髀关、血海、足三里、三阴交、太冲穴，每穴点按10秒。

摇髋关节：施术者一手扶于受术者膝前部，另一手握其踝关节的上方，两手协同用力，作髋关节的顺、逆时针方向环形摇转各3周。

抖下肢：施术者用双手握住受术者踝部，稍用力作连续性小幅度抖动，操作时间10~15秒。

每次操作时间为45分钟，调治1次间隔2天，1个疗程为5次。

（三）施术后处理

协助受术者穿好衣着，整理床单，受术者取舒适体位短暂休息。

四、禁忌证

（1）患有心脑血管病、糖尿病、肿瘤等重大疾病者。

（2）患非重大疾病但需用药维持者。

（3）可能为药物或其他原因引起的继发性疼痛，但尚缺乏临床证据。

（4）脊椎检查高度怀疑器质性病变者。

五、注意事项

（1）操作前一定要确诊，排除禁忌证。

（2）操作要柔和，不要粗暴，以安全为第一要义。

（注：本技法由湖南中医药大学李江山团队提供）

第二十四节　动静结合能量平衡推拿手法治疗中风偏瘫

一、技法简介

（一）技法定义

能量平衡疗法是中医整体观念与现代康复治疗所强调的主动性观念的结合，

有效的实现了"动""静"的动态平衡。

（二）技法特点

能量平衡疗法是综合了中风偏瘫的治疗经验并结合中医脏腑理论、经络理论、现代康复学原理所创立的一种用于治疗中风偏瘫的推拿方法。该疗法遵从中医的整体施治观念，除了对偏瘫侧肢体进行治疗，更通过在腰背部及头部施以手法，从而达到局部治疗与整体治疗相结合，全面提高经络和脏腑的功能，实现脏腑、经络平衡。

（三）理论基础

1. 中医脏腑理论　中风偏瘫是因为五脏六腑的功能失衡，不只与某一单独脏腑功能失衡有关。《素问·风论篇》中有云："风中五脏六腑，为脏腑之风，则为偏风。"偏风，乃偏枯之因风而患病，偏枯之别名。秦景明在《症因脉治》中有云："此言风邪中于各经之命，或左或右，则为卒中偏风，身不遂之症也。"《黄帝内经·素问》："诸风掉眩，皆属于肝"，这是对肝风内动病因病机的概括，其中就包括中风。心病中风，《素问·大奇论篇》云："心脉小坚急，皆鬲偏枯"；肾病中风，《素问·脉解篇》中云："内夺而厥……则为喑痱，此肾虚也"；脾病中风，元代朱震亨在其所著的《丹溪心法》中提到"中风大率主血虚有痰，治痰为先"，脏腑理论认为脾胃主运化、输布水谷精微，乃生痰之源。《素问·阴阳应象大论篇》中提到："人有五脏化五气……以生五志，喜怒忧悲恐也。"近代著名医家张山雷认为五志变化太过都会生火，火动则风亦动。《素问玄机原病式》中指出："所以中风瘫痪者，非谓肝木枯风实甚而卒中之也；亦非外中于风尔……多喜、怒、思、悲、恐之五志，有所过极而卒中者，由五志过极，皆为热甚故也。"人体正常的情志活动是依靠五脏六腑的精气和气血的运行来实现的，反之，脏腑的盈亏会影响正常的情志活动。因此，中风瘫痪与五脏六腑功能失衡密切相关，并非只与肝风有关，而是与五脏失调密切相关。

2. 中医针灸经络理论　经络体系不但具有联络内外的作用，同时也起到了调节内外的作用，它能够调节阴阳表里、脏腑气血、内外上下、前后左右的生理平衡使彼此协调，不致不及或太过，同时能使人体适应外界的各种变化规律。机体经脉分布为十二正经、阴维阳维、阴跷阳跷左右对称，任、督二脉前后对称。手三阴经、足三阴经位于肢体内侧，手三阳经、足三阳经位于肢体外侧。督脉总督一身之阳经，任脉则统任一身之阴经，阴维脉维系诸阴经，阳维脉维系诸阳经，而带脉约束诸经。十二经筋体系相互拮抗联缀诸关节，产生协调的动作，共同维持着阴阳经脉之间的相对平衡。各阴阳经脉间只有保持相对的平衡状态，机体活动才会自如平稳不致于前倾后倒、左摇右晃、头重脚轻、内外失调，也不会发生各类疾病。对于中风偏瘫的认识，《黄帝内经》所谓"左盛则右病，右盛则左病"。而《难经·二十九难》曰："阴跷为病，阳缓而阴急，阳跷为病，阴缓而阳急。"故阴阳经脉间的失衡可致中风偏瘫。

中风偏瘫的基本病变部位位于头部。如《素问·生气通天论篇》中"阳气者……而血菀于上……使人薄厥"，在《素问·调经论篇》中提到："血之与气并走于上……厥则暴死，气复反则生……不反则死"。从上可知，脑血管疾病的发病部位主要在头部，从经脉循行我们可以得知十四经脉都和头部有直接或间接的联系，如手三阳经循行是从手走头，足三阳经经脉循行是从头走足；而手三阴经、足三阴经脉虽然没有与头部有直接的联系，却通过各自的经别，合于其相表里的阳经经脉，而与头部相联系。因此，通过对头部的治疗可以达到调节周身、疏通经络的效果。

二、临床应用

适应证：主要是中风偏瘫。

三、技法操作

（一）施术前准备

1. 施术部位选择　受术者在接受能量平衡推拿治疗前，应注意着宽松衣物，充分暴露施术部位，不宜在破损、溃疡以及化脓性皮肤病等部位操作。

2. 体位选择　根据推拿的部位，选择受术者舒适、施术者便于操作的治疗体位。常用体位：半卧位，仰卧位。

3. 环境选择　环境卫生要求应符合《医院消毒卫生标准》（GB15982-2012）的规定，保持环境安静，光线充足，清洁卫生，避免污染，温度适宜。

4. 消毒　施术者双手应用肥皂或洗手液清洗干净，再把双手用速干消毒剂消毒。

（二）施术流程与方式

用拇指重复推抹受术者两侧颞部50次、拿按头部50次、按揉颈项部50次、轻敲头部50次，按揉风池、百会、头维、印堂穴各50次。

让受术者取健侧卧位，一手扶住受术者肩后部上方，一手顶住受术者髋前上方，一边向前推肩，一边向后拉髋，使肩部和髋部呈反向运动；维持此姿势沿膀胱经用拇指按揉法按揉背俞穴3~5分钟，重点按揉肺俞、心俞、脾俞、肝俞、肾俞穴，后用掌根推法推背部膀胱经5遍。

使患侧上肢外展、外旋，同时伸直肘关节，前臂旋后，伸直腕关节，在患侧上肢的痉挛肌如胸大肌、肱二头肌、肱桡肌、桡侧和尺侧腕屈肌等肌腹施以大鱼际擦法5~6分钟，以痉挛肌腹皮肤发红为度，后施以五指拿揉法拿揉上述肌肉2~3分钟；用掌根紧贴患侧拮抗肌的皮肤表面来回摩擦，以皮肤表面发热为度；点按肱二头肌长头起于肩胛骨盂上结节处、肱二头肌短头起于肩胛骨喙突处、前臂肌后群浅层止于肱骨外上髁处以及前臂肌前群浅层止于肱骨内上髁处各1分钟。点按肱三头肌长头起于肩胛骨盂下结节处、肱三头肌内侧头起于桡神经沟内下方处、肱三头肌外侧头起于桡神经沟外下方处以及肱三头肌止于尺骨鹰嘴处各1分钟；在合谷穴处施以三指握法以受术者伸指为度；将患侧上肢缓慢地伸肘关节、伸腕关节和伸指关节后较快速屈曲肘关节、屈曲腕关节和屈曲指关节20次。

使受术者下肢轻度屈曲髋关节、屈曲膝关节、内收内旋髋关节以及背屈踝关节，在痉挛肌股四头肌、胫骨前肌、腓骨长肌等肌腹施以大鱼际擦法5~6分钟，以皮肤发红为度；在上述肌肉处施以五指拿捏法2~3分钟后用掌根紧贴于拮抗肌的皮肤表面，进行直线往返快速摩擦，以皮肤表面发热为度；点按髀关内0.5寸，髌底上缘1.5寸，股四头肌内侧头隆起处以及昆仑上1寸各1分钟；缓慢的屈曲髋关节、屈曲膝关节以及背屈踝关节后较快速地伸直髋关节、伸直膝关节和跖屈踝关节20次。

（三）施术后处理

协助受术者穿好衣着，整理床单，受术者取舒适体位短暂休息。

四、禁忌证

（1）短暂性脑缺血发作者。
（2）处于急性期或昏迷、消化道出血等严重并发症者。
（3）影响肢体运动者，如外伤瘢痕、患侧骨折等。

五、注意事项

（1）操作前一定要确诊，排除禁忌证。
（2）操作要柔和，不要粗暴，以安全为第一要义。

（注：本技法由湖南中医药大学李江山团队提供）

第二十五节　腹部特色推拿手法

一、技法简介

（一）技法定义

腹部推拿手法是在中医脏腑经络学说的理论指导下发展而来。脏腑是化生气血、通调经络、主持人体生命活动的主要器官，脏腑功能失调就会发生各种疾病，并可通过经络的传递反映到人体体表。腹部推拿以轻柔、特定的手法刺激相应体表的某个部位、穴位、痛点调整脏腑功能，达到治疗疾病的目的。

（二）技法特点

腹部推拿手法是创造、协调和增加本体感受交流，增强内部机制来调整脏腑功能，结合人体解剖学、生理学和生物力学，通过用手或肢体其他部位在腹部施以特定手法，以刺激局部的穴位、拉伸并释放内脏韧带的紧张，恢复器官组织的和谐，同时达到调理脾胃、疏肝理气和温暖下元的目的。

腹部是骨盆和胸部之间的部位，在解剖学上，腹部从胸底的横膈膜直到骨盆的真假骨盆界限，腹壁可分为后、侧、前腹壁。腹腔内的脏器有肝、胆、胰腺、胃、十二指肠、空肠、回肠、结肠、直肠、脾、双肾、膀胱，女性还包括子宫及双侧附件。这些脏器可能受到直接的压力、纵向或斜向拉力以及扭转力的影响，这些力可能产生刺激造成内脏痉挛，从而可能会干扰消化、吸收、排泄以及损害血管和淋巴功能。

注重"刚柔相济"，做到轻而不浮，重而不滞。用力轻柔和缓，不可生硬粗暴或用蛮力。腹部以脏器为主，过度的挤压和牵拉可能造成脏器不同程度的损伤，脏器之间有不同的韧带相连，脏器之间的互动并不是在平整的接触面进行，包含了矢状面、冠状面与水平面等三个方向的运动，呼吸、心率均可影响脏器的运动。治疗应以轻柔、特定的手法为主。

（三）理论基础

1. 中医经络理论 中医经络理论是针灸推拿学的基础理论，腹部推拿手法也是基于中医经络理论。经脉、络脉、经筋、皮部共同组成了经络系统，经络归属于脏腑，外达皮肤，穿行于肢节，是气血运行的通道，对人体表里联通起到关键作用。腹部是阴气汇集、运行的部位，诸阴经走行于胸腹，任脉又循行于胸腹正中，以前正中线为起点往两边依此可见任脉、足少阴肾经、足厥阴肝经、足阳明胃经、足太阴脾经、带脉，以及其相应的经筋。任脉为阴脉之海、主胞胎，精气血为其基础，从上而下、从左到右、从内到外之间的紧密联系，维持着机体的动态平衡。以经络为基础的腹部推拿通过疏通经络，来达到内调脏腑，平衡阴阳的目的。

2. 解剖学理论 腹部推拿手法注重从腹部脏器位置的大小、深浅，脏器运动平面冠状轴、矢状轴、横断轴不同层面上入手，从腹部解剖来看，腹部的肌肉有四块，分别是腹直肌、腹外斜肌、腹内斜肌和腹横肌，四块肌肉的纤维走向不同，相互交错，共同形成牢固并且富有弹性的腹壁，可以保护腹腔内脏器。运用解剖学的理论指导临床手法的操作，可以实现推拿的精准性、有效性与安全性。

3. 生物力学平衡理论 腹部脏器的节律运动大多属被动性质并被外在因素所影响，除了蠕动之外，脏器本身也有内源性、自动性的节律运动，我们称之为原动律，不需要任何外在因素，人体脏器就能独立进行节律运动，这种节律运动非常缓慢且振幅极小，几乎无法察觉。正常情况下，脏器的节律运动方式是同步发生的，即在同一时间内，脏器不是处于消退期就是膨胀期。消退期和膨胀期处于一个平衡的状态，每个脏器都有自己个体的原动律，这种现象可追溯到胚胎发育与迁徙路径。脏器的能动律是脏器应对外部力量的运动，自主运动，或非自主运动，比如胃肠蠕动或呼吸时膈肌运动，产生外部力量推拉内脏。内脏要正常运转，每个器官与所有其他组织之间都必须能无任何限制地滑动，受到另一结构的限制、粘连或固定在另一结构，失去平衡，无论多小，都意味着脏器的功能出现障碍。通过特殊手法对脏器之间的韧带、筋膜放松，解除其痉挛状态，恢复力学特性，使得生理节律受损的脏器恢复正常的能动律和原动律。

二、临床应用

适应证主要是腹部内脏功能性疾病，如：腹胀，便秘，反酸，胃食管反流，痛经，尿失禁，术后、感染后瘢痕组织疼痛，慢性脊柱功能障碍等。

三、技法操作

（一）施术前准备

1. 施术部位选择 受术者在接受腹部推拿治疗前，应注意着宽松衣物，充分暴露腹部，不宜在破损、溃疡以及化脓性皮肤病等部位操作。

2. 体位选择 根据推拿的部位，选择受术者舒适、施术者便于操作的治疗体位。

常用体位：仰卧位、侧卧位、坐位。

3. 环境选择 环境卫生要求应符合《医院消毒卫生标准》（GB15982-2012）的规定，保持环境安静，光线充足，清洁卫生，避免污染，温度适宜。

4. 消毒 施术者双手应用肥皂或洗手液清洗干净，再把双手用速干消毒剂消毒。

（二）施术流程与方式

1. 腹部常规推拿手法

（1）按揉法 受术者取仰卧位，施术者位于受术者左侧，以拇指按揉腹部中脘、建里、梁门、天枢、气海、关元、中极、水道、归来、大横、章门、带脉等穴，每个穴位30秒，以出现酸、胀的感觉即得气为度，力量不宜过大。

（2）摩腹法　受术者取仰卧位，施术者位于受术者左侧，以掌心先置于脐部，以脐为中心，然后缓慢至全腹先顺时针方向后逆时针方向旋转轻摩腹部50次，或以腹部发热为度。如便秘则按升结肠、横结肠、降结肠的顺序顺时针方向旋转轻摩腹部50次，腹泻则按降结肠、横结肠、升结肠的顺序逆时针方向旋转轻摩腹部50次。

（3）振腹法　受术者取仰卧位，施术者位于受术者左侧，以脐为中心掌振3至5分钟。

2. 腹部特殊推拿手法

（1）评估

①整体触诊：施术者将手置于受术者身上，感知受术者主要的受限区域即对身体影响最大的部位。受术者站立位，放松，取下帽子、眼镜、首饰、皮带以及对身体有束缚的物件。施术者站立于受术者侧后方，用手掌心放于受术者头顶，倾听受术者张力的来源与身体的移动方向，如腹部有问题，受术者将手掌放在头顶3秒左右，身体会往前倾，然后受术者取坐位重新测试以排除下肢的干扰。

②局部触诊：用于评估身体的局部区域，可以更详细地辨别整体触诊时发现的受限区域，以及具体的某个脏器或筋膜。如整体触诊受限区在腹部，局部触诊先用手掌以肚脐为中心沿着前正中线去倾听拉力的来源找到某个脏器或者受限点。如受限点较多，我们用抑制的方法去排除，找到最根本的受限区域去治疗。

③抑制：向一个受限点给一个温柔的、定向的压力暂时消除该受限，然后再做局部触诊时拉力消失，那就是该区域的内脏的问题，如果拉力没有消失，那么该点就是代偿区不是根本问题的区域。施术者应逐个去排除直至找到最根本问题的区域或脏器。

（2）胃周围筋膜松解手法

①小网膜之肝胃韧带松解手法：受术者取坐位，施术者站立其后侧，左手示指、中指、环指、小指指腹在胃小弯处，右手在肝胃韧带附着肝脏的下缘固定，左手手指发力拉伸，感知韧带的张力，如果张力增大就要马上停住，再给一点点推力，然后跟随胃的活动直至韧带松解，手法完成。

②大网膜之胃结肠韧带松解手法：受术者取仰卧位，施术者双手指腹在胃大弯处往左肩的方向拉伸胃结肠韧带，感知韧带的张力，若张力增大立刻停止，再加一点点推力，随后伴随胃的活动直至韧带松解，手法完成。

③胃脾韧带松解手法：受术者坐位，施术者双手指腹在胃大弯处，先拉着胃往脾脏靠近，使胃脾韧带放松，然后再往相反的方向拉伸，感知韧带的张力，如果张力增大立即停止，再给一点点推力，随胃的活动直至韧带松解，手法完成。

④胃膈韧带松解手法：受术者坐位双手抱头，施术者站其后侧，施术者先找胃部的张力高点，用一手的大拇指指腹固定住，然后另一手托起受术者双手的下方拉胸廓肋骨膈膜往上伸展，感知韧带的张力，若张力增大就马上停止，再给一点点拉力，然后随胃的活动直至韧带松解，手法完成。

⑤胃的原动律调节手法：受术者取仰卧位，施术者一手掌放在胃部，膨胀期，胃的方向是往上、后、外。消退期，胃的方向是下、前、内。手掌感知膨胀期与消退期的强弱，然后往强的一方活动的末端给一点点推力，就像荡秋千一样，直至膨胀期与消退期处于一个平衡的状态，手法结束。

（三）施术后处理

协助受术者穿好衣着，整理床单，受术者舒适体位短暂休息。

四、禁忌证

（1）各种急性传染病患者。

（2）各种恶性肿瘤的局部。

（3）各种溃疡性皮肤病患者。

（4）烧伤、烫伤部位。

（5）各种感染性、化脓性疾病和结核性关节炎患者。

（6）严重心脏病、肝病患者。

（7）严重精神病患者（不能合作、不能安静）。

（8）月经期、妊娠期妇女。

（9）胃、十二指肠溃疡急性穿孔者。

（10）年老体弱的危重病患者。

（11）诊断不明，不知其治疗要领的疾病，也应视为禁忌证，严防治疗失误。

（12）诊断不明确的急性脊柱损伤或伴有脊髓症状者，手法可能会加剧其脊髓损伤。

（13）腹主动脉瘤患者。

（14）宫内有节育器者。

五、注意事项

（1）操作前一定要确诊，排除禁忌证。

（2）操作要柔和，不要粗暴，以安全为第一要义。

（3）要注意调摄，受术者宜卧床，避风寒。

（注：本技法由湖南省直中医医院唐森团队提供）

第二十六节 脊骨结构调衡手法

一、技法简介

（一）技法定义

脊骨结构调衡手法是在中医经络学说、中医筋骨理论指导下，结合现代康复医学理念，研究和治疗脊柱系统疾病以及与其相关的神经组织、肌肉、内脏系统疾病的一种治疗手法，包含对脊椎系统紊乱的诊断、治疗、预防以及对这些紊乱和整体健康状况的影响。

（二）技法特点

脊骨结构调衡手法是通过手或肢体其他部位在脊柱上施以特定手法，以纠正病变部位错位、恢复病变部位生物力学平衡，达到舒筋通络、滑利关节、整复错位、松解粘连的目的。

1. 辨明结构与功能 一个较远的解剖部分看似与损伤部位不相关，却可能是受术者主诉的原因，或与受术者的主诉相关。

脊柱由颈椎、胸椎、腰椎、骶骨所构成，我们既可以以整体结构的形式考量，也可以在功能上进行区分。有一种看待区域相互依存的方式，就是去理解灵活部位和稳定部位间的关系，如果我们把那些主要只在一个平面内活动的关节当作稳定关节，把那些在多个平面内活动的关节当作灵活性关节。脊柱的运动可以以三维的形式展现，但是脊柱不同关节在平面内运动的角度是不同的，如颈椎可以分为上颈椎（$C_0 \sim C_2$）和下颈椎（$C_3 \sim C_7$），上颈椎在颈椎屈曲和旋转上更加有结构上的优势，所以可以作为灵活关节，而下颈椎则为稳定关节，根据这个原则，胸椎为灵活关节，腰椎为稳定关节，而骨盆骶髂关节为稳定关节，髋关节为灵活关节。

结构与功能的关系是密不可分的，结构与功能互相依存，结构决定功能，反之亦然。能引起结构上变化的会造成功能上的调整；功能的变化也会引起结构上的改变。

2. 治疗以病史为导向 中医注重望、闻、问、切，脊骨结构调衡手法在望、闻、问、切的运用上注重对病史资料采集，以病史为导向，来辨"病因""病原"。

（1）病史采集 问诊需要采集受术者的病史信息，分为几个部分：主诉症状、伴随症状、疼痛史、手术或创伤。

1）建立主诉 确定受术者的主诉，没有主诉的分析是无意义的。即便受术者症状很多，也要确定受术者是"哪里最痛或最想解决哪个部位的问题"。在建立主诉的时候，一定要运用"解剖语言"，不能泛泛疼痛在腰椎，而要是明确在腰部前侧、外侧、后侧等。例如主诉腰部疼痛，右侧。

2）症状持续时间　问清受术者症状持续时间，分为两部分：第一，主诉症状持续了多长时间，即"痛了多久"；第二，主诉症状是否是第一次出现，即"以前痛过吗，第一次痛是什么时候"。如：受术者腰部右侧疼痛2个月，有10年的腰痛史。

3）疼痛量化等级　询问病人的疼痛程度可以将疼痛量化分为1~10个等级，1为最轻10为最重，或者简化为轻度、中度、重度用3个星表达，疼痛程度必须根据时间询问，"现在最痛时多痛，以前最痛时多痛"。如：腰部右侧疼痛2个月，疼痛等级2~6分，有10年腰痛史，以前最痛时是9分。

4）疼痛模式　确定受术者的疼痛模式"什么姿势疼痛加重或缓解"，是指有特定动作可以引发主诉症状，比如弯腰痛、走路痛、蹲起痛等，或者特定的姿势如坐着、站着、仰卧，休息后减轻、休息后加重等。

5）伴随症状　伴随症状是指除了主诉疼痛外的其他疼痛部位，即"还有哪里痛"，问诊思路与主诉是一样的，描述：主诉为腰部右侧疼痛，伴随为颈部（颈部左侧）疼痛4个月，疼痛等级1~3分，有3年颈痛史，最痛时5分，久坐低头后疼痛加重。

6）疼痛史　是指曾经有部位痛过，但现在不痛，这里采集其程度相对重、时间相对久或反复发作的症状信息，例如：（髋部－外向－右侧）10年前痛过，持续3年，最痛时4分，走路痛。伴随症状和疼痛史的询问有助于找到代偿路径，它们可能是主诉症状的原因或代偿。

7）手术、骨折和创伤　这部分可以认为是判断原发节段的重要线索，比如骨折后打石膏的制动措施，外伤造成的筋膜水肿，手术后对筋膜产生的实质性损伤都有可能在愈合后形成致密化或纤维化并向远端代偿，由外向内，由四肢向脊柱代偿，并且这种代偿可能是漫长且持续的过程，这种代偿会逐渐重构生物力学，从而拉歪原有的结构等。

比如受术者的肩痛来自于20年前的一次腕骨骨折，腰痛原因来自于10年前颈部挥鞭样损伤等，问诊时尽量让受术者仔细回忆是否有过手术、骨折、车祸、外伤、扭伤等情况，特别是有瘢痕的节段；受术者的描述可能是20年前左手手指有过骨折，并在12年前运动时崴过右脚有肿胀，十几天不敢下地，当时恢复了1个月。

（2）建立代偿模式的假设

1）收集完详细的病史信息后，建立代偿路径的假设是治疗的第一步，首先确立四个原则：

①考虑它们与主诉节段的联系，不管是伴随症状、疼痛史、手术和外伤等因素，它们关联性越大优先级越高。

②时间顺序：受术者手术或受伤的时间是否与主诉匹配，如果在主诉之后发生，那显然不能成为原发问题。

③严重程度：如果受术者只是轻微的扭伤或拉伤，没有恢复进程的问题，没有造成严重后果和后遗症也不太可能成为原发因素。

④恢复进程：比如术后切口感染或不愈合，伤后恢复较预期延长等情况。

2）代偿模式 根据病史考虑疼痛的代偿模式，是建立假设的基本逻辑，首先搞清楚什么是代偿方向，它基本上分为两种，以躯干中心为基点，分为以下两类。

①上行性代偿：指躯干内由下至上、四肢至躯干的代偿模式，举例：受术者2年前腕部骨折，现在主诉肩痛1个月，那么代偿路径可能是由腕部至肩部的上行性代偿。

②下行性代偿：指躯干内由上至下、躯干至四肢的代偿模式，举例：受术者2年前颈部挥鞭样损伤，现在主诉腰部疼痛1个月，那么代偿路径就可能是颈部至腰部的下行性代偿。

3）疼痛模式 我们在寻找原发节段时主要根据受术者的手术和创伤性病史判断，但有时在临床中发现受术者没有任何手术和创伤，这时可以考虑重复性不良运动（静态或动态），根据受术者的工作性质和疼痛模式来判断代偿路径，受术者的职业如伏案工作者、厨师、司机、建筑工人、家庭妇女等工作性质，是否长期保持一种姿势或重复某个不良动作，可能是久坐低头、颠勺、重复性负重弯腰等，而疼痛模式是指在什么动作下会产生疼痛。

疼痛模式的代偿逻辑主要分两种，负重与非负重，举例如下：

例1 髋关节痛3个月，站着痛，坐着缓解，说明下肢负重时疼痛产生，那么代偿可能来源于下肢。

例2 髋关节痛3个月，久坐痛，站着和走路，反而缓解或不痛，这是下肢非负重状态下疼痛，说明疼痛来源不在下肢，可能是躯干造成的下行代偿。

例3 髋关节痛3个月，但受术者站、坐、卧、走路等任何动作下都有疼痛，症状不会因为体位和动作的变化而变化，这种情况如果考虑肌骨系统，可能既有上行也有下行代偿，但大部分会有明确的诱发因素，临床中很多这种疼痛发作得莫名其妙，没有受伤、手术或剧烈运动等情况，起因不详，这很大可能是内部代偿，不属于肌骨思路范畴。

4）建立假设 清楚建立假设的逻辑后，再看问诊结果，参考上述一些举例，如：腕关节骨折可以导致肩痛，肩痛进一步上行代偿导致颈痛。如：踝关节的扭伤，可以导致髋关节的障碍进一步影响到颈椎或者头部等。

3. 评估静态姿势 静态姿势评估是一个很好的排查工具，能够帮助医师在静态姿势下观察关节肌肉之间对位情况。如表4-2。

表4-2　静态姿势评估表

	踝足	膝盖	胸腰骨盆	肩	头颈
背面观	□L□R跟腱内翻 □L□R跟腱外翻		□骨盆左倾/左低 □骨盆右倾/右低	翼状肩 □L □R	
侧面观	脚与脚底呈角 □L□R<90°	□L□R微屈 □L□R过伸	□骨盆前倾/塌腰 □骨盆后倾/弓腰	□驼背 □圆肩	□头前伸 □富贵包
前面观	□L□R扁平足 □L□R高足弓 □外八	□L□R外翻 □L□R内翻 □L□R内旋 □L□R外旋	□胸椎左侧移 □胸椎右侧移 □骨盆旋转	□左高右低 □右高左低	□L□R侧屈 □L□R旋转
坐姿评估	背面观	□头颈侧屈、旋转 □高低肩	侧面观	□头前伸 □圆肩肱骨、内旋 □弓腰、骨盆后倾	

4. 以动态触诊为核心　要注意的是在触诊中要用"感觉"去触诊，而非用"想象"去触诊。触诊的方法也有很多种，有动态触诊、静态触诊和内脏躯体联合反射触诊等，以下举例一些常用评估方法。

（1）颈椎动态检查

例1　C_5（屈曲或伸展）检查：受术者取端坐位，施术者站在受术者身旁，施术者用示指和中指触诊C_5和C_6的棘突，另一手扶住受术者的额头，在受术者无痛的状态下尽量被动伸展和屈曲头部，感受C_5相对C_6的关节运动活动范围。

例2　C_5（侧屈）检查：受术者取端坐位，施术者站在受术者后方，施术者将双手中指放于双侧的C_5和C_6的横突间隙，掌心轻轻贴在下颌位置，嘱受术者做左右侧屈运动，感受横突之间的闭合。

例3　C_5（旋转）检查：受术者取端坐位，施术者站立于受术者身旁，施术者触诊受术者的C_5和C_6的棘突，嘱受术者在无痛的情况下尽量右旋或者左旋，当出现C_6活动时停止，然后记录双侧旋转的角度。

（2）胸椎动态检查

例1　T_1（屈或伸）检查：受术者取俯卧位，施术者站于身旁，双手拇指触诊在T_1的棘突或者双侧横突，施术者由后向前施加一个压力，感受T_1椎体的活动。

例2　T_1（侧屈）检查：受术者取坐位，施术者站立于受术者后侧，一手示指或者拇指触诊在受术者T_1和T_2的横突间隙，另一手放在受术者肩膀上向T_1和T_2的横突间隙施加一个使胸椎产生侧屈的力，施术者感受横突间隙是否有改变。

例3　T_1（旋转）检查：受术者取俯卧位，施术者站在受术者头侧，操作手接触T_1棘突根部，向对侧发力推动，双侧对比，感受T_1旋转的活动幅度。

（3）腰椎动态检查

例1 L_3（屈或伸）检查：受术者取俯卧位，施术者站于身旁，用双手的拇指触诊在L_3的棘突或者双侧横突，施术者由后向前施加一个压力，感受L_3椎体的活动。

例2 L_3（侧屈）检查：受术者取坐位，施术者站立于受术者后侧，一手示指或者拇指触诊在受术者L_3和L_4的横突间隙，另一手放在受术者肩膀。被动施力将受术者腰椎产生向检查侧的腰椎侧屈，施术者感受横突间隙是否关闭。

例3 L_3（旋转）检查：受术者取俯卧位，施术者站在受术者头侧，操作手接触L_3棘突根部，向对侧发力推动，双侧对比，感受L_3旋转的活动幅度。

（4）骨盆动态检查

例 骶骨检查：受术者取俯卧位，施术者站于其身旁，双手叠加放置于受术者S_2位置，施加一个由后向前下方的力，感受骶骨的弹性。

5. 强化脊柱的稳定性 《素问·痿论篇》中载："宗筋主束骨而利机关也。"从功能上来讲经筋有两个主要功能："束骨"与"利机关"。在经筋理论中骨、关节与周围组织维系正常结构关系是通过筋的"束骨"作用实现的，"筋骨平衡"状态使机体能满足生理需要以实现各种功能活动。中医学和现代康复医学共同的理念都强调肌肉与关节之间的平衡，所以衍生了很多功法训练或者功能性训练，在临床中太极、五禽戏、颈部和腰部的麦肯基训练及核心稳定性训练都值得借鉴。

二、临床应用

适应证主要是脊柱退行性疾病，如：颈椎病、腰椎间盘突出症、椎骨错缝、脊柱小关节紊乱、骶髂关节错位等。

三、技法操作

（一）施术前准备

1. 施术部位选择 受术者在接受三维正骨推拿治疗前，应注意着宽松衣物，充分暴露背部，不宜在破损、溃疡以及化脓性皮肤病等部位操作。

2. 体位选择 根据推拿的部位，选择受术者舒适、施术者便于操作的治疗体位。常用体位：仰卧位、侧卧位、俯卧位、坐位。

3. 环境选择 环境卫生要求应符合《医院消毒卫生标准》（GB15982-2012）的规定，保持环境安静，光线充足，清洁卫生，避免污染，温度适宜。

4. 消毒　施术者双手应用肥皂或洗手液清洗干净，再把双手用速干消毒剂消毒。

（二）施术方式

1. 颈椎正骨推拿手法

（1）棘突推正法　受术者取俯卧位，头低放松，施术者立于受术者头前方，双手接触在矫正椎体的棘突，通过对棘突向下冲击式挤压，修正椎体的由前向后方向的移位。

（2）椎体旋转错位推正法　受术者仰卧位，施术者用示指桡侧或拇指接触在矫正侧关节突处，另一手旋转受术者的头向矫正侧的对侧，给予一个关节张力形成后，通过前臂和手腕的传导形成一个旋转推力，给一瞬时"闪动力"，可听到"喀喀声"，提示手法成功。

（3）椎体横移错位推正法　受术者仰卧位，矫正手手指定位到横移椎体的横突，另一手将头向矫正侧侧屈，当侧屈角度到达定位处横突时，矫正手给予一个"闪动力"，朝向对侧横突方向发力，可听到"喀喀声"，提示手法成功。

2. 胸椎正骨推拿手法

（1）棘突推正法　受术者取俯卧位，施术者立于受术者头后方，双手接触在矫正椎体的棘突或者双侧横突处，通过对棘突或者双侧横突向下冲击式挤压，推正椎体由前向后方向地移位。

（2）椎体旋转错位推正法　受术者取俯卧位，施术者站立于受术者身后侧，施术者一手豆状骨接触在对侧的横突上（旋前），另一手豆状骨接触在（旋后或高起）一侧的横突上，发力时，由后向前，由下向上，旋转矫正。

3. 腰椎正骨推拿手法

（1）棘突推正法　受术者取俯卧位，施术者立于受术者头后方，双手接触在矫正椎体的棘突或者双侧乳突处，通过对棘突或者双侧乳突向下冲击式挤压，推正椎体的由前向后方向的移位。

（2）旋转推正法　受术者侧卧位面对施术者，下肢下侧伸直，上侧屈髋屈膝。施术者一手豆状骨接触需矫正椎体的横突，一手扶住受术者肩膀，将受术者腰部向矫正侧旋转45°左右，当感受到关节的活动角度到达矫正关节处即可，矫正手给予一个"闪动力"，朝向对侧受术者肚脐方向发力，可听到喀喀声，提示手法成功。

4. 骨盆正骨推拿手法

例如骶骨前倾推正法：受术者取俯卧位，在受术者腹部垫小枕头。施术者双手叠加掌跟贴于受术者S_2，手指朝向受术者脊柱，发力朝向床面和受术者脊柱（向前向上），反复操作几次。

（三）施术后处理

协助受术者穿好衣着，整理床单，受术者舒适体位短暂休息。

四、禁忌证

（1）各种急性传染病患者。

（2）各种恶性肿瘤的局部。

（3）各种溃疡性皮肤病患者。

（4）烧伤、烫伤部位。

（5）各种感染性、化脓性疾病和结核性关节炎患者。

（6）严重心脏病、肝病患者。

（7）严重精神病患者（不能合作、不能安静）。

（8）月经期、妊娠期妇女。

（9）胃、十二指肠溃疡急性穿孔者。

（10）年老体弱的危重病患者。

（11）诊断不明，不知其治疗要领的疾病，也应视为禁忌证，严防治疗失误。

（12）诊断不明确的急性脊柱损伤或伴有脊髓症状者，手法可能会加剧其脊髓损伤。

五、注意事项

（1）操作前一定要确诊，排除禁忌证。

（2）操作要柔和，不要粗暴，以安全为第一要义。

（3）要注意调摄，受术者宜卧床，避风寒。

（注：本技法由湖南省直中医医院唐森团队提供）

第二十七节　调神助眠推拿手法治疗失眠

一、技法简介

（一）技法定义

运用推拿手法对颈前部上、中、下自主神经节对应筋膜链"前深线"颈椎横突前结节等处硬结、条索及压痛点进行松解，同时根据辨证选用相应穴位进行点按，从而达到调和阴阳、养心宁神、疏通经络、调节自主神经，改善睡眠的目的。

（二）技法特点

临床上失眠患者大多长期服用如阿普唑仑、佐匹克隆、扎莱普隆等药物，其长期服用这类药物容易导致记忆障碍、精神运动损害、药物成瘾性及撤药后反跳性失眠等不良反应。虽然短期疗效明显，但不良反应亦非常突出。调神助眠手法根据中医经络理论及西医学自主神经调节理论，在选取印堂、百会为主穴的基础上，根据受术者病情辨证选用配穴，可以达到调和阴阳、养心宁神、疏通经络、调节自主神经从而改善睡眠的目的，能为失眠患者提供一种更加有效、可行、经济、无不良反应的临床实用方法。

（三）理论基础

1. 中医学理论　失眠在中医学属于"不寐"的范畴，早在《黄帝内经》中就已经记载了古人关于失眠的论述，从理论到实践积累了丰富经验。中医认为"不寐"常与饮食不节、情志失常、劳逸失调、病后体虚等因素有关。不寐的病位在心，与肝、脾、肾、胆、胃等脏腑密切相关。基本病机是心神失养、心神被扰、心神不宁，或阴、阳跷脉功能失衡，阳盛阴衰，阴阳失交。

选取治疗的主要穴位是百会和印堂穴，印堂穴又名曲眉穴，位于两眉头连线的中点，是人体三大经络的汇集之地，具有清头明目、通鼻开窍的功效，多适用于头痛、失眠、高血压、鼻塞、鼻炎、目眩、目赤肿痛、三叉神经痛等。本穴还具有调神、安神作用，既有调节睡眠节律的作用，又可调理失眠特别是顽固性失眠。

百会穴位于头顶正中线与两耳尖连线的交点处。该穴首见于《针灸甲乙经》，归属督脉，别名"三阳五会"。《采艾编》云："三阳五会，五之为言百也"，意为百脉于此交会。百脉之会，百病所主，故百会穴的治症颇多，为临床常用穴之一。主治病证为：头痛、失眠等。此穴为人体督脉经络上的重要穴位之一，是治疗多种疾病的首选穴。

2. 解剖学理论　西医学认为网状激活系统控制着觉醒和意识状态，网状结构通过大量与下丘脑的传入纤维束影响生物节律（生物钟）。网状结构传出纤维的下行传导束影响交感神经和副交感神经系统。筋膜链"前深线"是身体筋膜的"核心"。在颈部及躯干"前深线"介于神经运动"底盘"，分布于自主神经节周围，颈部自主神经节位于颈椎横突前方，同时颈椎横突也是筋膜链"前深线"的"车站"。运用推拿手法对颈前部上、中、下自主神经节对应筋膜链"前深线"颈椎横突前结节（颈上自主神经节：在第C_3、C_4横突水平位置，颈中自主神经节：在第C_5、C_6横突水平位置，颈下自主神经节：在第C_6横突水平位置）等处硬结、条索及压痛点进行松解，可以调整自主神经功能，达到改善睡眠的目的。

二、临床应用

适应证：主要是各种原因导致的慢性失眠。

三、技法操作

（一）施术前准备

1. 施术部位选择 受术者在接受推拿治疗前，应注意着宽松衣物，充分暴露腹部，不宜在破损、溃疡以及化脓性皮肤病等部位操作。

2. 体位选择 根据推拿的部位，选择受术者舒适、施术者便于操作的治疗体位。

3. 环境选择 环境卫生要求应符合《医院消毒卫生标准》（GB15982-2012）的规定，保持环境安静，光线充足，清洁卫生，避免污染，温度适宜。

4. 消毒 施术者双手应用肥皂或洗手液清洗干净，再把双手用速干消毒剂消毒。

（二）施术流程与方式

1. 松解结节 运用推拿手法对颈前部上、中、下自主神经节对应筋膜链"前深线"颈椎横突前结节（颈上自主神经节：在第C_3、C_4横突水平位置，颈中自主神经节：在第C_5、C_6横突水平位置，颈下自主神经节：在第C_6横突水平位置）等处硬结、条索及压痛点进行松解。

2. 穴位操作 选取主穴：印堂，百会，颈前部上、中、下自主神经节体表投影区域，膻中，气海，关元，阴陵泉，三阴交，涌泉。随症加减：心脾两虚加心俞、脾俞；心胆气虚加心俞、胆俞；阴虚火旺加：太溪、太冲；痰热内扰加中脘、丰隆、内庭；肝郁化火加太冲、行间。

手法操作方法：受术者取仰卧位，充分暴露施术部位，选取颈前部上、中、下自主神经节体表投影区域，膻中，气海，关元，阴陵泉，三阴交，涌泉。手法以一指禅推法为主，每穴施术2分钟，力度以受术者舒适为度，每日1次。10天后休息1~2天，继续治疗，30天为一个治疗周期。

（三）施术后处理

协助受术者穿好衣着，整理床单，受术者取舒适体位短暂休息。

四、禁忌证

（1）各种急性传染病患者。

（2）各种恶性肿瘤的局部。

（3）各种溃疡性皮肤病患者。

（4）烧伤、烫伤部位。

（5）严重心脏病、肝病患者。

（6）严重精神疾病患者（不能合作、不能安静）。

（7）月经期、妊娠期妇女。

（8）胃、十二指肠溃疡急性穿孔者。

（9）年老体弱的危重病患者。

五、注意事项

（1）操作前一定要排除禁忌证。

（2）操作要柔和，不要粗暴，以安全为第一要义。

（3）要注意调摄，受术者宜卧床，避风寒。

（注：本技法由湘潭市中医医院罗高俊团队提供）

第二十八节　拔伸正骨推拿纠正足踝关节错位

一、技法简介

（一）技法定义

拔伸正骨推拿是指在中医骨正筋柔、筋骨并治的理论指导下，根据足踝中距骨的两种错位和距骨在足踝中的运动模式提出的纠正结构、放松肌肉、改善功能的推拿正骨手法。

（二）技法特点

拔伸正骨推拿是以"骨正筋柔、筋骨并治"理论为指导，结合人体解剖生理学和生物力学，通过在拔伸状态下施以特定手法，以纠正病变部位错位、恢复病变部位生物力学平衡，达到舒筋通络、滑利关节、整复错位、松解粘连的目的。

1. 拔伸　踝关节是人体足部与下肢相连的部位，组成包括7块跗骨加上足部的距骨和小腿的骨骼，足踝中距骨把人体向下的重心力转换、分解，该部位尤为重要，号称重心转换器，使人体下肢生物力学在静态和运动过程中能达到力学平衡。踝关节中的距骨错位在拔伸下充分的打开再用推拿手法可以很轻巧的达到正骨的目的。

2. 筋骨平衡　"骨正筋柔""筋柔骨正"治疗中注重筋骨并治，筋骨平衡理念，疾病的发生过程中很难定论筋和骨的先后因果关系，秉承中医推拿的平衡理念——筋骨平衡、筋骨同治。

3. 整复　通过运用正骨推拿手法有针对性地矫正足踝中最易错位的距骨，使结构恢复原来的解剖位置，足踝功能恢复正常，下肢生物力学恢复正常，从而使人体相关疼痛、功能障碍得到相应的缓解。

（三）理论基础

1. 中医经络理论　中医经络理论是针灸推拿学的基础理论，拔伸正骨推拿手法也是基于中医经络理论。中医学认为，人体气血的运行、内脏功能的发挥、脏腑之间的相互维系、内脏与体表官窍的联络等都以经络为其通道。人体中最重要的经络是十二正经和奇经八脉，而其中足三阴、足三阳以及阴维脉、阳维脉、阴跷脉、阳跷脉都直接以下肢为其循行之所，或起之于此，或终之以端。而这些经络都联络到特定的脏器，或司辖特定的功能。通过在下肢施以不同的刺激，可以调和其经气，通调其联系的脏腑，平衡一身之阴阳气血，来达到内调脏腑、外治肢节、防病治病的目的。

2. 中医筋骨理论　《素问·痿论篇》中提到："各补其荥而通其俞，调其虚实，和其逆顺，筋、脉、骨、肉各以其时受月，则病已矣。"通过推拿手法调补各经的荥穴，疏通各经的腧穴，以调机体之虚实和气血之逆顺；筋脉骨肉的病变，只要在其所合之脏当旺的月份进行治疗，病就会痊愈。经筋的两个主要功能是"束骨"与"利机关"。经筋的功能含义颇广，解剖学中肌肉、肌腱、筋膜、韧带的功能都包含在其中。拔伸正骨推拿提出"筋骨同治为要"，正骨结合推拿理筋、柔筋，松解痉挛、紧张的肌肉及软组织，恢复了偏离原本解剖位置的骨关节，达到"筋柔骨正、骨正筋柔"的正常生理状态。

3. 解剖学理论　拔伸正骨推拿手法注重从冠状轴、矢状轴两个层面上入手，从足踝的解剖结构来看，踝关节是人体重要的解剖结构之一，由胫骨、腓骨下端的关节面与距骨滑车构成。踝关节是人体距离地面最近的负重关节，是最先进行屈伸活动的重要关节结构。如踝关节中距骨滑车出现错位，可使足踝的屈伸功能受限，进而引起人体重力的缓冲、地面反作用的传导障碍、生物反馈紊乱等病理改变。通过从冠状轴、矢状轴两个不同层面上对距骨进行正骨复位，对足踝及打破平衡的肌肉群施行推拿手法柔筋，运用解剖学理论指导临床手法的操作，可以保证推拿的有效性与安全性。

4. 生物力学平衡理论　足踝承受着人体的全部重力，需要维持人体的稳定性，同时需要活动来适应人体的各种运动。生物力学平衡理论认为足踝力线失去稳定性，人体的整体张力平衡出现紊乱，长时间情况下骨关节会代偿性增生或移位以弥补失稳状态，机体的软组织也会代偿性发生改变，肌肉会长时间痉挛以代偿力量，出现条索状结节或僵硬，走行其中的血管神经因此会受到刺激和压迫，导致身体相应的症状。通过手法放松下肢代偿肌群，解除其痉挛状态，恢复力学特性，改善其做功效率，对骨、关节的解剖位置进行复位调整，可以促使其恢复原有的生物力学平衡。

二、临床应用

适应证主要是踝关节相关疾病，如：足踝扭伤后遗症、足踝关节错位、腰腿疼痛、下肢疲劳、肌筋挛缩、下肢关节疼痛、坐骨神经痛等。

三、技法操作

（一）施术前准备

1. 施术部位选择　受术者在接受拔伸正骨推拿治疗前，应注意着宽松裤子、棉质为佳，不宜在破损、溃疡以及化脓性皮肤病等部位操作。

2. 体位选择　根据推拿的部位，选择受术者舒适、施术者便于操作的治疗体位。

常用体位：仰卧位。

3. 环境选择　环境卫生要求应符合《医院消毒卫生标准》（GB15982-2012）的规定，保持环境安静，光线充足，清洁卫生，避免污染，温度适宜。

4. 消毒　施术者双手应用肥皂或洗手液清洗干净，再把双手用速干消毒剂消毒。

（二）施术流程与方式

1. 距骨的检查　非特异性检查：受术者仰卧双腿伸直放松。施术者用双手手背分别放在受术者双足的足底，慢慢将受术者的足推向背屈位，推到终末端的时候稍加压力，体会末端感觉；然后用双手分别放在受术者足背，慢慢将足拉向跖屈，到终末端稍加压力，体会末端感觉。如果在背屈末端有抵抗感为前距，如果在跖屈末端有抵抗感为后距。

特异性检查：受术者仰卧，检查侧腿屈膝。施术者站在受术者床尾端，用一侧膝盖支撑受术者足部，使受术者足与小腿接近90°（模拟站立时的情况）。施术者用远端手的虎口放在踝下方固定距骨，近端手放在踝上方胫骨前面，将胫骨轻轻向后推，感觉胫骨相对于距骨的移动，然后近端手移到胫骨后面握住胫骨，将胫骨轻轻往前拉，感觉胫骨相对于距骨的移动。如果胫骨向后移动比较容易，向前移动比较困难，就相当于距骨相对胫骨向前移动比较容易，向后比较困难则表示为前距（距骨向前的功能失常），反之则为后距（距骨向后的功能失常）。

2. 距骨的调整

（1）拔伸法调整前距　受术者仰卧位，腿伸直放松。施术者站在受术者的床尾端，用双手的中指和环指相互重叠握住受术者的距骨，两个大拇指放在前脚掌起固定作用。施术者将受术者脚稍抬离床面，使受术者足底对准施术者的胸骨。施术者用双手将受术者的距骨拔伸拉向自己胸骨的方向并用大拇指将受术者踝关节推向背屈，达到障碍点附近时向各个方向小幅调整位置，寻找到最佳位置时突然向自己胸骨的方向并稍向下用力做一个快速发力。拔伸的用力方向是拉向施术者胸骨，目的是使关节面分离，其次才是向下，即，将距骨向后推的力。

（2）拔伸法调整后距　受术者体位和施术者体位及抓握方法同前距。不同的是操作时施术者要将受术者的脚轻轻跖屈来达到障碍点。用力的方向是朝向施术者胸骨并稍向上。

（3）下肢柔筋推拿手法

1）摇法：推拿时受术者下肢伸直放松，施术者双手对小腿进行环转摇动。

2）拿法：受术者下肢屈膝，施术者拇指以手指相对用力夹持皮肤，操作时手法应轻柔。

3）点按法：点按穴位解溪、丰隆、足三里、梁丘、伏兔、绝骨、外丘、昆仑、跗阳、承山、委中、承扶等穴位。

4）擦法：手掌紧贴下肢皮肤稍用力下压，并做上下或者左右的直线往返摩擦。

5）拍法：受术者下肢伸直放松，施术者手掌拍打下肢肌肉，来缓解放松小腿部肌肉。

（三）施术后处理

协助受术者穿好衣着，整理床单，受术者舒适体位短暂休息。

四、禁忌证

（1）各种急性传染病患者。

（2）各种恶性肿瘤的局部。

（3）各种溃疡性皮肤病患者。

（4）烧伤、烫伤部位。

（5）各种感染性、化脓性疾病和结核性关节炎患者。

（6）严重心脏病、肝病，下肢静脉血栓患者。

（7）严重精神疾病患者（不能合作、不能安静）。

（8）月经期、妊娠期妇女。

（9）胃、十二指肠溃疡急性穿孔者。

（10）骨质疏松、年老体弱的危重病患者。

（11）诊断不明，不知其治疗要领的疾病，也应视为禁忌证，严防治疗失误。

（12）急性损伤：足踝扭伤、肌腱韧带撕裂伤、骨折等。

五、注意事项

（1）操作前一定要排除禁忌证。

（2）操作要柔和，不要粗暴，以安全为第一要义。

（3）要注意调摄，受术者宜卧床，避风寒。

（注：本技法由湘潭市中医医院罗高俊团队提供）

第二十九节 松筋正骨调膝推拿手法

一、技法简介

（一）技法定义

松筋正骨调膝推拿手法是指在"筋骨并重、以筋为先"的理论指导下，根据膝关节的结构基础，提出的通过调节膝关节周围肌肉张力、整复关节，从而恢复膝关节的压力、应力和张力平衡，达到解除疼痛、恢复正常功能的推拿手法。

（二）技法特点

松筋正骨调膝推拿手法是以"筋骨并重、以筋为先"理论为指导，结合人体解剖学、生理学和生物力学，通过松筋、正骨、调膝三个操作步骤以恢复膝关节生物力学平衡，达到舒筋通络、调整关节紊乱、稳固筋骨平衡状态的目的。

1. 松筋 膝关节疾患初始多由筋病所致，膝关节为宗筋所聚，病变时常表现为筋脉收引挛急，故使筋松弛为首要任务，选取膝关节周围穴位，是宗筋所聚之处，其下方为肌腱、韧带附着之处，在此处施以点按、拿捏法，可直接松解粘连，较好地降低关节周围肌腱韧带的张力，解除痉挛，从而降低关节内的压力，达到缓解疼痛，恢复关节活动的目的。

2. 正骨 在松筋的基础上进行正骨，如此可降低正骨时需对抗的张力，还可缓解患者痛苦，正骨要点则在于调整髌骨、股骨、胫骨三者相对位置，使膝关节整体结构恢复正常。

股骨与胫骨位置不正表现为膝内外翻，其原因是一侧张力偏高，半月板磨损致一侧关节间隙变窄，通过持续牵拉紧张一侧，拉伸韧带及关节囊，充分打开关节侧方间隙，从而恢复正常位置，重建力学关系，趋向恢复正常解剖关系和动静力平衡，使膝关节恢复正常的负重力线。

髌骨与胫骨、股骨的位置不正表现为高位髌骨或低位髌骨以及内外偏导致Q角改变，内、外侧支持带张力不平衡。本手法通过松解紧张一侧的髌骨支持带，使得髌骨周围张力平衡，恢复正常的位置，从而改善症状，同时通过调整股四头肌和髌腱的张力，使髌骨在矢状面的位置恢复正常。

3. 调膝 完成松筋、正骨两个步骤后，患者已达到筋柔骨正，但"骨错缝、筋出槽"非一朝一夕形成，治疗起来难以一蹴而就，那么就需要继续调膝稳固疗效，主要通过指导患者自我强化膝关节周围肌群，在保持灵活性的基础上增强静态稳定、动态稳定，从而达到稳固膝关节筋骨平衡的目的。

（三）理论基础

1. 中医学理论 中医经络学说是针灸推拿学的基础理论，松筋正骨调膝推拿手法同样以中医经络理论为基础。经脉、络脉、经筋、皮部共同组成了经络系统，人体的足三阳经、足三阴经穿膝而过，环绕着膝关节的四周，经脉、络脉、经筋、皮部共同维持着膝关节的动态平衡。

《黄帝内经》曰："肝主筋，肾主骨"，筋能束骨，维持关节活动；骨能张筋生髓，为人体支架。筋的灵活有力，骨的生长发育，均有赖于肝血肾精的滋养和推动。故肝肾充盈，则筋骨劲强，关节滑利，运动灵活。在中年以后，肝血肾精渐亏，筋骨失养，形体疲极；或遭受风寒湿邪的侵袭，阻滞脉络，引起组织变性，而致本病。《黄帝内经》中也对痹证的病因进行了阐述，如《素问·痹论篇》"风寒湿三气杂至，合而为痹也"。《素问·至真要大论篇》："寒复内余，则腰尻痛，屈伸不利，股胫足膝中痛"，强调了风寒湿邪乃本病的致病因素。《素问·宣明五气篇》指出，"五劳所伤……久立伤骨，久行伤筋。"说明劳损致筋骨损伤，血瘀气滞，不通则痛。在病理上，"经筋"先受邪，再及膝"骨"，即"筋骨失衡，以筋为先"。病机本质为"筋骨同病"，但"膝关节为宗筋所聚"，以辨"筋"论治为主，治疗上"筋骨同治，尤重治筋"，通过"治筋"恢复"筋主司一身之运动"，发挥"筋束骨，肉养骨"的生理功能，最终达到恢复患者运动功能的目的。

正常情况下"筋骨"之间维持着生物力学上的动静力平衡，当内外界因素打破这种平衡时会出现"筋出槽，骨错缝"的病理状态。其中"筋出槽"是指筋的结构或功能发生异常改变，一般可表现为筋强、筋弛、筋纵、筋歪、筋缩等；骨错缝是指骨关节正常的间隙或相对位置发生细微的异常改变，并引起关节功能障碍。然而筋骨的病变并非孤立存在，常相互影响，筋的结构和功能异常无以维系骨的正常位置，而筋骨关节错位也使得筋无法正常发挥生理功能，此即"筋骨同病"。《素问·痹论篇》云："风寒湿三气杂至，合而为痹也"，说明古人已认识到风、寒、湿三邪是导致痹病的主要原因，寒邪凝结收引，湿邪黏滞而趋下，风为百病之长，常兼他邪伤人，三者夹杂一起，客于膝部经筋，使筋脉收引挛急，从而气血凝滞，闭塞不通，发为膝痹。而膝关节经筋的病变引起膝关节筋骨力学失衡，导致负重力线异常，骨错缝在膝关节则表现为骨的位置不正（主要为髌骨、股骨、胫骨三者相对位置发生变化），故治疗以理筋为先，再治骨。而筋出槽的表现多表现为筋脉收引挛急，故理筋则以松筋为要。

2. **解剖学理论**　人体膝关节由股骨下段、胫骨上段、髌骨以及关节韧带、肌腱和关节囊等结构组成。膝关节滑膜是人体关节中面积最广、最复杂的，也形成了最大的滑膜腔。由于膝关节负重大，运动多，它所受到的应力大，易受到损伤。膝关节是人体结构最复杂的关节，同时也是运动时易损伤到的关节，要保持膝关节健康，维持它的稳定性和灵活性都很重要。膝关节的稳定性是其发挥功能的基础，而灵活性是其功能的具体表现。

患者由于慢性劳损、肥胖、外伤等原因导致膝关节软组织损伤，韧带松弛，股四头肌萎缩，关节稳定性下降，关节、半月板承受压力变大，导致关节软骨、半月板、韧带等结构出现损伤，关节间隙变窄，而人体的自我代偿机制将促成骨骼本身的修补、硬化与增生，为了增强稳定性而导致关节僵硬，关节功能出现障碍。

通过推拿手法可达到舒筋通络、松解粘连、活血化瘀的目的，手法施于患处可加速膝关节周围的血液循环，降低关节内压力，促进炎性介质的吸收，改善关节内环境，促进膝关节内损伤软骨基质的合成和修复，从而恢复膝关节的压力、应力和张力平衡，使症状得到改善。还可通过缓解关节周围肌肉紧张、松解关节囊粘连及挛缩，增加关节活动度，牵伸关节周围肌肉-肌腱复合体，尽可能恢复关节应力平衡，从而改善关节功能、关节软骨的营养及润滑功能。

3. **生物力学理论**　骨关节与关节前后肌群在人体运动中时刻保持着静态与动态平衡，但若关节收到了外伤、劳累损伤、长期姿势不当和外界病理因素等影响，骨关节会代偿性增生或移位以弥补失稳状态，机体的软组织也会代偿性发生改变，肌肉会长时间疼挛以代偿力量，出现条索状结节或僵硬，导致相应的症状及功能障碍。

调膝主要是通过强化对膝关节稳定性最重要的股四头肌，从而达到使膝关节重回稳定的目的。作为膝关节功能稳定的重要组织结构，股四头肌可以缓解运动对膝关节的冲击力。正常步态足跟着地时股四头肌收缩对着地冲击力起到缓冲作用，减轻了关节的负重和应力，股四头肌肌力减弱必然会影响这种保护性作用；强化股四头肌训练还可改善其对膝关节负重状况的调控作用。正常情况下，膝关节所受的压力都均匀地分布于内外侧关节面，但在膝骨关节炎时，股四头肌非收缩状态下，内侧关节面压力明显增大，收缩股四头肌时，膝关节内关节面接触面积增大，内侧关节面压力减小，即股四头肌力起到使膝关节外翻的作用。强化股四头肌训练后，使这一负重状态得到了纠正，强化股四头肌还可改善膝关节步态的平稳性。股四头肌软弱时，由于患肢支撑时不能主动维护膝的平稳性，足跟着地后会立即将身体稍前倾，使重力线落在膝前方，同时髋伸肌和踝跖屈肌收缩，将膝被动伸直以代偿，有时下肢也会外旋以防发生屈膝。通过强化训练股四头肌可改善膝关节步态的平稳性。

二、临床应用

适应证主要是膝关节相关疾患：膝骨关节炎、髌骨软化、膝关节滑膜炎、髌腱炎等。

三、技法操作

（一）施术前准备

1. 施术部位选择　受术者在接受推拿治疗前，应注意着宽松裤子，充分暴露膝关节，不宜在破损、溃疡以及化脓性皮肤病等部位操作。

2. 体位选择　根据推拿的部位，选择受术者舒适、施术者便于操作的治疗体位。

常用体位：仰卧位、侧卧位、俯卧位。

3. 环境选择　环境卫生要求应符合《医院消毒卫生标准》（GB15982–2012）的规定，保持环境安静，光线充足，清洁卫生，避免污染，温度适宜。

4. 消毒　施术者双手应用肥皂或洗手液清洗干净，再把双手用速干消毒剂消毒。

（二）施术方式

1. 松筋

（1）受术者取仰卧位，先用点法点按下列穴位：内外膝眼、鹤顶、血海、梁丘、足三里、阳陵泉、阴陵泉、委中、曲泉等，后以擦法、按揉法、拿捏法作用于大腿股四头肌及膝髌周围，直至局部有轻微热感为度。

松筋正骨调膝
推拿手法

（2）受术者取俯卧位，施术者施擦法于大腿后侧、腘窝及小腿一侧，重点在腘窝委中穴，最后在膝关节两侧行擦法，直至局部有轻微热感为度。

2. 正骨

（1）受术者取仰卧位，施术者站在受术者侧边，用双手拇指、示指捏住髌骨，向内、外、上、下四个方向推动髌骨，如髌骨位置不正，着重向较松弛的一侧推动，每次推动到末端后加压维持3～5秒，然后施加一寸劲瞬间发力，充分打开关节间隙，再用单手掌根部按揉髌骨下缘，反复多次。

（2）受术者取仰卧位，施术者做膝关节摇法活动关节，同时配合膝关节屈伸、内翻、外翻的被动活动，着重牵拉张力较高的一侧，一手抵住股骨远端并将其向对侧施加压力，另一手扶住小腿远端向相反的方向施加压力，牵拉肌肉、韧带、关节囊，在关节活动的末端加压维持 3～5 秒，然后施加"一寸劲"瞬间发力，充分打开关节间隙，多个方向交替重复 3 次。

3. 调膝　主要调膝动作为直抬腿练习和靠墙静蹲。指导患者进行调膝动作，需坚持每天练习。

（1）直抬腿练习：受术者取平卧位，踝关节背屈（脚尖朝上绷紧），大腿肌肉充分收缩，锁住膝关节后，直腿抬高至足跟离床约 15cm 处，维持该姿势约 10 秒，然后缓慢放下至床面，此为 1 次，10 次为一组，每次间隔 10 秒，每日 4 组。训练过程中要充分伸直膝关节，不可稍有弯曲。

（2）靠墙静蹲：在平整的地面，受术者前方或身侧最好有一固定物可扶，防止跌倒。嘱受术者背靠墙站立，两脚同时向前迈出距离墙约一脚长的距离，双脚双膝与肩同宽，脚尖向前，膝盖不能内扣，收紧腹部与臀肌，膝关节弯曲，下蹲至膝尖与脚尖连线垂直地面（膝尖不可以超过脚尖，否则会对髌骨软骨、半月板都造成压力），重心稍偏向受术者足部，自行掌握下蹲深度（无痛的角度，大概屈膝 45°），蹲到受术者腿感觉酸胀为止，依据个人能力不同，每次保持半蹲 30 秒左右，然后休息 30 秒为一次，连续 10 次为一组（循序渐进），休息约 10 分钟再重复进行 1 组。每天 4 组。

（三）施术后处理

协助患者穿好衣着，整理床单，受术者舒适体位短暂休息。

四、禁忌证

（1）各种急性传染病患者。

（2）各种恶性肿瘤的局部。

（3）各种溃疡性皮肤病患者。

（4）烧伤、烫伤部位。

（5）各种感染性、化脓性疾病和结核性关节炎患者。

（6）严重心脏病、肝病患者。

（7）严重精神疾病患者（不能合作、不能安静）。

（8）月经期、妊娠期妇女。

（9）胃、十二指肠溃疡急性穿孔者。

（10）年老体弱的危重病患者。

（11）膝关节急性扭伤、外伤患者。

五、注意事项

（1）操作前一定要确诊，排除禁忌证。
（2）操作要柔和，不要粗暴，以安全为第一要义。
（3）要注意调摄，受术者宜卧床，避风寒。

（注：本技法由湘潭市中医医院罗高俊团队提供）

第三十节　降逆止呃推拿手法

一、技法简介

（一）技法定义

降逆止呃推拿手法是指在中医经络理论及西医解剖学理论指导下，运用推拿手法，达到解除受术者病情的治疗方法。

（二）技法特点

降逆止呃推拿手法是以中医学的经络理论为指导，结合西医学的人体解剖学、生理学，通过用施术者在特定部位施以推拿手法，以达到降逆止呃、缓解膈肌痉挛的目的。

（三）理论基础与临床研究

1. 中医学理论　中医经络理论是中医学重要的理论基础之一，与阴阳五行、营卫、气血，以及脏腑等共同构筑了一个完整的理论体系。经即径，如通达各处的路径；络即网，如错综连缀的网丝。经是纵行的干线，络是横出的旁枝，它们互相贯穿在人体的上下、左右、前后、内外，从而或深或浅地把五脏、六腑、头面、躯干、四肢等都联系起来，成为一个有机的整体，通过协调运作完成各项复杂的内在功能。降逆止呃推拿所选取的部位为头面部及颈部，主穴是翳风、攒竹、天容、完骨、扶突、听会、风池、丝竹空、颈夹脊等，其中天容穴属手太阳小肠经的腧穴，《灵枢·经脉》记载小肠经："交肩上，入缺盆，络心，循咽下膈"。扶突穴属手阳明大肠经，《灵枢·经脉》记载大肠经："上出于柱骨之会上，下入缺盆，络肺，下膈"。风池、听会、完骨穴属足少阳胆经，《灵枢·经脉》记载胆经"下颈，合缺盆，以下胸中，贯膈"。翳风、丝竹空穴属手少阳三焦经，《灵枢·经脉》记载三焦经"入缺盆，布膻中，散络心包，下膈"。攒竹穴属足太阳膀胱经，虽不与膈直接相联系，但足太阳膀胱经交接于手太阳小肠经，故与膈也有联系。推拿头面部及颈部通过经络与膈联系，故而可起到降逆止呃，对呃逆有很好的疗效。

2. 解剖学理论 "呃逆"是由于膈肌局部、膈神经、迷走神经或颈髓3~5及以上中枢神经等受到刺激，引起一侧或双侧膈肌的阵发性痉挛，使空气被间歇性地突然快速吸入呼吸道内，同时伴有吸气期（膈肌收缩约0.25秒后）声门突然关闭而产生的一种特殊声音。刺激或冲动来源多自迷走神经或膈神经感觉神经，其信号由第3~5颈髓背根神经节接收，反射中枢位于第3~5节颈髓，自膈神经的运动神经（第3~5对颈神经的前支组成）传出。呃逆的发生除了神经反射以外，还必须有呼吸肌的参与才能完成，膈肌、肋间肌等呼吸肌的阵发性痉挛、收缩是起协同作用的重要因素。

从颈部解剖来看，人体的7节颈椎都是由椎体之间形成的小关节如钩椎关节、横突关节，加上椎间盘、肌肉、韧带、神经等形成了颈椎的整体。颈椎侧屈的肌群有胸锁乳突肌、斜角肌等，颈椎的后伸肌群与前屈肌群有斜方肌、头颈半棘肌、竖脊肌、头颈夹肌等。膈神经及迷走神经在颈部从这些肌肉下穿行。研究表明，翳风、完骨、天容、扶突、风池、颈夹脊穴部位的迷走神经较为丰富，故刺激该穴能刺激大脑皮质，通过反射弧使迷走神经抑制，膈肌痉挛缓解，从而达到止呃的目的。

3. 临床研究 呃逆大多为西医学中的单纯性膈肌痉挛，也包括胃肠神经官能症、胃炎、胃扩张、胃癌、肝硬化晚期、脑血管病、尿毒症，以及胃、食道手术后等其他疾病所引起的膈肌痉挛。现在有越来越多的医者认识到颈椎病可引发呃逆，很多慢性疾病长期卧床或者睡姿不良、枕头过低过高过硬，使头颈处于过伸或过屈状态，引起颈部一侧肌肉长时间受到牵拉紧张，导致颈肌纤维或韧带痉挛肿胀或无菌性炎症，压迫或刺激膈神经、迷走神经或3~5颈髓及以上中枢神经，引起膈肌痉挛，故而降逆止呃推拿手法选用的部位以颈部为主。通过颈椎旋转扳法纠正错位的椎体，解除对膈神经的压迫和刺激，膈肌痉挛解除，则呃逆减轻甚或消失，证实了颈椎病是引起呃逆的重要原因。

临床研究证实，降逆止呃推拿手法主穴是翳风及攒竹穴。

（1）对翳风穴治疗呃逆的临床验证。王启才教授记录近20年间指压翳风之法治疗各种原因引起的呃逆226例，男性137例，女性89例；功能性173例，中风后遗症23例，各种肿瘤14例，手术后12例，肝肾功能衰竭4例。经治疗，148例轻症呃逆1次即愈，占65.48%；重症呃逆2次痊愈52例，占23.01%；3次痊愈15例，占6.64%；4次以上不愈者作无效处理，共11例，占4.87%；3次以内总治愈率为95.13%。

（2）对攒竹穴治疗呃逆的临床验证。张志艳等将60例呃逆患者随机分为治疗组和对照组各30例，治疗组：治疗者双手拇指指腹用力按压双侧攒竹穴，其余四指稍分开置于患者额头处，力量由轻到重，按压2~3分钟，若患者能配合，嘱其用力深呼吸，并屏气30秒以上。对照组：给予巴氯芬片每次5mg，口服，每天2次，连用3天。结果表明，治疗组、对照组总有效率分别为96.4%和81.5%，组间比较，差异有统计学意义（$P < 0.05$），治疗组疗效更优于对照组。

二、临床应用

适应证主要是呃逆病，即胃气上逆，气逆冲上，喉间频频作声，声急而短促，不能自制的一种病证，相当于西医学中的膈肌痉挛等。

三、技法操作

（一）施术前准备

1. **施术部位选择**　受术者在接受降逆止呃推拿治疗前，应注意着宽松衣物，不宜在破损、溃疡以及化脓性皮肤病等部位操作。

2. **体位选择**　根据推拿的部位，选择受术者舒适、施术者便于操作的治疗体位。常用体位：仰卧位、侧卧位、俯卧位。

3. **环境选择**　环境卫生要求应符合《医院消毒卫生标准》（GB15982-2012）的规定，保持环境安静，光线充足，清洁卫生，避免污染，温度适宜。

4. **消毒**　施术者双手应用肥皂或洗手液清洗干净，再把双手用速干消毒剂消毒。

（二）施术方式

1. **头面部推拿手法**　受术者取仰卧位，施术者立于受术者右侧或者头顶。

（1）开天门　用两拇指指腹交替自眉心往上直推。也可以用两手示指，中指二指自印堂至神庭做抹法，其余四指微握拳，直下而上，交替进行，两手用力且速度要对称，以局部皮肤微红为度，时间约30秒至1分钟。

（2）推坎宫　两拇指指腹自眉头（攒竹）同时向眉梢（丝竹空）分推，其余四指轻放在头部两侧固定，称推坎宫。时间约30秒至1分钟。

（3）揉太阳　用一手拇指、中指指腹按揉太阳穴，也可以用两拇指或中指指腹置于该穴揉动，称揉太阳。时间约30秒至1分钟。

（4）揉前额　用大鱼际揉前额部，时间约30秒至1分钟。

（5）按揉攒竹穴　用拇指、示指指腹重点按揉两侧攒竹，使患者感胀痛，皮肤微红为度，时间约2~4分钟。

2. **颈前部推拿手法**

（1）按揉法　以翳风穴为中心往前至听会穴，往后至完骨穴，往下至天容穴、扶突穴，用双手示指、中指、环指指腹按揉，使患者感胀痛，皮肤微红为度，两侧不能同时按揉。时间约5~8分钟。

（2）擦法　大鱼际直擦听会、翳风、完骨、天容、扶突穴，以透热为度。时间约1~2分钟。

3. 颈后部推拿手法

（1）推揉颈后部　患者坐位，施术者立于其身后，用一指禅推法、按揉法、拿法、𢫨法从风池穴沿两侧夹脊穴的斜方肌、斜角肌等上下往返操作3~5遍。时间约2~4分钟。

（2）推揉穴位　用一指禅推法或按揉法于患侧风池、颈2~5夹脊等穴施术。时间约1~2分钟。

（3）拔伸摇颈　以一手虎口托住其枕后部，另一手托住其下颌部做颈椎拔伸，拔伸至最大限度时停顿片刻，再慢慢放松，重复操作3~5次，再摇颈椎3~5遍，以缓解斜方肌、斜角肌、胸锁乳突肌的痉挛，消除局部无菌性炎症，减轻对膈神经、迷走神经的刺激。时间约1~2分钟。

（三）施术后处理

协助患者穿好衣着，整理床单，受术者取舒适体位短暂休息。

四、禁忌证

（1）各种急性传染病患者。
（2）各种恶性肿瘤的局部。
（3）各种溃疡性皮肤病患者。
（4）烧伤、烫伤部位。
（5）各种感染性、化脓性疾病和结核性关节炎患者。
（6）严重心脏病、肝病患者。
（7）严重精神疾病患者（不能合作、不能安静）。
（8）胃、十二指肠溃疡急性穿孔者。
（9）年老体弱的危重病患者。
（10）诊断不明，不知其治疗要领的疾病，也应视为禁忌证，严防治疗失误。
（11）诊断不明确的急性脊柱损伤或伴有脊髓症状者，手法可能会加剧其脊髓损伤。

五、注意事项

（1）操作前一定要确诊，排除禁忌证。
（2）操作要柔和，不要粗暴，以安全为第一要义。

（3）要注意调摄，受术者宜卧床，避风寒。

（4）饮食有节，宜食营养而易消化的食物，发作时应进食易消化饮食，半流质饮食。

（5）注意纠正日常生活与工作中的不良姿势，科学用枕，选择正确的睡姿。

（6）避免长时间低头伏案工作，减少颈部肌肉损伤，适当进行颈项部功能锻炼。

（7）翳风、天容、扶突穴靠近颈动脉窦，按压可以刺激迷走神经导致心率过慢，可能会导致心脑血管供血不足危及生命，不能两侧同时按压，并监测血压、心率、呼吸等。按压宜慢，观察患者有无出现胸闷心慌、头晕等症状，若出现应停止治疗，并做相应处理。

（注：本技法由永州市中医医院冯德勇团队提供）

参考文献

［1］高月，陈学琴. 综合疗法治疗顽固性呃逆20例［J］. 中外健康文摘，2010，27（7）：135.

［2］王维佳，王启才. 介绍翳风穴治疗呃逆的新经验［J］. 中国临床医生，2006，34：18-19.

［3］张志艳，连学雷. 按压攒竹穴治疗中枢性顽固性呃逆28例分析［J］. 中国临床研究，2014，6（29）：10-12.

第三十一节　腰椎间盘突出症（腰5骶1）推拿松解手法

一、技法简介

（一）技法定义

腰椎间盘突出症推拿松解手法是运用按、揉、点、扳法等中医传统推拿手法配合原始点按摩棒点按第五腰椎横突、第五腰椎椎体、骶骨所形成的三角区域内阿是穴，治疗腰5骶1椎间盘突出症的一种推拿治疗方法。

（二）技法特点

腰椎间盘突出症推拿松解手法是以中医基础理论为指导，结合人体解剖学、生理学和生物力学，通过用手及身体其他部位或借助其他推拿按摩器具在脊柱及腰椎相应部位上施以特定手法，以纠正相应椎间盘突出，改善神经根受压，促进局部肌肉、筋膜炎症及水肿吸收，缓解肌肉紧张、神经根疼痛、椎体小关节错位，恢复病变部位生物力学平衡，达到舒筋通络、消炎止痛、整复错位、松解粘连的目的。

1. **部位解剖**　脊柱是人体运动的主轴，由多个椎体和多重关节组成，有众多肌肉和韧带紧紧围绕，并有四大生理曲度，既能满足身体的坚固性又能保持一定的活动度。其中，腰椎是全身负重最大的椎体，椎体也最为粗大、扁平。生理曲度上，腰椎保持向前的生理曲度，骶椎有向后的生理曲度。腰椎神经共有5对，由上到下神经大小依次增加，这些神经在相应椎骨下方离开椎间孔。例如，L_4神经通过$L_4 \sim L_5$孔从L_4椎骨下方离开椎间孔。这些神经从下背部向下延伸，并与其他神经融合形成腰神经丛，主要用来控制下肢的运动和传导下肢的感知。$L_5 \sim S_1$的椎间盘前厚后薄，前面间隔后腹膜与腹腔脏器相邻，两侧为髂腰肌、L_5神经根、髂总静脉。腰神经通道主要由上关节突旁沟、侧隐窝、盘黄间隙、椎间管外口构成腰神经通道的入口区：指神经根离开硬脊膜囊到峡部上缘，前壁为椎体后缘和椎间盘，后壁由上下关节突、关节囊、黄韧带构成。此区容易产生压迫。中区：位于椎板外侧的峡部和椎弓根下部，此区的神经结构为脊神经节，所占空间较大，对轻微刺激较敏感。出口区：指椎间孔管，上下壁为椎弓根，前壁为椎体上下缘及椎间盘，后方为关节突之外侧。神经根紧沿上一椎弓根的下缘。腰椎间盘突出容易累及入口区及中区，导致相应节段神经根受压，出现疼痛、麻木、下肢的感觉及活动异常等症状。

2. **神经支配**　骶丛：由第4腰神经前支余部和第5腰神经前支合成的腰骶干及全部骶神经和尾神经前支组成。腰5骶1椎间盘突出主要影响以下神经。

坐骨神经：是全身最粗、最长的神经，经梨状肌下孔出盆腔后，在坐骨结节与大转子之间下行至股后区，在腘窝上方分为胫神经和腓总神经两大终支。在股后区发出肌支分布股二头肌、半腱肌和半膜肌。

胫神经发出的分支：肌支分布于小腿后群诸肌，皮支主要有腓肠内侧皮神经伴小隐静脉下行，在小腿下部与腓总神经发出的腓肠外侧皮神经吻合成腓肠神经，经外踝后方沿足外侧前行，分布于足背及小趾外侧皮肤。

3. **整复手法**　主要通过常规手法捺法、按压、点穴、揉法、推法、摇法、抖法、扳法、盘法等进行治疗，配合原始点按摩棒点按阿是穴。操作除需要一定的体力外，更需要施以巧劲，才能使受术者既感到舒适，又能得到满意疗效。

通过推拿手法有针对性地矫正人体错位失稳的椎体、关节，使结构恢复原来的解剖位置，使脊髓、神经根和血管等不再受到牵拉或压迫，相关的器官和神经系统能够恢复正常生理功能。

（三）理论基础

1. **中医经络理论**　中医经络理论是针灸推拿学的基础理论，腰椎间盘突出症特色推拿手法也是基于中医经络理论。经络系统由经脉、络脉、经筋、皮部共同组成,六阴、六阳、十二条正经以及与之对应的十二经别和奇经八脉构成经脉;络脉包括十二条正经的络脉之外还包括任脉之络、督脉之络、脾之大络共十五条,以及浮络和无法计数的孙络。经络归属于脏腑,外达皮肤,穿行于肢节,是气血运行的通道,对人体表里联通起到关键作用。支撑人体的脊柱是阳气汇集、运行的部位,诸阳经走行于后背,督脉又循行于后背正中。诸多阳经经脉又统率于督脉,精气血为其基础,从上而下、从左到右,从内到外之间的紧密联系,维持着机体的动态平衡。以经络为基础的腰椎间盘突出症推拿通过手法疏通经络、调节气血,来达到内调脏腑,外治肢节的目的。

《黄帝内经·灵枢》中反复记载了13次以痛为腧的取穴方法,可见其对于探穴、穴位定位的重要性,由于经筋之间相互联系,腧穴主要为经筋循行的重要部位,多有病变局部压痛、病变局部隆起。"痛"既可以是受术者的自我感觉,也可以是按压时受术者的症状反映。以痛为腧的"痛"并不局限于痛,也包括按压时的酸胀、舒适、局部硬结、松软、隆起、凹陷、条索等改变。这些改变能够提示具体部位如肌肉、筋膜、血管、神经根等组织的异常改变,对进行针刺或推拿治疗有积极的提示作用,是一种疾病状态的反应,在一定程度上反映了机体的功能障碍,以"痛"为腧的治疗方法为经络辨证、经络辨病及治疗提供了重要的理论依据,是经络诊疗运用的具体体现。该治疗方法,可以选取痛点或异常点的邻近部位进行治疗,治痛机制在于疏通经络,使得经脉得到气血荣养,通经活络,促进经脉气血运行。

2. 解剖学理论 解剖学上,原始点按摩棒点按阿是穴所取位置大致位于由后外侧以髂脊及髂骨粗隆,后内侧由骶骨底、上关节突、骶骨翼,后上方由第五腰椎横突、下关节面、椎下切迹组成的一个大致为三角形的区域内。其内容由内至外分别为腰骶干、第五节腰神经前支、髂腰动脉、髂腰静脉、横突间韧带、腰横突间外侧肌、多裂肌、腰髂肋肌、背阔肌。其内有第五腰神经前支及相关髂腰动静脉、相关韧带走行,在腰5骶1椎间盘突出时容易形成压迫,造成局部炎症或充血水肿,于站立位或坐位时,该三角区域由于髂骨遮挡,推拿手法难以深入透力,故采用垫枕俯卧位,充分打开该区域间隙,便于推拿操作。运用解剖学理论指导临床手法的操作,可以保证推拿的有效性与安全性。

二、临床应用

适应证:主要是腰5骶1椎间盘突出症。

三、技法操作

（一）施术前准备

1. 施术部位选择 受术者在接受腰5骶1推拿治疗前，应着宽松衣物，充分暴露腰部，若合并有臀部及腿部不适，应在行推拿手法时，暴露相关部位。不宜在破损、溃疡以及化脓性皮肤病等部位操作。

2. 施术准备 在施术前，准备好推拿所需用具，如原始点按摩棒等，备好2~3个枕头，用于垫高患者腰部及枕于患者颈部。

根据推拿的部位，选择受术者舒适、施术者便于操作的治疗体位。

常用体位：俯卧位，若患者难以俯卧，选用侧卧位。

3. 环境选择 环境卫生要求应符合《医院消毒卫生标准》（GB15982-2012）的规定，保持环境安静，光线充足，清洁卫生，避免污染，温度适宜。

4. 消毒 施术者双手应用肥皂或洗手液清洗干净，再把双手用速干消毒剂消毒。

（二）施术流程与方式

1. 常规手法

（1）揉按揉法 施术者沿两侧竖脊肌做轻柔缓和的揉按揉法，重点在腰骶部从浮肋下缘至髂骨上缘的区域。本手法为治疗的主要放松手法，应当反复从上到下做较长时间，使肌肉充分放松。本法应当充分体现推拿手法均匀、柔和、持久、有力、深透的特点，使柔和的力量渗透到肌肉深层。

（2）按压 施术者双手交叉，右手在下，左手在上，左手虎口张开，扣于右手手腕部，用掌根按压双侧竖脊肌部，按压时向外下分推，推出时掌根向外略下方用力，用力需轻柔缓和。按揉数次后，再沿脊柱自上背部逐渐向下按压棘突至腰骶部。

（3）点穴 施术者以双手拇指指腹点按腰骶髂三角、腰阳关、脾俞、肾俞。各腧穴点按时向脊柱正前方用力，并向上、向外、向下画圆做轻柔缓和的揉动，揉动时从内向上推揉拇指逐渐加力，从外向下回环时拇指逐渐减力，但拇指必须用力压实指下皮肤与肌肉，用力柔和又不可出现滑动与摩擦。点按腰骶髂三角和腰阳关时，指端向患者前内下方向用力（大约朝向中极穴），用力要轻柔渗透，持续约1分钟，不必揉动。用一指禅推法沿膀胱经进行，重点在穴位上进行。一指禅推法可用指端推法进行，着力要实，尤其推至穴位时刺激量应大些。此推法应当使用与患者经脉同侧的手进行，以保证力的大小与方向。

（4）分推弹拨 施术者用两手掌按压于脊柱两旁竖脊肌上，给予一定的压力从竖脊肌外侧缘开始分推向内侧。在竖脊肌内侧用深沉缓和的力量下压。注意压力不可太大，以免造成不适感觉或损伤。

（5）擦法　施术者右手以掌根用力，自骶骨沿督脉向上，反复进行，擦至透热为度。擦前可以用冬青油或其他油质中药制剂涂于上述部位，以防擦伤，并借助擦法热力将具有治疗作用的药物渗透至病变部位。

（6）摇法　施术者左手掌置于腰部正中，右手置于大腿，推摇受术者，使受术者身体左右摆动，肌肉放松。推摇时频率不可太快，施术者双手按实，不可乱移，用力要缓和，使患者全身肌肉充分抖动，各关节放松。患者应感到舒适，身心充分放松。

（7）抖法　嘱受术者取俯卧位，双手扶于床缘，全身肌肉放松。①施术者站于受术者足侧，双手握住受术者双踝，用力将受术者提起并在空中做抖动动作，使受术者躯干呈波浪状轻轻落下。抖动的力量最终落于腰部，使腰部肌肉进一步松弛。这一手法特别强调用力且轻巧，切忌把受术者用力提起之后重重摔在床上。②施术者站于受术者足侧，双手握受术者一侧足踝，身体稍后仰，略牵引下肢后，双手协调用力，抖动受术者下肢，抖动的力量最终落在臀部，使臀腰部肌肉松弛，左右各进行一次。

（8）扳腿　①受术者取俯卧位，施术者先立于患侧（以右侧为例），一手按压于第3、4腰椎右侧旁，另一手托住受术者右侧膝关节，受术者小腿自然放置在术者肘部，术者向上抬起患腿使髋关节过伸至一定程度（有阻力），双手同时相对交错用力，有时可感到腰部弹响。左右各做一次。②受术者取俯卧位，施术者立于受术者右侧，左手按压第3、4腰椎棘突部，右手抱住患者双膝关节上方；一助手立于患者左侧，右手压在施术者左手上，左手托住施术者右手。术者与助手同时协调用力向上扳受术者双腿（用力方向：力的方向约与身体纵轴头向呈70°角），压在腰部的手同时协调垂直用力下压，可听到弹响。③受术者取俯卧位，施术者以臀部坐于受术者腰部，双手十指交叉，抱起受术者双腿（双手由膝关节略下方抱起），缓缓用力向施术者胸前抬起，至有阻力时快速加大角度，可听到弹响。注意：用力要注意技巧，不可用蛮力。

（9）扳肩　受术者取俯卧位，以右侧为患侧，施术者立于受术者右侧，一手按在第4、5腰椎棘突右侧，另一手插于患侧（右侧）肩下慢慢将肩向后上方扳起到一定程度（有阻力），然后双手同时交错用力扳动。有时可感到腰部有弹响。左右各做一次。

（10）侧扳　受术者取侧卧位，患侧在上，健侧腿伸直，使身体纵轴通过足跟、膝关节、腰骶部、头颈部；患侧腿略屈曲，足底置于健侧膝关节上方。施术者立于受术者腹侧，一手以肘内侧置于患者髂嵴处，拇指点在第五腰椎棘突部；

另一手以肘内侧置于患者肩部，使受术者躯干扭转到一定程度（扭转程度由所扳椎体决定，椎体越靠下，扭转角度越大），轻轻晃动，待受术者肌肉完全放松时，双手向相反方向猛然交错用力，此时可感到腰部有明显弹响。注意：掌握好扳动时机，轻巧扳动不可用蛮力。

上述推拿十法，每次按摩可选择3～5种放松手法和扳动手法为重点操作手法。手法全部结束后，嘱受术者卧床休息片刻。可每周按摩5次，一般10次为1个疗程。在整个治疗过程中，每次治疗在治疗前和临结束时都应当以放松手法为主；每个疗程的前几天和最后几天也应当以放松手法为主。上述手法是通用腰部疾病的常规手法。

2. 腰椎部位的特色推拿手法 原始点按摩棒按压阿是穴。

准备物品：2～3个枕头，原始点按摩器，免洗消毒液。

姿势：嘱受术者做好准备，排空膀胱，以俯卧位趴于推拿床上，于受术者腹部垫2～3个枕头，嘱受术者身体适度前曲，尽量暴露骶髂关节上方三角区域阿是穴所在部位。

定位：以髂前上棘处平第四腰椎棘突下，定位患侧椎间盘突出部位，以髂后上棘作为标准点，向内侧可明显触及一凹陷处，位于腰5骶1棘突间隙旁开2横指，髂后上棘上缘0.5cm处，做好标记，避开周围骨性组织。

手法：先用上述常规手法，待局部肌肉组织松解后，首次一般选取按摩棒圆头或尖头（根据受术者耐受情况选择），以尖端抵住阿是穴，力度由小到大，由浅至深，发力方向为前下方神经根正常走行方向，若按摩棒下可触及明显条索或块状硬结组织，可根据体位，行横向松解手法。向前下方发力时，以受术者有无该侧下肢放射感为度，系按压S_1神经根所致，继续松解该处深部组织压迫及粘连。

（三）施术后处理

嘱受术者平时注意保持正确的姿势，减少坐立时间，减轻腰部受力及压迫。条件适宜者，每日保持低强度运动半小时，以通经活络、调和气血。

告知受术者正确的保健操做法，如飞燕、臀桥等运动，注意发力部位及姿势，建议1次3组，每组10次或耐受为宜，1日3次，后期可逐渐加大运动量。

四、禁忌证

（1）各种急性传染病患者。

（2）各种恶性肿瘤的局部。

（3）各种溃疡性皮肤病患者。

（4）烧伤、烫伤部位。

（5）各种感染性、化脓性疾病和结核性关节炎患者。

（6）严重心脏病、肝病患者。

（7）严重精神病患者（不能合作、不能安静）。

（8）月经期、妊娠期妇女。

（9）胃、十二指肠溃疡急性穿孔者。

（10）年老体弱的危重病患者。

（11）患有严重骨质疏松症或易发性骨折患者。

（12）诊断不明，不知其治疗要领的疾病，也应视为禁忌证，严防治疗失误。

（13）诊断不明确的急性脊柱损伤或伴有脊髓症状者，手法可能会加剧其脊髓损伤。

五、注意事项

（1）操作前需结合病史、症状、体征和影像学结果确诊，排除肿瘤、结核等禁忌证。

（2）操作要柔和，不可粗暴，以安全为度。

（3）要注意调摄，受术者宜少坐，避风寒。

（注：本技法由永州市中医医院冯德勇团队提供）

第三十二节　寸劲分推肩胛骨之法

一、技法简介

（一）技法定义

施术者以叠掌着力于治疗部位，腕关节略背伸，用适宜的力量瞬间发力，同时向下向外产生分离推开作用的方法。

（二）技法特点

寸劲分推肩胛骨是在中医推拿学的指导下结合人体运动解剖学，松解肩袖肌群，滑利关节，舒筋活络的一种治疗方法。

（三）理论基础及作用机制

1. 中医推拿学理论　推拿学中为保证手法的安全性和有效性，整复手法要做到稳、准、巧、快。其中"快"强调发力时要疾发疾收，即所谓的"寸劲"，发力时间和力的大小严格控制，不能过大过小，运用巧力，以达到四两拨千斤。正如《医宗金鉴·正骨心法要旨》所说："一旦临证，机触于外，巧生于内，手随心转，法从手出。"

中医推拿学中，掌推法具有通经活血、化瘀止痛之功，小儿"分推法"能够疏通腠理、分推阴阳。字面意思，有分离，推开的作用。寸劲分推肩胛骨法，是叠掌作用于肩胛骨内侧缘，用寸劲推肩胛骨，肩胛骨会受到向外、斜向下的作用力，肩胛骨在这种力的作用下，会激发肩胛骨周围的经络、穴位。一个作用力持续作用于一个部位，会达到治疗疼痛的效果。寸劲分推肩胛骨法，是在原始手法的基础上，结合力的作用，达到通经活络、化瘀止痛、滑利关节的功效。

2. 解剖学理论　肩关节是主要的球窝关节，也是人体运动最灵活的关节。肱骨头的前方为肩胛下肌腱，上方为冈上肌腱，后方为冈下肌腱和小圆肌腱，这组包绕在肱骨周围的肌腱复合体称为肩袖。肩袖肌群、三角肌、喙肱肌协同参与肩关节的运动功能。三角肌、冈上肌、冈下肌主要功能是使肩关节外展；喙肱肌主要功能是使肩关节前屈和内收；小圆肌收缩时，使肩关节旋外。

肩关节活动功能受限，有很多种原因，其主要原因是肩关节周围的肌肉发生了粘连，导致肩关节无法活动。其中肩胛下肌是稳定肩胛骨的关键肌肉，也是形成"冻结肩"的主要因素。

3. 作用机制　寸劲分推肩胛骨法能够持续的瞬间发力分推肩胛骨，一方面向前挤压肩胛骨，使包绕在肩关节前面的肌肉、韧带，特别是肩胛下肌得到充分的牵张。另一方面向外推挤肩胛骨，使包绕在肩胛骨外侧的肌肉、韧带得到牵张。在持续疾发疾收的推拿下，产生冲击波样的生物效应，有利于整个肩关节粘连的肌肉、韧带得到松解，促进局部血液加快，增加局部损伤组织的血供，促进代谢，缓解和改善疼痛。

二、临床应用

本法适用于肩周炎。

三、技法操作

（一）施术前准备

1. 工具选择　按摩床，小圆枕，按摩巾。

2. 施术准备　常用体位：俯卧位。

3. 环境选择　环境卫生要求应符合《医院消毒卫生标准》（GB15982-2012）的规定，保持环境安静，光线充足，清洁卫生，避免污染，温度适宜。

4. 消毒　施术者双手应用肥皂或洗手液清洗干净，再把双手用速干消毒剂消毒。

（二）施术流程与方式

（1）受术者取仰卧位，施术者位于患侧，用㨰法或按揉法依次作用于胸锁关节、胸肋关节、肩锁关节、肩前部三角肌、肘部等肌肉约3～5分钟。

（2）受术者取仰卧位，施术者位于患侧，用一手抱住受术者上臂，使其稍微外展，另一手用弹拨法作用于肩锁关节、肩前部、肩部、肘关节部位，以松解上述部位之粘连，并在治疗过程中逐渐外展受术者肩部，然后使肩关节处于内收位，稍用力拉动3～5次（以受术者有痛感但能承受为度）。

（3）受术者取俯卧位，施术者位于患侧，先用㨰法或按揉法依次作用于胸背部、肩部、肩后部、上臂后侧，然后弹拨法重点作用于肩部、肩后部、肘部、屈患肘使患肩后伸位稍用力拉动3～5次（以受术者有痛感但能承受为度）。

（4）受术者取俯卧位，施术者位于受术者健侧，叠掌着力于肩胛骨内侧缘，使用寸劲，向外推压肩胛骨5～7次，力量适中。

（5）受术者取坐位，施术者位于患侧，施术者用㨰法或按揉法作用于肩上、肩部上臂外侧、肩前、肩后部等部位。同时作肩关节尽量内收、外展、上举、后伸循环等动作。

（6）拿肩关节及上肢，依次点按肩井、肩髃、肩贞、秉风、天宗、肩内陵、曲池、尺泽等穴位（以酸胀为度）。

（7）受术者取坐位，施术者位于患侧，用双手搓法从肩部到前臂部反复上下搓动3～5遍。

（8）受术者取坐位，施术者立于患侧，施术者双手握住患肢腕部做上肢抖动手法3～5次，然后用拍法作用于肩背部、上肢，使其放松，结束治疗。

（三）施术后处理

协助受术者穿好衣着，整理床单，受术者取舒适体位短暂休息。

四、禁忌证

（1）各种急性传染病患者。

（2）各种恶性肿瘤的局部。

（3）各种溃疡性皮肤病患者。

（4）烧伤、烫伤部位。

（5）各种感染性、化脓性疾病和结核性关节炎患者。

（6）严重心脏病、肝病患者。

（7）严重精神病患者（不能合作、不能安静）。

（8）胃、十二指肠溃疡急性穿孔者。

（9）年老体弱的危重病患者。

（10）诊断不明，不知其治疗要领的疾病，也应视为禁忌证，严防治疗失误。

（11）诊断不明确的急性脊柱损伤或伴有脊髓症状者，手法可能会加剧其脊髓损伤。

五、注意事项

（1）操作前需结合病史、症状、体征和影像学结果确诊，排除肿瘤、结核等禁忌证。

（2）操作要柔和，不可粗暴，以安全为度。

（3）要注意调摄，受术者宜少坐，避风寒。

（注：本技法由永州市中医医院冯德勇团队提供）

第五章　小儿推拿技法

第一节　松肌正颈调衡术

一、技法简介

（一）技法定义

松肌正颈调衡术是在博采众家基础上，结合四十余载临床经验所创立的一套针对性治疗小儿先天性肌性斜颈的推拿手法。

（二）技法特点

该术基于中医经筋理论与人体解剖学，借鉴中医的"局部+整体"理念，结合现代肌肉能量技术，通过施术者双手对患儿颈部施以推拿手法，以纠正颈部肌群异常张力状态与应力模式，恢复颈椎正常序列与生理曲度，重建颈部筋骨平衡，达到局部与整体兼顾，标本同治，最终形成"骨正筋柔，气血以流"的稳定状态。

1. 局部调衡——抓住主要矛盾以治其标　头向患侧偏斜，面部朝向健侧是小儿先天性肌性斜颈的临床表现，其主要由于患儿一侧的胸锁乳突肌痉挛、纤维化所造成，故在患侧胸锁乳突肌上常可触及大小不等的肿块。局部施治即为重点治疗因挛缩、纤维化所形成的包块，以拇指在包块处施加揉法、拨法以舒痉缓急，疏筋理肉，畅通气血。

2. 整体调衡——恢复筋骨平衡以固其本

（1）松肌——筋与筋的张力平衡　患侧胸锁乳突肌的痉挛不仅可导致健侧胸锁乳突肌的过度牵拉延长，而且由于斜方肌在参与颈部旋转过程中所发挥的协同作用，也常常导致患侧斜方肌的张力异常；另外，若治疗不及时或失治勿治，挛急日久的胸锁乳突肌可通过改变骨的位置和筋的张力（即抬高锁骨和牵拉胸骨肌）影响该侧胸大肌的正常张力，导致肩关节的内旋和肩胛骨的外旋，由此形成颈部肌肉系统在矢状、冠状、水平等三个层面上的张力失衡状态。

施术者双侧拇指位于其枕骨下斜方肌的上端，虎口放置于患者下颌处，双侧拇指交替施按揉法于斜方肌上端，患侧斜方肌可着重施术；之后以双侧小鱼际交替按揉双侧胸锁乳突肌，以减小肌肉的张力，恢复其生理功能。

（2）调骨——骨与骨的位置恢复 挛缩状态下的胸锁乳突肌不但直接牵拉颈部椎体以偏向患侧，而且可通过内旋肩关节、外旋肩胛骨间接牵拉菱形肌而致胸椎侧弯，并可使健侧出现代偿性耸肩，导致相关骨发生一系列的位移、旋转等微错位。

施术者双侧拇指放于患者枕骨下，虎口固定其下颌骨，沿患儿脊柱纵轴轻轻抬起至双脚离开地面，并轻微抖动3～4下，之后缓慢向下至双脚接触地面，以恢复患儿脊柱椎体的生理位置。

（3）正颈——筋与骨的功能协调 颈部形态稳定和活动正常是颈部"筋"与"骨"协调作用下的共同结果。先天性肌性斜颈除颈部形态异常之外，往往存在颈部活动受限的情况。因此在恢复"筋"的张力平衡与"骨"的生理位置后，还应当注重二者的"合作"情况，即功能协调。

利用肌肉能量技术中的等长收缩后放松技术。施术者一手扶患儿后枕部，另一手握其颏部，将头向患侧旋转使短缩的胸锁乳突肌被动延长；之后施术者一手扶患侧肩关节，另一手放置于患侧颞部，再次牵拉胸锁乳突肌与斜方肌，以延展肌肉，解痉除挛。

（三）理论基础

1.中医经筋理论 《灵枢·经筋》篇为中医经筋理论做出了奠基性的论述，作为十二经脉相应的筋肉系统，经筋是十二经脉之气结、聚、散、络于筋肉、关节的部分。《素问·痿论篇》曰："宗筋主束骨而利关节也。"而《杂病源流犀烛·筋骨皮毛发病源流》曰："筋也者，束节络骨，为一身之枢纽，利全身之运动者也。"据以上可知"经筋"的作用有二：约束骨骼，联动关节。

《灵枢·终始》曰："手屈而不伸者，其病在筋，伸而不屈者，其病在骨"，并紧接着提供了治疗方案，即"在骨守骨，在筋守筋"。治疗手的屈伸异常遵循于此，而对归属于"筋缩""筋挛"范畴的先天性肌性斜颈的诊疗亦是遵循"在筋守筋"的治疗原则。因此，治疗该病的关键是舒解颈部挛急短缩的经筋。

此外，《灵枢·经脉》曰："骨为干，筋为刚"。《医宗金鉴·正骨心法要旨》论："骨肉相连，筋可束骨。"由此可知，筋附着于骨，约束骨而利关节；骨支撑筋，为筋之所附；虽然"筋"与"骨"主司不同的生理功能，但存在"筋束骨，骨张筋"的生理相关性，故同属五体之一的二者在病理上也相互关联。若筋缩、筋挛的状态迁延日久则可导致对"骨"的约束、联动功能下降而致"骨"错位，并造成形态改变与活动异常等"筋骨失衡"的病理表现，因此，对于"骨"的治疗也不应当忽视。

针对颈部小儿斜颈，运用按、揉、捏、拿等软组织手法对挛急的"筋"施术以宣通气血、疏解痉挛；运用拔伸、旋转、侧扳等骨关节手法对歪斜的"骨"施术以滑利关节、整复错位，最终促进筋骨重归平衡，实现骨正筋柔，气血畅通。

2. 现代生物力学理论 根据现代生物力学，颈部形态与活动是由颈部动力系统与静力系统共同协调、维持的。静力系统由椎体、椎间盘、关节囊和韧带等内源性稳定结构组成，为颈椎的稳定提供着静态平衡；而由附着在椎体周围的肌肉、筋膜等所构成的外源性稳定结构则负责维持颈部的动态平衡。研究证实，颈椎动、静力系统的失衡均可破坏颈椎的正常生物力学平衡，而中医筋骨理论也有着同样的认识，"殊途"的中医学、西医学在此处竟巧妙地"同归"。

肌性斜颈的主要病理变化是一侧胸锁乳突肌的张力增高、挛缩或伴有纤维化，即动力系统失衡。胸锁乳突肌收缩可使头颈向同侧侧屈，面转向对侧，这也是先天性肌性斜颈患儿的主要症状表现。无论是尊崇中医经筋理论，还是基于现代肌筋膜学说，二者都将人视作一个结构相系、功能相关的有机整体，人体任何运动的完成都是由众多肌肉协同配合所实现的。

根据肌筋膜理论，胸骨肌或退化后所形成的筋膜可向上连接于胸锁乳突肌的胸骨头，故胸锁乳突肌张力增加可利用筋膜的连续性一同增加胸骨肌的张力。此外，胸锁乳突肌收缩可牵拉抬高锁骨胸骨端，使附着在锁骨上的锁骨下肌、胸大肌的张力也相应增高，间接引起肩关节内旋，从而导致肩胛骨外旋，并使附着在背侧肩胛骨内侧缘与颈、胸椎棘突之间的菱形肌也被牵拉而张力增加，并引发胸椎侧弯。另外，由于胸锁乳突肌与上端斜方肌的协同作用，头侧屈时，同侧上端斜方肌也协同收缩，而健侧斜方肌被牵拉延长，日久可出现"耸肩"现象，即肩关节代偿性抬高。因此肌性斜颈不仅仅是局部胸锁乳突肌痉挛短缩的动力系统失衡，迁延日久可出现一系列连锁、代偿性变化以致颈部外、内源性稳定结构共同失衡，从而影响颈部正常的形态与功能。

3. 肌肉能量技术原理 肌肉能量技术是起源于国外的物理治疗技术，主要应用于治疗软组织挛缩、拉伸肌肉和筋膜以减轻疼痛、改善血液循环。等长收缩后放松技术是其中的一项子技术，其核心操作为：施术者牵伸目标肌肉，直至引发疼痛或能够感觉到软组织阻力的位置，让患儿在抵抗阻力的情况下，对目标肌肉进行等长收缩，不引起关节运动，持续5~10秒。参考、借鉴该技术的原理，设计出适用于肌性斜颈的临床操作，以延长患侧的斜方肌与胸锁乳突肌，降低肌肉张力，提高手法临床疗效。

二、临床应用

适用于0~6岁患有先天性肌性斜颈的儿童。

三、技法操作

（一）施术前准备

1. 治疗环境 治疗室应达到《医院消毒卫生标准》（GB15982-2012），且环境安静，光线充足，温度适宜。

2. 治疗体位 施术者取坐位，将患儿抱坐于双腿上。

3. 消毒 施术者使用洗手液将双手清洗干净，再用酒精消毒双手。

4. 涂抹介质 患儿皮肤娇嫩，治疗前需将滑石粉或爽身粉均匀涂抹至施术部位。

（二）施术流程与方式

（1）施术者用拇指察寻患侧胸锁乳突肌附近的包块、痉挛、僵硬等高张力部位，采用指揉法进行治疗，并配合提捏法拿捏患侧肌肉，治疗6～8分钟。

（2）施术者使用双侧拇指交替按揉上部斜方肌，之后用双手小鱼际交替按揉双侧胸锁乳突肌，治疗6～8分钟。

（3）施术者双侧拇指放于患儿枕骨下部，虎口固定其下颌部，沿脊柱纵轴轻轻将患儿抬起至双脚离开地面进行拔伸牵引，并轻微抖动3～4下，抖动结束后缓慢放下至双脚接触地面。

（4）施术者一手扶患儿后枕部，另一手握其颏部，将患儿头向患侧旋转至受限位，保持3～5秒，重复20～30次；之后施术者一手扶患侧肩关节，另一手放置于患侧颞部，向健侧侧屈至受限位，重复50～60次。

（5）治疗时长约25分钟，1周治疗5次，5次为1个疗程。根据患儿病情适度增加疗程，直至临床痊愈。

（三）施术后处理

治疗结束后嘱患儿家属穿好患儿衣物后休息片刻再行离开，注意避风寒。

四、禁忌证

（1）患有精神类疾病，无法配合者。

（2）患有传染性疾病者。

（3）患儿周围皮肤存在溃疡、烧烫伤、出血等皮肤疾病。

（4）患儿斜颈不属于先天性肌性类型。

五、注意事项

（1）确诊该类型疾病为第一要务，并排除禁忌证。

（2）手法操作轻柔和缓，不可暴力牵拉扳动。

（3）操作过程可嘱家长保持与患儿眼神、语言的互动以转移其注意力，避免产生恐惧心理以拒绝配合治疗。

参考文献

丁俊洋，易晓盼，李雪，等.肖贤荣运用推拿疗法治疗小儿肌性斜颈经验［J］.湖南中医杂志，2018，34（10）：44-46.

（注：本技法由湖南中医药大学第一附属医院叶勇团队提供）

第二节　基于"督脉入脑"理论推拿治疗孤独症谱系障碍

一、技术简介

（一）技术定义

按法是以指或掌按压体表的操作方法。本方法用指按法，对督脉经穴进行有节律的按压，由下自上，从患儿的龟尾穴至大椎穴。推法属于摩擦类手法，是一种柔和的温热刺激，此类手法能够达到"肉痛皮不痛，肉热皮不热"的效果。本方法用指推法对督脉进行由下至上，单方向的直线运动；对患儿行300次的推法操作。捏法，是挤压类的手法，具有刚柔相济之特色，有舒筋通络的作用。本方案用捏法，由下至上，三捏一提，循督脉捏之，共10次。

（二）技术特点

中医认为，孤独症谱系障碍病位在脑，与督脉密切相关。基于"督脉入脑"理论，通过按、推、捏为主要手法，治疗孤独症谱系障碍。

（三）理论基础

现有研究可以明确的是孤独症谱系障碍的病位在脑。《素问·脉要精微论篇》记载："头者，精明之府，头倾视深，精神将夺矣"，说明脑与精神密切相关。督脉，作为贯穿人体的中轴区域，与脑联系紧密。督脉的畅通以及其内阳气的充盈，对脑功能的充分发挥有着直接作用。

1. 督脉入脑理论　督脉与脑的经络从属关系，在古籍中可窥见一斑。《灵枢·海论》曰："督脉贯脊，上至风府，入属于脑。"《难经·二十八难》曰："督脉者，起于下极之俞，并于脊里，上至风府，入属于脑。"上述均说明督脉循行直接"属于脑"。张锡纯在《医学衷中参西录·论脑贫血痿废治法》提出："督脉者又脑髓神经之根也。"从某种意义而言，督脉是脑的一部分。督脉为脑之络属，因此，其生理功能更能影响"脑主神明"。明代李梴在《医学入门·天地人物气候相应图》中明确指出："脑者髓之海，诸髓皆属于脑。故上至脑，下至尾骶。"另《医学衷中参西录·脑气筋辨》中说："脑为髓海……实由肾中真阴真阳之气，酝酿化合而成……缘督脉上升而贯注于脑。"以上均说明，脑功能的正常发挥依赖于肾精的充养，而督脉作为肾精之通路，若其出现不通不荣之象，必将对脑主神明产生影响，故"督脉入脑"理论由此发展而来。

2. 孤独症谱系障碍发病与督脉入脑理论的关系

（1）督脉阳虚，清阳不至，孤独症谱系障碍所生 《奇经八脉考·督脉》言："督乃阳脉之海。"阳气充足与否可直接影响神气，神气是阳气强弱在人体外部的重要体现。研究表明，督脉组织微循环血流灌注量大，阳气充足，能量代谢十分活跃，能够实现经脉物质、能量和信息的转换，从而影响脑的活动，调控人体功能。阳主动，是控制人体生命活动的重要因素，是正常活动的基础。督脉之阳，来源甚广。通过经络连属关系发挥作用。脑为诸阳之首，"十二经脉，三百六十五络，其气血皆上于面而走空窍"，督脉与神志病密切相关。两者均为阳之汇聚之处，而督脉阳气之充盈能够为脑的正常运作提供功能基础。膀胱经的五脏六腑之腧穴，其阳气灌注于督脉。故督脉的阳气是否充足，对孤独症谱系障碍发病有着重要影响。

临床上孤独症谱系障碍患儿常见沉默不语、眼神交流欠缺、不喜运动等表现，均可归纳为阳气不足之象，其阳气之促进功能受限。除此之外，有观点认为，脾阳与孤独症谱系障碍的发病密切相关，若脾阳不足，脾俞注入督脉之气必将受到影响，脾胃的运化功能失职，则食滞中焦，积滞化热，或脾虚痰生，均能影响脑神。这与西医学"脑-肠轴"的观点不谋而合，相关研究也证实了肠道菌群的定植与分布和孤独症谱系障碍的发病联系紧密。督脉内部的阳气虚衰，必将引起脑的阳气不足，从而孤独症谱系障碍所生。

（2）督脉不通，脑失所养，孤独症谱系障碍所始 《针灸大成·督脉》认为："督任原是通真路。"因督脉的"通"和"不通"可直接影响脑功能的发挥。督脉是物质运行的重要通道，特别是髓这一物质。肾精生髓，脑为髓海，髓海不足，神机失算，脑失其常。因此，督脉通畅是脑发挥正常功能的首要条件。督脉经气不利，机体阴阳、脏腑皆失其所序，从而致使督脉痹阻不通，气血不能随督上行至脑，最终脑失所养。孤独症谱系障碍患儿常见的反应迟滞、智力偏低、喃喃自语等表现多是督脉不通所引起，导致髓神不至脑，功能失调。

（3）督脉拘紧，经筋不利，孤独症谱系障碍所表 《难经·二十九难》曰："督之为病，脊强而厥。"督脉与下传的皮质脊髓束起止走行及功能基本一致，是皮质脊髓束在脊背正中线上的反映，它支配躯干及四肢的随意运动。《脉经·平奇经八脉病》载："督脉为病，大人巅疾，小儿风痫疾。"孤独症谱系障碍患儿经常合并癫痫发病，说明了督脉与孤独症谱系障碍存在关联性。除此之外，精细动作差、粗大运动不协调等也是孤独症谱系障碍患儿常见的问题。而运动功能与经筋密切相关。

"宗筋主束骨而利机关"最早见于《素问·痿论篇》。宗筋指诸筋汇聚之处，泛指全身筋膜。有研究认为，除骨以外，筋、脉、皮、肉四体也属于"筋"的范畴。因此，督脉的异常拘紧也会影响附近经筋的功能。在临床上，触诊时发现孤独症谱系障碍患儿的后脊背区域存在部分阳性反应点，在点按时，容易引起孤独症谱系障碍患儿抗拒、反弓等表现。因此认为，督脉拘紧不畅会影响附近经筋，从而引起运动功能受限，这也是孤独症谱系障碍患儿出现运动失常的原因之一。

3. 按、推、捏推拿技术的理论基础

（1）按之则热气至，补督脉之阳气　按法是以指或掌按压体表的操作方法。本方案用指按法，对督脉经穴进行有节律的按压，由下自上，从孤独症谱系障碍患儿的龟尾穴至大椎穴。《素问·举痛论篇》指出按法的作用机制为"按之则热气至"，这是文献最早说明按法是一种具有温热效应的手法。有观点指出，血虚、阳虚之状态可以通过按压达到补虚的效果。研究证实，按法可对于血管微循环有着良性作用，可以将血液、淋巴循环的能力提升，从而加强能量代谢，产生温热之感。而督脉循行于头部与华佗夹脊穴、足太阳膀胱经并行背部，本身作为阳气聚集之地，是激发和刺激阳气非常重要的部位。研究表明，按法能提升局部温度，局部操作七分半的时间温度就达到最高，且节律性按压产热效果优于持续性按压。因此，本方法采用节律性地循经点按督脉经穴。基于以上观点证实点按督脉可以温补其阳气，引膀胱经之阳气，纳夹脊之阳气。阳气充盈，脑聪则孤独症谱系障碍症状可减轻。

（2）推之则经脉通，温通髓之道路　推法作为一种柔和的温热刺激，此类手法能够达到"肉痛皮不痛，肉热皮不热"的效果。本方案用指推法对督脉进行由下至上，单方向的直线运动。推法与按法一样，其产生的温热效应能够补充督脉之阳气，也能温通其髓行之道路，达到温通的作用效果。特别在腰阳关等穴位时，能达到温肾助阳之功。而推督脉之时，因其距离较长，会产生拉锯之感，对于局部的血液循环有明显的促进作用，可以达到活血通络的效果。本方法对孤独症谱系障碍患儿行300次的推法操作，达到透热之感。随着推法刺激的深入，能够在一定程度上对孤独症谱系障碍患儿的督脉通畅起到效果。

（3）捏之则筋肉顺，理筋皮之症结　捏法，是挤压类的手法，具有刚柔相济之特色，有舒筋通络的作用。本方案用捏法，由下至上，三捏一提，循督脉捏之，共10次。此手法作用于督脉，实则在具体操作过程中还涉及华佗夹脊、膀胱经。而捏之部位的解剖结构也依次影响到了"皮肤–皮下筋膜层–肌肉层–神经层"，对应地影响了"皮部–经筋–经脉–脏腑"系统，特别是对经筋系统有着重要影响。《素问·生气通天论篇》中提到："阳气者，精则养神，柔则养筋。"这说明阳气与经筋功能密切相关，手足三阳经脉、经筋与督脉均有联系。因此有观点认为，治疗神经系统病症时也应当配合对膀胱经干预刺激。故督脉在主持人体运动功能方面，有着重要作用。捏法直接作用于背部督脉及附近经筋，可以增强阳气的输布，改善经筋病理的结聚状态，从而影响孤独症谱系障碍患儿的运动行为。

二、临床应用

适用于孤独症谱系障碍。

三、技法操作

（一）施术前准备

1. 施术部位选择 患儿在治疗前，应注意着宽松衣物，充分暴露背部，不宜在破损、溃疡以及化脓性皮肤病等部位操作。

2. 体位选择 施术者取坐位，将患儿抱坐于双腿上，背靠施术者。

3. 环境选择 环境卫生要求应符合《医院消毒卫生标准》（GB15982–2012）的规定，保持环境安静，光线充足，清洁卫生，避免污染，温度适宜。

4. 消毒 施术者双手应用肥皂或洗手液清洗干净，再把双手用速干消毒剂消毒。

5. 涂抹介质 患儿皮肤娇嫩，治疗前需将滑石粉或爽身粉均匀涂抹至施术部位。

（二）施术流程与方式

首先用中指按法，对督脉经穴进行有节律地按压，由下自上，从患儿的龟尾穴至大椎穴。其次用指推法对督脉进行由下至上，单方向的直线运动；对患儿行300次的推法操作。最后用捏法，由下至上，三捏一提，循督脉捏之，共10次。并结合常规康复训练干预。

四、禁忌证

（1）各种急性传染病患者。

（2）各种恶性肿瘤的局部。

（3）各种溃疡性皮肤病患者。

（4）烧伤、烫伤部位。

（5）诊断不明，不知其治疗要领的疾病，也应视为禁忌证，严防治疗失误。

五、注意事项

手法的质量至关重要。按法在操作时不可忽略操作时间，按而留之就包含了按压时间对疗效的影响。时间太短达不到刺激反应，时间太长起抑制作用。

参考文献

冯祥，李桃，蒋全睿，等.基于"督脉入脑"理论探讨推拿干预孤独症谱系障碍的思路［J］.湖南中医药大学学报，2022，42（3）：401-405.

（注：本技法由湖南中医药大学李江山团队提供）

第三节　"五脏相通"理论探讨推拿治疗孤独症谱系障碍

一、技术简介

（一）技术定义

推拿手法操作先行开窍手法，使患儿气血条达；再行口咽部的局部刺激，利咽开音；外调五脏，通督调神，末行固本培元关窍之法。

（二）技术特点

基于"五脏相通"理论，依据中医对于孤独症谱系障碍的病因病机所立意，以调神为核心，从"五脏神"论治，结合通督手法调整孤独症谱系障碍患儿的脏腑失调，髓少精虚的状态。

（三）理论基础

1."五脏相通"理论　脏腑理论是中医学的重点理论之一，是分析、认识疾病的重要指导思想。《素问·玉机真脏论篇》载："五脏相通，移皆有次。"《景岳全书·经脉类》提出："五脏五气，无不相涉，故五脏中皆有心气，皆有肺气，皆有脾气，皆有肝气，皆有肾气。"即证明五脏亦为整体，在生理条件下依次相通，相互影响；在病理状态下，根据"五脏相通"的特点，若一脏发生病变，则其他脏腑功能也会因此失序，受到影响。五脏有序运行才能使气血精液津顺化而出，确保脑的清气充足，神明自存。

2."五脏相通"理论与孤独症谱系障碍的关系

（1）"五脏相通"之"通用"理论与孤独症谱系障碍的关系 《素问·五脏生成篇》载："诸髓者，皆属于脑。"脑在中医为奇恒之腑，为髓海，若髓不充养，精气不足，则神志失常。"精"的生成与输布和五脏密切相关：来源于先天之肾精、后天脾胃运化的水谷之精，而输布推动，离不开心、肝、肺之气的协调，五脏失调，本病发，故孤独症谱系障碍的病因需从五脏"通用"入手。《审视瑶函·目为至宝论》载："神光者，谓目中自然能视之精华也……发于心。"心神不宁则神机失守，导致诸多异常行为。精神情志病的发生与心密切相关。孤独症谱系障碍患儿因其心脑不通，导致精神异常。《医林改错》载："鼻通于脑，所闻香臭归于脑。"《景岳全书·卷二十七》载："鼻为肺窍……而实心肺之门户""心主臭，故令鼻知香臭"等论述了鼻–肺–心–脑之间的关系。而"言为心声"，言语是神志活动的一种表现。若肺气不通，则声不能发。肝气条达，则情志舒畅。若肝气不舒则容易引起气机紊乱，情志错乱之症，肝气滞则影响气机升降。气血不畅，心肝失调，气不行则血不行，血不行则营不至，则易发情志病。人体出生后肾中精气有赖于脾胃所运化的水谷精微的充养化生，方可保持充盛，进而化髓生神。而脾虚则运化失职，也易导致痰邪生之，蒙蔽脑神。孤独症谱系障碍患儿在临床症状上一般伴有呆滞、无情等痰蒙神志之症。因此，除了立足先天的补肾填精益髓之外，亦应着眼后天，补气生精以养髓。而研究表明，脾运化功能的失常易导致胃肠功能紊乱，而孤独症谱系障碍患儿的临床表现中，会不同程度出现便秘或泄泻等情况。"肾主骨生髓通于脑"，肾中精气的盛衰直接影响脑髓的充盈与空虚。《医宗金鉴·幼科心法要诀》指出："小儿五迟之证，多因父母气血虚弱，先天有亏，致儿生下筋骨软弱，行步艰难，齿不速长，坐不能稳，要皆肾气不足之故。"清代著名医家张志聪指出："音声之器，在心为言，然由肾间动气上出于舌，而后能发其声。"小儿生殖发育，若肾气不足，则发育不足，易出现发育迟滞及与脑相关的神志问题。

（2）"五脏相通"之"通神"理论与孤独症谱系障碍的关系 基于"五脏相通"之生理病理的联系，五脏之间密不可分，其情志活动、思维意识均与"神"密切相关。《素问·宣明五气篇》载："心藏神、肺藏魄、肝藏魂、脾藏意、肾藏志。"此为五脏"通神"之理论基础，即"五脏"。五神居于五脏，外象于形，形神兼备可对应五脏"形与神俱"的整体结构。《灵枢·本神》提出："血、脉、营、气、精神，此五脏之所藏也。至其淫泆离藏则精失、魂魄飞扬、意志恍乱、智虑去身者，何而然乎？"进一步强调神出于五脏且相互影响，五脏所藏若有偏颇可致精神异常。孤独症谱系障碍的症状主要以神志异常为主，因此可以基于五脏与神之间的关系，论述孤独症谱系障碍症状的异常表现。

心藏神，为神之统领　《医学源流论》载："心为一身之主，脏腑百骸皆听命于心。"而《类经·疾病类》论述心神与其他四脏神之间的关系中提出："心为五脏六腑之大主，而总统魂魄，兼赅意志。故忧动于心则肺应，思动于心则脾应，怒动于心则肝应，恐动于心则肾应，此所以五志唯心所使也。"可见心神在五脏神志中起主导作用。临床上，孤独症谱系障碍患儿通常伴有神情恍惚、神志无主之症，这便是心神维系不足的表现之一；心神还具有"所以任物者谓之心"的特点，是认识事物最初所形成的神脏，但大部分孤独症谱系障碍患儿"使道不通"，心神涣散，不能完成正常的认知过程。

肺藏魄，助神收抑有度　魄之原意是人之躯壳，即为外象形体，是神的外在表现。《灵枢·本神》载："肺藏气，气舍魄。"《灵枢悬解》提出："魄者，气中之清汁所结，精之父也。"说明肺魄主要来源于"气"及"精"，因此在神志调节中肺魄的功能与"气""精"密切相关。肺中之气有宣发肃降之功，对于精神调节具有重要作用。而引申至肺魄，则使其独有肃杀、沉降等作用，对精神活动起到"收敛"和"抑制"。若肺魄不足，则"收""抑"失常。孤独症谱系障碍患儿常伴有喜怒无常、情志突然亢奋，均为肺魄肃降失常之表现。若肺魄肃降过度则易引起情志淡漠，意志低微之症。因此使孤独症谱系障碍患儿在社交方面存在障碍，被同龄人欺负的概率也是正常儿童的 3～4 倍。

肝藏魂，辅神疏泄有序　"随神往来者谓之魂"，魂为精神清明的表现之一。魂由肝脏所藏，与谋略、情绪、睡眠等活动相关。《素问·六节藏象论篇》论"肝为罢极之本。""罢"，有压制之意；"极"，则为兴奋之意。肝的"罢""极"之相，均受肝的疏泄功能影响，产生正常的兴奋及抑制活动，此与肝魂的疏泄功能相关。魂若所常亦可胁迫心神，导致神魂失御，具体表现为强迫行为，故孤独症谱系障碍患儿出现的刻板行为与此关。因肝不藏血，魂失所驻，患儿也易出现睡眠障碍、避免眼神接触等症状。

脾藏意，为神化生之基　《灵枢·本神》曰："心有所忆谓之意"，"意"虽由心而发，却藏居于脾，是物化于心的初步反应。《三因极一病证方论·健忘证治》载："脾主意与思，意者，记住往事，思则兼心之所为也。"这说明在"五脏相通"的前提，脾的"意与思"，既是独立的一种情志，又是其余四志发生的基础，故脾为五脏通神之基。《中医汇通医经精义》载："脾阳不足，则思虑短少；脾阴不足，则记忆多忘。"脾气不升，脾意则失，表现为精神情志、思维记忆错乱。这与部分孤独症谱系障碍患儿学习能力低下、记忆力较差的症状相符。

肾藏志，御神精气有归　《中医汇通医经精义·下卷》曰："肾藏志，志定则足以御肾精，御心神，使不得妄动；志定则足以收肝魂，收肺魄，使不得妄越。"肾为"作强之官，伎巧出焉"，志在五脏之神中起着维系的作用。因此，在孤独症谱系障碍患儿肾的"作强"功能不足则表现为患儿重复、僵硬的行为；肾的"伎巧"失常则表现为认知能力较差。加之肾精不足，因此患儿在临床上多见合并发育迟缓、语言功能低下、夜尿过多等肾系疾病。

综上，五神的功能不是脏与脏之间功能的单纯累加，而是五脏一体参与精神活动的重要表现。需强调的是，五脏在情志活动中各司其职，并不与五行间的生克制化关系完全一致。孤独症谱系障碍患儿症状表现多样，在脏腑辨证时，不应认为"一脏为病"则其所藏之神必有异常，不能简单地概括为某一脏所藏之神的病变。应当五脏俱察，审慎论治。

二、临床应用

适用于孤独症谱系障碍。

三、技法操作

（一）施术前准备

1. 施术部位选择　受术者在治疗前，应注意着宽松衣物，充分暴露面部、手部、背部，不宜在破损、溃疡以及化脓性皮肤病等部位操作。

2. 体位选择　施术者取坐位，将患儿抱坐于双腿上。

3. 环境选择　环境卫生要求应符合《医院消毒卫生标准》（GB15982-2012）的规定，保持环境安静，光线充足，清洁卫生，避免污染，温度适宜。

4. 消毒　施术者双手应用肥皂或洗手液清洗干净，再把双手用速干消毒剂消毒。

5. 涂抹介质　患儿皮肤娇嫩，治疗前需将滑石粉或爽身粉均匀涂抹至施术部位。

（二）施术流程与方式

1. 醒神开音　主要采用"孙重三开窍四穴"即：开天门50次、推坎宫50次、揉太阳50次、揉耳后高骨50次，此手法具有开窍醒神之功。而作为调神之穴，则首选"孙思邈调神鬼穴"，即揉按头面部的水沟、承浆、风府、颊车、上星穴，以及手部的劳宫穴各50次，从而协调全身阴阳、运行气血、调控脑神。

2. 五脏通调　"小儿百脉皆汇于掌"。五指螺纹面为五经穴所在之处，对应五脏，若要调理五脏之功能，可选用手掌的五经穴，调节脏腑气血。基于"五脏相通"理论，采用补脾经、清肝经、清补心经、补肺经、补肾经各300次的方式进行干预。

3. 通督调神　揉龟尾50次，擦肾俞50次，直推督脉50次，捏脊10次，摩囟门100次为组合的"通督五法"，可达到通督醒脑，振奋阳气之功。督脉"上额交巅，上入络脑"，故督脉与脑关系最为密切，且督脉"上贯心"，对于情志活动有重要的调节作用。通过通督的一系列手法：如揉按龟尾穴、直推督脉可使肾气生髓、脾气补髓的通道得以畅通，擦肾俞的温热作用可以温补肾阳，激发肾生髓之功，捏脊可以宣行与激发在体表之卫气，振奋并通调督脉之阳气，摩囟门可刺激脑部，达到督脉上下贯通的作用。

4. 固本关窍 按揉足三里穴100次，拿肩井穴5次。足三里穴作为足阳明胃经上的腧穴，可以达到补益培元、促进脾胃运化的作用，补充孤独症谱系障碍儿童的后天不足。肩井穴的运用，一般为结束手法，用于常规操作结束后。提拿肩井穴处的筋肉，能鼓舞气血运行周身，可以促进气血畅通，精神振奋，使患儿处于放松的精神状态。

四、禁忌证

（1）各种急性传染病患者。
（2）各种恶性肿瘤的局部。
（3）各种溃疡性皮肤病患者。
（4）烧伤、烫伤部位。
（5）诊断不明，不知其治疗要领的疾病，也应视为禁忌证，严防治疗失误。

五、注意事项

明确诊断；手法亲和，避免暴力；操作过程中转移患儿的注意力，避免其产生恐惧心理。

参考文献

冯祥，葛君芸，张宇星，等.基于"五脏相通"理论探讨推拿干预孤独症谱系障碍的思路与方法［J］.中华中医药杂志，2021，36（11）：6485-6489.

（注：本技法由湖南中医药大学李江山团队提供）

第四节 "推五经，调五脏"治疗小儿疾患

一、技术简介

（一）技术定义

五经为小儿特定穴，即五指指尖螺纹面，按拇指、示指、中指、环指、小指的顺序，依次为脾经穴、肝经穴、心经穴、肺经穴、肾经穴。在辨证分型的基础上做补泻手法。

（二）技术特点

湖湘针推学术流派"推五经，调五脏"治疗是以湖湘名医刘开运老先生的"推五经"小儿推拿理论为基础的临床经验总结。刘开运是国内著名的中医学推拿专家，精研中医学理论，造诣精深，尤擅小儿推拿，其创立"刘氏小儿推拿疗法"，最先提出"推五经"小儿推拿疗法。此疗法基于五行生克与藏象学说，结合小儿五脏的生理、病理特点及五脏病候之虚实，通过八纲辨证和脏腑辨证来确定主病之脏，以归经施治、五行助制为治则来确定补泻之主次。

（三）小儿疾患与五脏关系的理论基础

1. 小儿夜啼　小儿夜啼在临床上需对生理性啼哭、不良习惯引起的夜啼及病理性夜啼加以区分。《育婴家秘》言："小儿夜啼，非饥则渴，非痒则痛……饥则哺之，痛则摩之，痒则抓之，其哭止者，中其心也"，表明饥饿、疼痛、衣被过冷或过热等皆可引起小儿不适从而引发啼哭，若采取与之相对应的措施缓解其不适感，则小儿停止啼哭，此属生理性啼哭；又《幼幼集成》中载："凡夜啼见灯即止者，此为点灯习惯，乃为拗哭，实非病也"，此为不良习惯所致的夜啼而非病理性。中医学认为，小儿夜啼的病因分先天和后天因素。先天因素多因母素体虚寒、喜饮生冷，寒遗于胎；或孕母性情急躁、偏食辛辣之物、过服性热之药，热遗于胎。后天因素多因小儿脾寒、心热、食滞、暴受惊恐等，如《保婴撮要·夜啼》载："夜则阴盛阳衰，脾寒愈甚……夜啼不安""心属火，见灯则烦热内生……故仰身而啼"。综上所述，本病常因脾寒、心热、惊恐、食滞所致，病位主在心、脾，但与肾、肺、肝等脏有着密切联系。

（1）与心的关系　《幼科发挥·心所生病》云："心属火恶热，心热则烦，多夜啼。"小儿乃"纯阳之体"，且"心常有余"，心火易盛，热扰神明，故心烦而啼。此外，心为君主之官，人神所居，主司人之寤寐。小儿神志怯弱，易心神不宁，难以寐安；又心主惊，小儿若见异常之物或骤闻特异声响，伤神伤志，致其寐而不安，发为夜啼。

（2）与脾的关系　《保婴撮要·夜啼》曰："夜则阴盛阳衰，脾寒愈甚……腹中作痛而夜啼不安。"昼转夜而阳转阴，脾乃至阴之脏，夜晚阴盛则脾寒愈甚，故腹痛而致啼哭不止。此外，小儿"脾常不足"，消化能力较弱，稍有乳食不节，便易损其脾胃之健运，以致宿食积滞，脾胃气机失调，夜卧不安，啼哭不止。

（3）与肝的关系　《普济方》言："阳者脏热，夜则阳衰，与热相搏……故作痛而啼。"小儿素体纯阳，肝常有余，入夜肝阳潜于阴，夜为阴，故入夜阴盛于外而阳搏在内，阳无所去，搏而化热，扰其心神，烦躁而啼；又或因小儿喂养不当造成营养不良而血虚，肝藏血、在志为魄，血虚则肝无所藏，神魂失其所养，肝于丑时当令，故丑时小儿神宅难安而啼哭不止。小儿丑时不安难以入眠，又反使肝血亏虚进一步加重，夜啼愈甚，病情反复难愈。

（4）与肾的关系　肾为先天之本，在志为恐。《育婴家秘》言："血气未充……肠胃脆薄，精神怯弱。"小儿"肾常虚"，易暴受惊恐，惊则伤神，恐则伤志，以致神志不安，寐中惊惕而发啼哭。

（5）与肺的关系　小儿"肺常不足"，抗邪能力不足，寒暖不知自调，外邪易从口鼻而入或从皮毛而受，首犯其肺，进而影响肺的生理功能。肺为华盖，助心行血。《素问·宣明五气篇》载："心藏神，肺藏魄"，肺气虚弱，行血无力，心血无以运行，心神无以充养，神魂不安、魄无所舍而夜啼。

2. 小儿食积　小儿食积的病位在脾胃，根据五脏之间的生克制化及五脏相关、相传理论，本病还可涉及到肝、心、肺、肾。《素问·玉机真脏论篇》曰："五脏相通，移皆有次，五脏有病，则各传其所胜……因而喜大虚，则肾气乘矣，怒则肝气乘矣，悲则肺气乘矣，恐则脾气乘矣，忧则心气乘矣，此其道也。"

（1）与脾的关系　《诸病源候论·小儿杂病诸候》曰："小儿食不可过饱，饱则伤脾，脾伤不能磨消于食"；《幼幼集成·食积证治》："脾虚不运则气不流行，气不流行则停滞而为积"；《保婴撮要·食积寒热》曰："小儿食积者，因脾胃虚寒，乳食不化，久而成积"。脾胃为后天之本，主运化水谷和输布精微，为气血生化之源，小儿脏腑娇嫩，形气未充，运化功能尚未健全，却具有生机蓬勃、发育迅速的特点，因此脾常不足的特点更为突出，而易伤于乳食。从西医角度来看，小儿器官未成熟，脾胃功能未健全，表现为消化腺发育差，腺体分泌少，消化道肌层不发达，消化酶活力弱，故小儿进食后，消化及吸收功能相对滞后，容易造成食物停积胃肠。

（2）与肝的关系　气机升降出入运动是人体各种生理活动的基础，《素问·六微旨大论篇》曰："出入废则神机化灭，升降息则气立孤危……生化息矣"，又云："死生之机，升降而已"，肝主疏泄，可调情志，畅气机，促进脾胃运化。肝气疏泄失常，影响到胃的适化与和降，而致食积之症。《血证论·脏腑病机论》曰："木之性主于疏泄，食气入胃，全赖肝木之气以疏泄之而水谷乃化，设肝之清阳不升，则不能疏泄水谷，渗泄中满之证，在所不免。"

（3）与心的关系　《景岳全书》曰："脾胃之伤于内者，唯思、忧、忿、怒最为伤心，心伤则子母相关。"《灵枢·邪客》曰："心者，五脏六腑之大也，精神之所舍也"；《灵枢·口问》曰："心动则五脏六腑皆摇"，心阳有煦之功，故心属火；脾有运化水谷，输送精微，营养五脏六腑、四肢百骸之功，为气血生化之源，故脾属土。火生土，火为土之母，心为脾之母，情志过度伤心，母病及子，最终可能影响脾之运化而发为食积。

（4）与肺的关系　肺主气，为人身表里上下气之大主，正如《素问·阴阳应象大论篇》云"天气通于肺"，《素问·灵兰秘典论篇》云"肺者，相傅之官，治节出焉"，可见人体气机的条达，血脉运行的流畅与肺主气、司治节、朝百脉的功能密切相关。肺气自上由右而降，肝气自下由左而升，在中央之位的脾脏处于肝肺二者之间，为升降之枢，三者共成斡旋之机，使气机升降有序，维持着正常生理功能。《临证指南医案·虚劳》指出："人身左升属肝，右降属肺，当两和气血使升降得宜。"若肝肺升降失常，可导致脾胃升降失司而出现胃动力障碍，同时肺金能克肝木，肺虚无力制肝则肝旺，肝旺则袭乘脾土，土被攘则府邸难安，胃疾缠绵，而发为食积。

（5）与肾的关系　小儿食积病位在脾胃，但与肾的关系也密切，根据中医脏腑辨证理论，脾为后天之本，肾为先天之本，脾之运化，化生精微，须借助于肾阳的温煦，故有"脾阳根于肾阳"之说。肾中精气亦有赖于水谷精微的培育和充养，才能不断充盈和成熟。因此，脾与肾在生理上是后天与先天的关系，它们是相互滋养，相互促进。在病理上亦相互影响，互为因果。《素问·阴阳别论篇》："肾之脾，谓之群阴。"张景岳注："土本制水，而水反侮脾，水无所畏，是为群阴。"解释了肾病可传脾。小儿肾常虚，若肾阳虚，失于温煦，中焦脾胃失温，导致胃之阳不足，失于运化，则水谷滞而不行，而发为食积。

3.小儿抽动症

（1）与肝的关系　小儿"肝常有余"，经曰"诸风掉眩，皆属于肝"。肝主疏泄，喜条达，每因情志失调，肝失疏泄，气机不畅，或引动肝风，上扰清窍，则面部抽动。肝主筋，当肝脏发生病变，则表现为筋的多部位不自主地抽动。肝藏魂，当发生肝疾时，常表现为行为异常，说明小儿抽动症的行为异常表现与肝藏魂有关。

（2）与脾的关系　小儿的生理特点为"肝常有余，脾常不足"，脾为后天之本，脾主运化水湿及水谷精微，为气血生化之源。脾为土脏，喜燥而恶湿。脾开窍于口，其华在唇。脾与口、唇有密切关系。脾病则见㖞嘴、扭嘴等口唇怪异动作。脾主肌肉，气血不足，筋脉失养则筋惕肉瞤，表现为肌群不自主抽动。脾失健运，水谷精微运化失常，气血生化乏源，气血不足则心神失养，故注意力涣散、学习困难等；精血亏虚，水不涵木则肝火旺盛，出现抽搐及行为异常、性情暴躁等。脾虚则运化功能失司，水液聚而生痰，痰与风邪互结，阻滞脏腑、四肢、经络，风为阳邪，易袭阳位，风痰相互鼓动，则可上达头面诸窍，可见挤眉弄眼。风性流窜较快，横窜经络，则发生头顶、四肢肌肉抽搐。若痰阻气道，则出现胸闷痰鸣，上壅咽喉则咽喉怪声连连，或语声不断。

（3）与肺的关系　肺为华盖，为娇脏，容易受邪气侵袭，肺开窍于鼻，在体合皮，外邪或从皮毛、口鼻而入，而且容易传变，若肺金受损，则不能克制肝木，导致肝木旺盛，木旺则乘脾土；金水相生，肺脏受损时，则肾水不足，无以克制心火。这与小儿"肝常有余""心常有余""肾常虚"的特点一致。

（4）与心的关系 "心者，五脏六腑之大主也，精神之所舍也……心动则五脏六腑皆摇"，心神具有调节五脏六腑功能的作用，故通过调整心神能达到治愈疾病的目的，体现了中医学的整体观念。心主神志，肝主疏泄，人的精神活动主要由心来主宰，但与肝的疏泄、情志调节有密切关系。精神愉快，心脉调和，肝的疏泄亦通畅；肝气舒调，心神也平和。另一方面心主血、肝藏血，心血得肝气的疏泄才能循环正常，濡养周身，肝得心血滋养，肝阴充足，使肝阳不亢。

（5）与肾的关系 中医认为，肾为先天之本，主藏精，生髓通于脑。肾为水脏，肾藏志，小儿先天疾病多与肾有关。肾阴不足，精髓亏损，脑失所养，则动作不能控制或只能短时间控制，日久则影响智力发育，造成注意力不集中，学习成绩下降。肾主水，心主火，阴水不足，水火失济，则心神不宁，神不守舍，心不能主言语则先重复言语或有秽语骂人。肾水不足，水不涵木，肝火旺盛，引动肝风则抽搐无常，且见性情暴躁。肾阴不足，相火内炽，痰随相火上升，循经上逆，痹阻咽喉，形成木火刑金之势，金鸣异常则症见怪声。

二、临床应用

适用于小儿食积、小儿夜啼、小儿抽动症。

三、技法操作

（一）施术前准备

1. **施术部位选择** 患儿在治疗前，应注意着宽松衣物，充分暴露面部、手部，不宜在破损、溃疡以及化脓性皮肤病等部位操作。

2. **体位选择** 根据推拿的部位，选择受术者舒适、施术者便于操作的治疗体位。

常用体位：仰卧位、坐位、俯卧位。

3. **环境选择** 环境卫生要求应符合《医院消毒卫生标准》（GB15982-2012）的规定，保持环境安静，光线充足，清洁卫生，避免污染，温度适宜。

4. **消毒** 施术者双手应用肥皂或洗手液清洗干净，再把双手用速干消毒剂消毒。

5. **涂抹介质** 患儿皮肤娇嫩，治疗前需将滑石粉或爽身粉均匀涂抹至施术部位。

（二）施术流程与方式

1. 小儿夜啼具体操作

（1）需充分考虑脏腑之间的生克与助制关系，辨证归经施治

①心火内扰型　小儿夜啼的心火内扰型，属实证。心在五行中属火，其子为土（脾），其母为木（肝），其胜为金（肺），所不胜为水（肾）。根据五行助制关系确定五脏补泻之主次，主泻本脏（心），次泻子脏（脾），兼泻其"所不胜"之脏（肾）、母脏（肝），稍补其"所胜"之脏（肺）。又因小儿"脾常不足"，不可轻易泻之，易伤脾气。因此，需泻脾之后再补脾。肾藏先天之气、先天之精，宜补不宜泻，可泻后溪代之，泻后再补肾经，防止补脾太过而克制肾。

②脾胃虚寒型　脾胃虚寒型，属虚证。脾在五行中属土，其子为金（肺），其母为火（心），其胜为水（肾），所不胜为木（肝）。根据五行助制关系确定五脏补泻之主次，主补本脏（脾），次补母脏（心），再补子脏（肺），泻其"所不胜"之脏（肝），此又谓"补三抑一法"，适用于五脏病的虚证治疗。根据五行相制中"心制肺，肝制脾"的规律，故有"清脾补脾必清肝，清肺补肺必清心"之理论，因此在补心、补肺之后需再加泻心。

③暴受惊恐型　暴受惊恐型，属虚证。小儿神气怯弱，暴受惊恐，惊则伤神，恐则伤志，心神不宁，故夜间突然啼哭不止；治宜以定惊安神为法。肾在志为恐，五行属水，其子为木（肝），其母为金（肺），其胜为火（心），所不胜土（脾）。根据五行制定其补泻方案，先补本脏（肾），次补母脏（肺），小儿"脾常不足"，故脾宜补不宜泻；补脾必清肝，防止肝木乘脾的同时清肝以镇惊；补肺必清心，防止心制肺的同时清心以宁心神、定惊除烦。

④食滞不化型　食滞不化型，属实证或虚实夹杂证。小儿"脾常不足"，乳食不知自节，易积于胃肠，积而不化，滞久化热引起夜啼。脾在五行中属土，其子为金（肺），其母为火（心），其胜为水（肾），所不胜为木（肝）。根据五行助制关系，先清脾，清后需加补，固护后天之本；清脾补脾必清肝，防肝木横犯脾土；兼补肾，补其先天以实后天，且"脾阳根于肾阳"，故补肾以温脾阳、助脾运；肺则或清或补，小儿食滞不化，脾土壅滞，健运失司，此乃实，当"实则泻其子"清其肺，此当清肺；小儿素体脾胃虚弱，腐熟运化不及，易致乳食停滞不化，此乃虚实夹杂，当清脾后补脾继而补肺，益气以助脾运，此当补肺；又"清肺补肺必清心"，同时火为土之母，泻母从而达到抑子之效，故需清心。

（2）具体操作方法

①心火内扰型　清心经，清脾经、清后再补脾经，清肝经，补肺经，补肾经，清后溪。方中重清心、脾两经以泻心脾之伏火；再补脾经以防泻脾太过伤其后天

之本；清肝经以疏肝宁心、安神定志；稍加补肺以益气，宣散上焦之火热；补肾经以滋阴补液降其心火。

②脾胃虚寒型　补脾经，补心经，补肺经，补肾经，清肝经，清心经。方中重补脾经以健脾温中助运，补心经可温心阳以补脾阳，补肺、肾两经以益脾气、温脾阳、健脾运，再清心、肝两经以安神宁志。

③暴受惊恐型　补肾经，补脾经，补肺经，清肝经，清心经。方中重补肾经以消恐镇惊，补脾、肺两经一则补后天以资先天，二则益气藏魄以安神；清泻肝、心两经以镇惊安神、疏肝宁心以防肝风内扰。

④食滞不化型　清脾经，补脾经，清肝经，清心经，补肾经，清或补肺经。方中清脾经与补脾经并用，一则健脾助运，消食导滞；二则防清脾太过而伤其后天之本。清肝以疏肝，防土虚木乘；清心以宁心安神。补肺经、肾经以益脾气、温脾阳、助脾运；或清肺经以助清脾消滞。

2. 小儿食积具体操作　根据小儿食积的特点及与经脉脏腑的关系，治则为消积导滞，制定推拿处方。

开窍：开天门（两手拇指末节螺纹面交替从印堂推至神庭）、推坎宫（从眉头推至眉尾）、推太阳（眉梢与目前外眦之间）、按总筋（按揉横纹的中点）、分阴阳（两拇指并列在总筋处向两边分推），各24次。

推五经：清脾经300次（拇指螺纹面上做旋推），后补脾经100次（拇指端直推至指根），清肝经100次（示指端直推至指根），清心经100次（中指端直推至指根），补肺经200次（环指螺纹面上做旋推），补肾经200次（小指螺纹面上做旋推）。

配穴：清大肠150次（从小儿示指第1指节正面向上斜行直推至虎口），四横纹4～5遍（小儿掌面示指、中指、环指、小指第一指间关节横纹处），清三关（从阳池至曲池）、退六腑（从曲泽至大陵）各100次，揉按足三里100次，摩腹100次，揉中脘300次（行消导法，先在腹部做顺时针方向揉转，继用示、中两指从患儿剑突下，轻轻直推至脐，次数为揉转次数的1/2），分腹部阴阳20次（沿肋弓角边缘，向两旁斜向下分推），捏脊5遍。

关窍：按肩井（用拇指指腹按揉大椎与肩峰连线的中点）5次。

3. 小儿抽动症具体操作

开窍：开天门、推坎宫、推太阳、掐总筋、分阴阳各24次。

推五经：补脾经500次，清肝经350次，补肾经300次，补肺经200次，清心经200次。

局部辨证取穴：清大肠经100次，揉按板门100次，掐四缝5次，揉按中脘（补中法）200次，揉按神阙、天枢与摩腹各80次；揉按风池、颈夹脊、足三里、丰隆、脾俞、肝俞、肾俞、太冲、行间各2分钟；捏脊5遍。

关窍：拿按肩井3～5次。

四、禁忌证

（1）各种急性传染病患者。

（2）各种恶性肿瘤的局部。

（3）各种溃疡性皮肤病患者。

（4）烧伤、烫伤部位。

（5）诊断不明，不知其治疗要领的疾病，也应视为禁忌证，严防治疗失误。

五、注意事项

小儿生理上脏腑娇嫩，形气未充，病理上发病较易，且传变迅速。因此除治疗外，还需注重预防和调护，更好地预防本病的发生及他病的传变。

小儿夜啼的预防与调护需注重以下几点：①乳母需注意保养，少食辛辣厚味及难消化之物；②脾寒夜啼者需保暖；③心热夜啼者勿过暖；④惊恐夜啼者尽量保持居住环境安静，可用轻声悠扬的音乐伴睡；⑤伤乳、伤食者，进食需定时定量。小儿夜啼多见于新生儿及婴儿，临床需区分生理性啼哭和不良习惯引起的夜啼及病理性夜啼；生理性啼哭者，去除原因则啼哭自止；不良习惯引起的夜啼，需纠正不良习惯。病理性夜啼则需明确病因，如脾寒、心热、惊恐、食滞，究其所以，从而辨证推治。

小儿食积日常预防、调摄常需注重以下几点：①严格控制乳食，禁食生冷肥腻；②定时定量进食，乳食宜新鲜、易消化并含丰富营养；③平时应保持大便通畅，养成良好的排便习惯；④平常可灸足三里，捏脊以增强小儿体质，增强抗病能力。总之，刘氏小儿推拿具有经济简便、易于掌握、安全可靠、疗效显著的优点，而且可避免小儿吃药的痛苦，小儿及家长均乐于接受。

小儿抽动症治疗过程中，不管是推拿处方，还是针灸处方，都遵循局部与整体相结合、标本兼治的原则，以整体调节脏腑功能，从而起到较好的治疗作用。

参考文献

唐媛媛，王璐，孟原，等.湖湘针推学术流派"推五经，调五脏"治疗小儿夜啼经验［J］.湖南中医杂志，2021，37（4）：42-44.

（注：本技法由湖南中医药大学第一附属医院章薇团队提供）

第五节　刘氏小儿推拿特色技法

一、技术简介

刘氏小儿推拿特色技法主要体现在6个方面，在继承刘开运教授学术思想的基础上，刘氏学术弟子其主要代表邵湘宁、符明进、石维坤等通过挖掘整理流派著作和长期的临床实践中，逐步形成一系列特色技法，主要用于小儿常见病（症）防治，临床疗效显著。

二、技法特色及操作

（一）刘氏小儿推拿十法

刘氏小儿推拿基本手法在古八法"推、拿、按、摩、运、搓、摇、揉"的基础上增加"掐、捏"二法；并形成以推、揉为主，拿、按为次，兼以摩、运、搓、摇、掐、捏的手法特点，其嫡传弟子邵湘宁教授，将其总结为"刘氏小儿推拿十法"。从此，湘西刘

刘氏小儿推拿
特色技法

开运儿科推拿首次简称为"刘氏小儿推拿"，是刘氏小儿推拿中手法理论体系研究的新开端。其中五经推法尤为特殊，可分直推和旋推：①旋推：为补法，即在患儿手指螺纹面作顺时针方向旋转推动，推动1圈为推1次；②直推：为泻法（或清法），在患儿手指螺纹面向指根方向作直线推动。推法频率为每分钟150～200次左右，推动的节律要均匀，力度适中，以顺利推动并保持规定的频率为宜。

（二）刘氏小儿推拿复式操作法

刘氏小儿推拿在吸取前人经验的基础上，以实用、有效为原则，形成了独具特色的复式操作手法如：推胸法、推腹法、推背法等。

1. 推胸法　推胸法主要由按揉膻中、分推膻中、直推膻中、按压肋间四部分组成；具有宽胸理气、止咳化痰、降逆止呕的功效；可用于治疗各种原因引起的胸闷、气喘、咳嗽、呕逆等病症。

具体操作：①用拇指或中指指腹按在膻中穴上揉转50～100次，称按揉膻中。②用两手中指指腹，从膻中穴同时向左右分推至两乳头30～50次，称分推膻中。③用示指、中指、环指并拢，以三指指腹从小儿胸骨上窝向下直推经膻中至胸骨下角30～50次，称直推膻中。④用示、中指分开，以两指腹按压小儿一至五肋间的前正中线与锁骨中线之间的部位3～5遍，称按压肋间。

2. 推腹法　推腹法包括安中调中法、补中法和消导法。安中调中法具有调理脾胃，安抚中焦的功能，用于脾胃不和，中焦功能紊乱所致的各种病症的治疗。

补中法具有补脾益气，健胃助运的功能，常用于脾胃虚弱，气血不足等病症的治疗。消导法具有消积导滞，降气通便的功能，用于食滞不化、脘腹胀满、大便不通等胃肠里实证治疗。

具体操作：①用中指指腹在中脘做顺时针方向揉转，称安中调中法。②用中指指腹在中脘做逆时针方向揉转，称补中法。③先做安中调中法，继用示、中两指从小儿剑突下，轻轻直推至脐，次数为揉转次数的1/2，称消导法。

3. 推背法 推背法主要由揉肺俞、推"介"字、盐擦"八"字三部分组成。具有宣肺止咳，化痰退热的功效；主要用于治疗感冒、发热、咳嗽、气喘、痰多等，是临床治疗小儿呼吸系统疾病的常用手法。

具体操作：①用拇指或中指指腹分别置于两侧肺俞穴上，右顺时针，左逆时针揉按50~100次，称揉肺俞。②用两拇指或中指从风门穴沿肩胛骨下缘，经肺俞向外下方斜推至两肩胛骨下角50~100次，推呈"八"字形；继而从肺俞直向下推至膈俞50~100次，推呈"‖"形，称推"介"字。③用中指指腹蘸盐粉或姜汁，沿肩胛骨内缘从上向下斜擦过肺俞，以皮肤发红为度，称盐擦"八"字。

（三）刘氏小儿推拿阴阳调衡法

刘氏小儿推拿喜用分推法，调节患儿身体各部阴阳平衡，故有"头部分阴阳、手部分阴阳、胸部分阴阳、腹部分阴阳、背部分阴阳"的手法；并认为身体各部阴阳平衡，人体整体亦能实现"阴平阳秘"。

1. 头部分阴阳 两拇指并列指间朝上，置于小儿两眉间，再沿眉棱骨上缘同时向两边分推至眉梢处20~30次，称推坎宫，又称头部分阴阳。其功效是疏风解表，醒脑明目，止头痛。临床用于外感发热、惊风、头痛、目赤肿痛等病症治疗，为刘氏小儿推拿流派开窍手法之一。

2. 手部分阴阳 两手握住小儿手掌，两拇指并列，指面按在总筋穴上，朝左、右两边分推20~30次，称分推阴阳，又称手部分阴阳。其功效是平衡阴阳，调和气血，行气导滞。临床用于寒热往来、腹胀、吐泻、食积、痢疾、烦躁不安等病症治疗，为刘氏小儿推拿流派开窍手法之一。

3. 胸部分阴阳 两手中指指腹，从膻中穴同时向左右分推至两乳头30~50次，称分推膻中，又称胸部分阴阳，其与按揉膻中、直推膻中、按压肋间共同组成"推胸法"。其功效是宽胸理气、止咳化痰、降逆止呕。临床用于各种原因引起的咳嗽、气促、胸闷、呕吐等病症治疗。推胸法为刘氏小儿推拿流派独创的特色复式操作法，操作一气呵成，调气、理气、降气，宽胸而止咳化痰，专用于肺系疾病的治疗。

4. 腹部分阴阳 从剑突沿肋弓呈"八"字形分推至浮肋或自剑突下到脐，用两拇指从中间向两边分推，100～200次，称分推腹阴阳。其功效是健脾和胃、消食理气、降逆止呕。临床常用于小儿腹泻、呕吐、恶心、便秘、腹胀、厌食等消化功能紊乱病症。

5. 背部分阴阳　用两拇指或中指从风门穴沿肩胛骨下缘，经肺俞向外下方斜推至两肩胛骨下角50～100次，称推"八"字，又称背部分阴阳；是"推背法"重要组成部分。推背法为本流派独创的特色复式手法之一，专用于肺系疾病的治疗。

（四）刘氏小儿推拿五经配伍推治法

本流派在治疗上首选五经，意在通过推五经、调五脏达到治疗疾病的目的；并运用五行生克制化理论，结合小儿病理生理特点、苗医的相助与相制理论，创立了独特的五经相助与相制的治则，并由此形成五经配伍推治法。

1. 脾病证

（1）脾气（阳）虚证

①脾气虚：症见纳食欠佳、食后胀闷、身倦气短、大便稀薄、舌淡、指纹浅红、脉虚。

②脾阳虚：症见食谷难化、怠倦嗜卧、面黄肌瘦、大便稀溏或久泻不愈，甚则浮肿、舌淡白、指纹浅红或隐而不显、脉沉迟无力。

治法：补脾经为主，兼补心经（补后要用清法），补肺经，稍清肝经，补肾经。

补脾是指补脾经手法次数要多，约在300～400次之间。心经补后加清法，指心经施用补法后要稍用清法（泻法），手法次数为补法的1/3，因心（火）脾（土）为母子关系，根据"虚则补其母"的治则，心经必补，但心为火脏，为防补之失度而致心火亢盛，故用补法后再用清法轻抑之，补泻手法次数之比为150∶50。肝经不用补法稍用清法，手法约150次，以防木（肝）乘（脾）土。再补肺，手法约200次，是为避免子盗母气而致脾气、脾阳更虚。

（2）脾胃实证

①脾胃实热：症见高热气急、面红唇赤、烦渴大饮、大便燥结、尿赤、舌红、苔黄燥、指纹紫、脉数急。

②湿热困脾：症见脘腹痞满、食欲不佳、身体困重、面目身黄、尿赤、便溏，或低热、唇红、苔腻而黄、指纹红、脉数。

③乳食积滞：症见腹胀痛拒按、食纳减少或不思饮食、嗳嗝酸馊、大便酸臭或夹有不消化食物、舌苔厚腻、指纹紫滞、脉数。

治法：清脾经（清后易补法）为主，兼清肺经，次清肝经，稍清心经，略补肾经。

脾胃之实证，按"实则泻之"，理当用清法，手法次数300次左右。清脾经是治疗脾病实证极为重要的手法，但清后要适当用补法（次数为清法1/3），乃因小儿有脾常不足的生理特点，清（泻）后用补法，防清泻手法过数（手法次数是大致定数）和手法过重。若肆用清法或手法过重而不用补法抑之，恐有伤脾败胃之虞。

兼清肺、肝、心，均为辅助清脾泻实之用，手法次数较清脾经为少，约150～200次；略补肾（手法约200次），以防土（脾）乘水（肾）。

2. 肝病证

（1）肝火上炎　症见头晕胀痛、面红目赤、急躁易怒、口苦咽干、尿黄便秘、舌红、苔黄、指纹红、脉弦数。

（2）肝风内动（热极生风）　症见高热、大渴、躁动不安、抽搐、项强、目睛上吊，甚则角弓反张、神志昏迷、舌红、苔黄、脉弦数。

治法：清肝经为主，清心经为辅，佐补脾经。清肝经意在降火邪，息肝风，手法次数当多，不少于300次。母病及子，可致心胸烦乱，躁动不安，神志昏迷，故宜清心经，手法次数较清肝经为少，约200次。稍补脾经，约150次，有扶脾（胃），防清泻肝经太过而伤脾败胃之意。（注：肝风内动证因病情危险，须配合其他治法）。

3. 心病证

（1）心病虚证

①心血虚：症见心悸、倦怠乏力、面白无华、目呆无神、眩晕、唇舌色淡、指纹色淡、脉细。

②心阴虚：症见心悸、心烦，颧红，五心烦热，盗汗，舌红、少津，指纹色淡，脉细数。

③心气虚：症见心悸，气短，活动时更甚，自汗，面白无华，体倦乏力，舌淡、苔白，指纹淡，脉虚细。

④心阳虚：在心气虚基础上兼见肌肤不温，口唇发绀，舌淡胖或紫暗，指纹淡红不显，脉虚细。

治法：补心经为主，补肝经为辅，佐补脾经，略补肾经。

心之虚证，当补心经，但手法次数勿过多，应控制在200～250次，且补后要用清法，以防心火亢盛；次补肝经，有补母实子，调节心血、心气之意（肝有疏泄气机、调节血液之功），但不可妄补，手法应控制在150次左右，且补后要用清法，以防肝风内盛。稍补脾经，手法约200次，有调补心气、心血功效。略补肾经，手法约200次，借补先天以生精化血，或使心气、心阳渐旺，增肾水以降心之虚火。

（2）心火实证

①心火亢盛：症见心胸烦热，卧睡不安，面赤口渴，口舌生疮、糜烂，舌尖红赤、苔黄，脉数。

②痰火扰心：症见心烦意乱，狂躁妄动，谵语，面赤，气粗，喉间痰鸣，口苦，舌红、苔黄腻，指纹紫，脉数。

治法：清心经为主，辅以清肝经，稍清脾经，略清肺经，补肾经。

心之实火证，当清心经，手法次数不少于300次，以祛邪热；次清肝经，手法约250次，以防肝火及心。稍清脾经，手法约200次，清后用补法，次数为清法1/3，防脾气壅塞化火，致心火亢盛。略清肺经，手法约150次，以防肺气郁闭生火而致金侮火。补肾经，手法约200次，滋肾水而降心火。

4. 肺病证

（1）肺病虚证

①肺气虚：症见咳喘无力、动则气短、咳痰清稀、语声低微、倦怠乏力、面白少华、易感冒、舌淡、指纹色淡、脉虚细。

②肺阴虚：症见干咳无痰，或痰少而黏，或痰中带血、咽干、声嘶，形体消瘦，午后潮热，五心烦热，盗汗，颧红，舌红、少津，指纹紫红，脉细数。

治法：补肺经为主，次补脾经，再补肾经，稍清心经、兼清肝经。

补肺经，即补肺气滋肺阴，据虚证不同而作用有别，手法次数在200～300次之间；次补脾经，手法约200次，此为补母实子。再补肾经，手法约200次，以助正气；稍清心经，手法约120次，防火乘金；兼清肝经，约150次，防木侮金。

（2）肺病实证

①风寒束肺：症见咳声重浊、喘息气粗、痰稀色白、鼻塞流清涕、恶寒无汗、苔薄白、指纹色鲜红、脉浮紧。

②风热犯肺：症见咳嗽，痰黄稠难咳出，咽痛，口渴，恶风发热，舌边尖红、苔薄黄，脉浮数。

③燥邪犯肺：症见干渴无痰，或痰少而黏难咯出，鼻、咽、舌、唇皆干燥，或发热恶寒，舌红、苔薄黄，脉浮数或细数。

④痰湿阻肺：症见咳嗽痰多，质稠易咯出，喉中痰鸣，气喘胸闷，舌淡、苔白腻，脉滑。

治法：清肺经为主，兼清肝、心经，稍补脾经。清肺经为主，以祛风、寒、痰、热，手法次数在250～300次之间；兼清肝经，手法约200次，以防肝火犯肺（木侮金）；清心经，手法约150次，以防火乘金；稍补脾经，手法约200次，以助肺祛痰除湿。

5. 肾病证

（1）肾阳虚：症见形寒肢冷、头晕、神疲乏力、尿少浮肿、面色苍白、舌淡胖嫩、指纹沉而不露、脉沉弱。

（2）肾气不固：症见小便频数清长或遗尿，或小便失禁，或夜尿多，舌淡、苔白，脉沉弱。

（3）肾不纳气：症见久病喘咳、呼多吸少、气不得续、动则喘甚、自汗神疲、声音低怯、舌淡、脉沉细无力。

（4）肾精不足：症见发育迟缓、身材矮小、智力和动作迟钝、囟门迟闭、肌骨痿软等。

（5）肾阴虚：症见潮热盗汗，五心烦热，形体消瘦，咽干口燥，舌红、少苔，脉细数，指纹色红。

治法：补肾经为主，次补肺经，稍清肝经，略补脾经。

肾之虚证当补肾经为主，以调动肾之功能，根据不同证型分别予补肾填精，滋阴降火，手法次数在400次左右；次补肺，手法约250次，为补母实子；稍清肝经，手法约120次，以防子盗母气；略补脾经，手法约200次，乃补后天实先天之意。

（五）刘氏小儿推拿反佐法

1. 运太阳　运太阳能补能泻，能发汗能止汗；临床常发汗与止汗配伍应用，以防太过，比例3∶1。

具体操作：用拇指或中指端正面，按压于太阳穴，向眼方向运转为补法，行20~30次；向耳的方向揉中加按为泻法，揉转5圈加按压1次，临床上称为1节，行20~30节。上述方法统称运太阳。

运太阳其功效男女有别。男：左太阳用泻法发汗，右太阳用补法止汗；女：左太阳用补法止汗，右太阳用泻法发汗。

2. 清脾后补脾　因脾乃后天之本，小儿脾常不足，刘氏小儿推拿流派非常重视脾土的固护，故提出"脾经宜补不宜清，若用清法需补后加清"的理论。

清脾经是治疗脾病实证极为重要的手法，但清后要适当用补法（次数为清法1/3），清（泻）后用补法，防清泻手法过数（手法次数是大致定数）和手法过重。若肆用清法或手法过重而不用补法抑之，恐有伤脾败胃之虞。

3. 三关六腑配伍应用　推三关与退六腑为大热、大寒之法，一表一里，一寒一热，各持一端，而为避免大寒大热，伤其正气，临床常两穴相伍为用，以平衡阴阳。如表证：以推三关为主，退六腑为辅；里证：以退六腑为主，推三关为辅；辅穴的操作次数为主穴的1/3。

（六）刘氏小儿推拿退热三法

刘氏小儿推拿退热手法很多，具有代表性的有以下几种。

1. 刘氏退热手法一 刘氏退热手法一（又名水底捞明月），本法大凉，有清心、解热、泻火之功效。用于治疗高热神昏、热入营血、烦躁不安、便秘等实热病症。

具体操作：施术者用一手捏住患儿四指，掌面向上，用冷水滴入患儿掌心，用另一手拇指螺纹面着力，紧贴患儿掌心并做旋推法，边推边用口对其掌心吹气，以十八口气为限。

2. 刘氏退热手法二 刘氏退热手法二（又名大推天河水），本法大凉，功效清热。用于治疗热病发热。

具体操作：施术者用一手握住患儿四指，掌心向上，另一手示、中指螺纹面并拢，蘸水自内劳宫穴经总筋沿天河水向上直推至曲泽穴处，每轻推一次结合吹气一口，以不超过十八口气为限。

3. 刘氏退热手法三 刘氏退热手法三（又名打马过天河），清热通络、行气活血，用于治疗高热烦躁、神昏谵语、上肢麻木抽搐等实热病症。

具体操作：施术者用一手捏住患儿四指，将掌心向上，另一手的示、中指指面蘸水一起一落弹打天河水穴部的皮肤，弹打一遍，边弹边吹气，亦以十八口气为限。

刘氏退热三法，其操作时均配合吹气，且吹气次数限于十八次以内；吹气时，施术者须调整呼吸、平心静气，使气徐徐导出，细小而悠长；同时吹气可加快局部皮肤散热，有利于退热。值得注意的是，十八是中医常用的约数，临床实际操作时主要以局部皮肤凉透为判断标准。遇高热时，以上三法须联合运用，退热效果方能显著。

三、临床应用

适用于小儿常见病、多发病。特别对小儿发热、咳嗽、过敏性鼻炎、厌食、腹泻、便秘、夜啼、遗尿等，疗效尤佳。

四、禁忌证

（1）各类皮肤病患者，或是皮肤损伤者。

（2）骨髓炎、丹毒、骨结核等明显的感染性疾病患者。

（3）白血病、血友病、过敏性紫癜、血小板减少性紫癜等出血倾向性疾病的患者。

（4）骨与关节结核、化脓性关节炎的患者，以及外伤骨折、脱臼的患者不建议做小儿推拿。

五、注意事项

（1）医者在操作治疗时，态度应和蔼、镇静，特别是在患儿啼哭时，不能有急躁或厌烦的情绪。

（2）医者在行小儿推拿时，使患儿以舒适的坐卧姿势，力求自然；患儿的左右手皆可使用，但在习惯上，多采用患儿左手。

（3）医者手法操作时，要按照程序进行操作，不能操之过急或草草了事。一般顺序是头面部→上肢部→下肢部→胸腹部→肩背部→腰骶部（起始为开天门，继为推坎宫、推太阳、揉按总筋、分推阴阳，结束为揉按肩井）。

（4）医者在行小儿推拿时，应避免噪音强、光线亮、强风的环境，应选择干净、空气清新、温度适宜的环境。

（5）若患儿处于饥饿、过饱或哭闹时，不建议进行小儿推拿。

（注：本技法由刘氏小儿推拿流派邵湘宁教授传承工作室提供）